国家卫生和计划生育委员会"十三五"规划教材

全 国 高 等 学 校 教 材

→ 供医学影像技术专业用

人体影像解剖学

Human Imaging Anatomy

U0244582

主　编　徐海波　张雪君

副主编　任伯绪　纪长伟

编　委（按姓氏笔画排序）

王　冰（首都医科大学）　　　　饶圣祥（复旦大学）

王　羽（牡丹江医学院）　　　　徐　飞（大连医科大学）

韦　力（广西医科大学）　　　　徐丽莹（武汉大学）

任伯绪（长江大学）　　　　　　徐英进（河北大学）

向辉华（湖北民族学院）　　　　徐海波（武汉大学）

纪长伟（哈尔滨医科大学）　　　高万春（吉首大学）

李　庆（湘南学院）　　　　　　黄　飞（滨州医学院）

张雪君（天津医科大学）　　　　龚　霞（重庆医科大学）

周志刚（郑州大学）　　　　　　盛瑶环（赣南医学院）

庞　刚（安徽医科大学）　　　　彭雪华（江汉大学）

赵江民（上海交通大学）　　　　黎　庶（中国医科大学）

编写秘书　徐丽莹（兼）

人民卫生出版社

PEOPLE'S MEDICAL PUBLISHING HOUSE

图书在版编目（CIP）数据

人体影像解剖学 / 徐海波, 张雪君主编. —北京：人民卫生出版社, 2016

全国高等学校医学影像技术专业第一轮规划教材

ISBN 978-7-117-22851-0

Ⅰ. ①人… Ⅱ. ①徐…②张… Ⅲ. ①人体解剖学－医学院校－教材 Ⅳ. ①R813

中国版本图书馆 CIP 数据核字（2016）第 140728 号

人卫智网　www.ipmph.com　医学教育、学术、考试、健康，购书智慧智能综合服务平台
人卫官网　www.pmph.com　人卫官方资讯发布平台

人体影像解剖学

主　　编：徐海波　张雪君
出版发行：人民卫生出版社 (中继线 010-59780011)
地　　址：北京市朝阳区潘家园南里 19 号
邮　　编：100021
E - mail：pmph @ pmph.com
购书热线：010-59787592　010-59787584　010-65264830
印　　刷：北京盛通印刷股份有限公司
经　　销：新华书店
开　　本：850×1168　1/16　　印张：16
字　　数：451 千字
版　　次：2016 年 8 月第 1 版　2023 年 5 月第 1 版第 11 次印刷
标准书号：ISBN 978-7-117-22851-0/R · 22852
定　　价：59.00 元

打击盗版举报电话：010-59787491　E-mail：WQ @ pmph.com
　　（凡属印装质量问题请与本社市场营销中心联系退换）

全国高等学校医学影像技术专业第一轮规划教材编写说明

为了推动我国医学影像技术专业的发展和学科建设，规范医学影像技术专业的教学模式，适应新时期医学影像技术专业人才的培养和医学影像技术专业高等教育的需要，根据2012年教育部最新专业目录设置，中华医学会影像技术分会、中国高等教育学会医学教育专业委员会医学影像学教育学组、人民卫生出版社共同研究决定，组织编写全国高等学校医学影像技术专业第一轮规划教材，并作为国家卫生和计划生育委员会"十三五"规划教材的重要组成部分。2015年年初，人民卫生出版社对全国80多所开设了四年制本科医学影像技术专业的高等医学院校进行了充分的调研工作，在广泛听取本专业课程设置和教材编写意见的基础上，成立了全国高等学校医学影像技术专业第一届教材评审委员会，确定了医学影像技术专业第一轮规划教材品种。在本次教材的编写过程中，涌现出一大批优秀的中青年专家、学者、教授，他们以严谨治学的科学态度和无私奉献的敬业精神，积极参与本套教材的编写工作，并紧密结合专业培养目标、高等医学教育教学改革的需要，借鉴国内外医学教育的经验和成果，努力实现将每一部教材打造成精品的追求，以达到为专业人才的培养贡献力量的目的。

本轮教材的编写特点如下：

1. 明确培养目标，实现整体优化　以本专业的培养目标为基础，实现本套教材的顶层设计，科学整合课程，实现整体优化。

2. 坚持编写原则，确保教材质量　坚持教材编写三基(基本理论，基本知识，基本技能)、五性(思想性，科学性，先进性，启发性，适用性)、三特定(特定对象，特定目标，特定限制)的原则。

3. 精练教材文字，减轻学生负担　内容的深度和广度严格控制在教学大纲要求的范畴，精练文字，压缩字数，力求更适合广大学校的教学要求，减轻学生的负担。

4. 完善配套教材，实现纸数互动　为了适应数字化和立体化教学的实际需求，本套规划教材除全部配有网络增值服务外，还同步启动编写了具有大量多媒体素材的规划数字教材，以及与理论教材配套的《学习指导与习题集》《实验教程》，形成共8部27种教材及配套教材的完整体系，以更多样化的表现形式，帮助教师和学生更好地学习医学影像技术学专业知识。

本套规划教材将于2016年7月陆续出版发行，规划数字教材将于2016年11月陆续出版发行。希望全国广大院校在使用过程中，能够多提宝贵意见，反馈使用信息，为下一轮教材的修订工作建言献策。

全国高等学校医学影像技术专业规划数字教材出版说明

为适应高等医学教育事业信息化、数字化步伐，进一步满足院校教育改革需求和新时期医学影像技术专业人才的培养以及医学影像技术专业高等教育的需要，全国高等学校医学影像技术专业第一届教材评审委员会和人民卫生出版社在充分调研论证的基础上，在全国高等学校医学影像技术专业第一轮规划教材建设同时启动首套医学影像技术专业规划数字教材建设。全套教材共8种，以第一轮规划教材为蓝本，借助互联网技术，依托人卫数字平台，整合富媒体资源和教学应用，打造医学影像技术专业数字教材，构建我国医学影像技术专业立体化教材体系。

本套数字教材于2015年9月8日召开了主编人会，会议确定在充分发挥纸质教材的优势基础上，利用新媒体手段高质量打造首套医学影像技术专业数字教材。本套数字教材秉承严谨、创新的精神，全部纸质教材编写专家均参与数字教材编写，并适当补充懂技术、热衷富媒体资源建设的专家，组成数字教材编写团队。2015年年底，全套教材均召开了编写会，确定了数字教材的编写重点与方向，各教材主编认真把握教材规划，全体编委高度重视数字教材建设，确保数字教材编写的质量。

本套数字教材具有以下特点：

1. **坚持"三基、五性、三特定"** 在坚持本科教材编写原则的基础上，发挥数字教材优势，服务于教育部培养目标和国家卫生计生委用人需求，并紧密结合医学影像技术专业教学需要与特点，借鉴国内外医学教育的经验特点，创新编写思路及表达形式，力求为学生掌握基础知识与培养临床操作能力创造条件。

2. **创新教材媒体形式** 以纸质教材为基础，采用创新媒体形式，融合图片、视频、动画、音频等多种富媒体形式，使教材完成从纸质向全媒体转变。全新的数字教材支持个人电脑、平板电脑、手机等多种终端，在满足一般的阅读学习需求外，还可实现检索、测评、云笔记、班级管理等功能。

3. **内容不断优化更新** 数字教材具有数字产品的优势，支持内容的更新发布和平台功能的优化升级。我们期望紧跟时代的发展，为广大读者提供更加优质的服务及用户体验。

全国高等学校医学影像技术专业规划数字教材在编写出版的过程中得到了广大医学院校专家及教师的鼎力支持，在此表示由衷的感谢！希望全国广大院校和读者在使用过程中及时反馈宝贵的使用体验及建议，并分享教学或学习中的应用情况，以便我们进一步更新完善教材内容和服务模式。

国家级医学数字教材
国家卫生和计划生育委员会"十三五"规划数字教材
全国高等学校医学影像技术专业规划数字教材

人体影像解剖学

Human Imaging Anatomy

主　编　张雪君　徐海波

副主编　任伯绪　纪长伟

编　委（按姓氏笔画排序）

王　冰（首都医科大学）　　　　饶圣祥（复旦大学）

王　羽（牡丹江医学院）　　　　徐　飞（大连医科大学）

韦　力（广西医科大学）　　　　徐丽莹（武汉大学）

任伯绪（长江大学）　　　　　　徐英进（河北大学）

向辉华（湖北民族学院）　　　　徐海波（武汉大学）

纪长伟（哈尔滨医科大学）　　　高万春（吉首大学）

杜　伟（大理大学）　　　　　　黄　飞（滨州医学院）

李　庆（湘南学院）　　　　　　龚　霞（重庆医科大学）

张雪君（天津医科大学）　　　　盛瑶环（赣南医学院）

周志刚（郑州大学）　　　　　　彭雪华（江汉大学）

庞　刚（安徽医科大学）　　　　黎　庶（中国医科大学）

赵江民（上海交通大学）

编写秘书　徐丽莹（兼）

全国高等学校医学影像技术专业第一轮规划教材目录

规划教材目录

序号	书名	主编		副主编			
1	人体影像解剖学	徐海波	张雪君	任伯绪	纪长伟		
2	放射物理与辐射防护	王鹏程		牛延涛	刘东华	黄 浩	何培忠
3	医学影像设备学	石明国	韩丰谈	赵雁鸣	朱险峰	王红光	
4	医学影像信息学	付海鸿	胡军武	康晓东	杨晓鹏		
5	医学影像诊断学	高剑波	王 滨	余永强	张雪宁	王绍武	丁莹莹
6	医学影像成像理论	李真林	雷子乔	仇 惠	邱建峰	汪红志	
7	医学影像检查技术学	余建明	曾勇明	李文美	罗来树	刘广月	李鸿鹏
8	放射治疗技术学	林承光	翟福山	张 涛	孙 丽	郭跃信	

规划数字教材目录

序号	书名	主编			副主编			
1	人体影像解剖学	张雪君	徐海波		任伯绪	纪长伟		
2	放射物理与辐射防护	王鹏程			牛延涛	刘东华	黄 浩	何培忠
3	医学影像设备学	石明国	韩丰谈		赵雁鸣	朱险峰	王红光	国志义
4	医学影像信息学	付海鸿	胡军武		康晓东	杨晓鹏	周学军	侯庆锋
5	医学影像诊断学	王 滨	高剑波	余永强	张雪宁	王绍武	丁莹莹	
6	医学影像成像理论	李真林	雷子乔		孙文阁	高云飞	彭友霖	
7	医学影像检查技术学	曾勇明	余建明		李文美	罗来树	刘广月	胡鹏志
8	放射治疗技术学	林承光	翟福山		张 涛	孙 丽	郭跃信	钟仁明

学习指导与习题集目录

序号	书名	主编		副主编			
1	人体影像解剖学学习指导与习题集	任伯绪	徐海波	张雪君	纪长伟		
2	放射物理与辐射防护学习指导与习题集	王鹏程		牛延涛	刘东华	黄 浩	何培忠
3	医学影像设备学学习指导与习题集	韩丰谈	石明国	赵雁鸣	朱险峰	王红光	
4	医学影像信息学学习指导与习题集	付海鸿	胡军武	康晓东	杨晓鹏	周学军	侯庆锋
5	医学影像诊断学学习指导与习题集	高剑波	王 滨	余永强	张雪宁	王绍武	丁莹莹
6	医学影像成像理论学习指导与习题集	李真林	雷子乔	仇 惠	邱建峰	汪红志	
7	医学影像检查技术学学习指导与习题集	余建明	曾勇明	李文美	罗来树	黄小华	于 群
8	放射治疗技术学学习指导与习题集	林承光	翟福山	张 涛	孙 丽	郭跃信	

实验教程

序号	书名	主编		副主编			
1	医学影像设备学实验教程	石明国	韩丰谈	赵雁鸣	朱险峰	王红光	赵海涛
2	医学影像成像理论实验教程	李真林	彭友霖	汪红志	仇 惠	邱建峰	
3	医学影像检查技术学实验教程	曾勇明	余建明	黄小华	徐 惠	郝 崴	周高峰

全国高等学校医学影像技术专业

第一轮规划教材

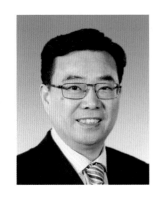

徐海波

医学博士、教授、主任医师（二级岗位）、博士生导师。现任武汉大学中南医院影像科主任。中华放射学会神经学专委会副主任委员，中国医疗装备协会磁共振学会常务理事，中国电子商务智慧医疗专业委员会常务委员，中国医疗保健国际交流促进会放射学分会常务委员，湖北省放射学会副主任委员。担任《临床放射学杂志》《放射学实践》等杂志的常务编委。

主要进行中枢神经系统放射学、生物医学工程、分子影像学等领域的研究。培养博士后 1 名，博士、硕士研究生 40 余名。近年承担国家自然科学基金 4 项，参与国家"十一五"支撑子课题、国家"973"计划的子课题各 1 项和"863"计划项目 2 项，荣获湖北省科技进步奖二等奖 2 项，在国家期刊发表论文 150 余篇，其中在 *Small*、*Biomaterials*、*Nat Genet* 等 SCI 收录杂志发表 40 余篇，参编 John R. Haaga 主编的第 5 版 *CT and MR Imaging of the Whole Body* 和 Wilfrido R. Castaneda-Zuniga 主编的第 3 版 *Interventional Radiology* 等英文专著 2 部。

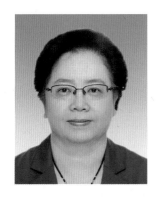

张雪君

1966 年 11 月生于天津，教授，天津医科大学硕士生导师。天津医科大学医学影像学院党委书记兼副院长。现任中华医学会影像技术分会教育学组组长，中华医学会放射学分会磁共振专业委员会对比剂学组副组长，中国图像图形学会医学影像学专业委员会委员，天津市放射学会常委，天津医学影像技术研究会放射学专业委员会委员。全国高等医药院校医学影像技术专业教材第一轮规划教材评审委员会副主任委员。

从事教学工作 27 年。主编、副主编、参编全国医药院校医学影像学专业规划 9 部，主要专业参考书多媒体教材 4 部；获天津市教学成果二等奖 2 项；主持参与国家及省市级教学研究课题 13 项。天津市级教学团队、天津市级教学创新团队负责人、天津市市级虚拟仿真实验室负责人。在国内外专业杂志及会议发表论文 60 余篇，其中 SCI、EI 收录 8 篇；获得天津市科技进步一等奖 1 项；近年来主持与参加国家自然科学基金、省部级及校级课题 9 项。

前　言

我国医学影像技术发展日新月异，亟须培养创新研究型和临床应用型的影像技术人员，全国各大院校积极探索影像技术学生的教材编写、施教方法并在此过程中积累了一些教学经验，但缺乏统一针对影像技术学生应用的教材。为了适应新时期医学影像技术专业人才培养和教学的需求，根据 2012 年教育部最新专业目录设置，中华医学会影像技术分会、全国高等医学教育学会影像学分会和人民卫生出版社共同研究决定，启动全国高等学校医学影像技术专业第一轮规划教材的编写工作，该套教材为国家卫生和计划生育委员会"十三五"规划教材。

人民卫生出版社于 2015 年 9 月组织召开全国高等学校医学影像技术专业第一轮规划教材 / 规划数字教材主编人会议，正式启动包括《人体影像解剖学》在内的影像技术专业规划教材编写工作。会议要求教材的编写继续贯彻"三基"(基础理论、基本知识和基本技能)、"五性"(思想性、科学性、先进性、启发性和适用性)、"三特定"(特定专业培养目标、特定对象、特定限制)的指导思想和原则。

《人体影像解剖学》教材的主要特点是：描述了解剖学及其影像学表现特点，并对一些细微结构的影像解剖，如鞍区、耳部结构等做了详细描述和附图。全书各章的构成前后统一，对每章节采取从实体解剖到影像循序渐进的介绍。

为了保证基础理论与临床实践优化结合，更好地服务于临床，教材由解剖学专家和影像学专家共同编写。在内容丰富的同时，突出了教材的科学性、基础与临床相结合及其实用性。

本书在着重探讨影像解剖学知识的同时，注重断面与整体的联系，实体解剖与虚拟影像对应关系，诠释实体解剖在影像上表现的特点。

本轮教材编写突出立体化和数字化教材建设，除配有网络增值服务外，还配有相应的数字教材、学习指导与习题集。纸质教材精选解剖图共 87 幅，X 线图 43 幅，CT 图 147 幅，MRI 图 208 幅，DSA 图 20 幅；网络增值服务和数字教材中，还将展示大量临床影像图片，丰富教学与学习资源。

衷心感谢各位编委在本书稿撰写过程中精益求精和认真负责的态度。

本书是由医学影像学和人体解剖学两个专业的基础与临床教师共同撰写而成，尽管缜密思考、认真审核，但首次针对影像技术专业学生编写，两个学科探索融合撰写，内容覆盖面和构成比例的把握以及水平能力的限度，唯恐本书中存在纰漏、错误及欠妥之处，请广大师生及读者在使用本书过程中批评指正，以便日后修订，日臻完善。

徐海波　张雪君

2016 年 5 月

全国高等学校医学影像技术专业

第一轮规划教材

目　录

绪 论

一、人体影像解剖学的定义和特点

人体影像解剖学（human imaging anatomy）是利用各种成像技术显示人体结构的数字影像，研究和表达人体解剖结构的形态位置和毗邻关系及其基本功能的一门学科。与传统系统解剖学（systematic anatomy）和局部解剖学（regional anatomy）相比，人体影像解剖学是随着现代医学影像技术的出现和发展而产生的一门新兴学科，是利用无创或微创的成像技术呈现虚拟的人体解剖结构，可以反复应用或模拟学习，是医学影像技术专业的必修课；有利于指导医学影像技术专业人员在临床应用中有的放矢，为更好地学习医学影像诊断学、影像导向介入治疗和放射治疗以及规划临床诊疗打好基础。

二、人体影像解剖学与影像技术的关系

人体断层解剖的研究始于 14 世纪初期，1316 年意大利解剖学家 Mondino dei Luzzi 首次制作了人体断层标本，为学习人体解剖学开启了先河。此后历经几个世纪的不懈努力探索，人体解剖学尤其断面解剖学的研究硕果累累，期间出版了一些具有里程碑意义的断层解剖学著作。20 世纪 70 年代后，现代影像技术突飞猛进如超声成像、X 线计算机断层成像和磁共振成像等，为人体解剖学提供了研究论证形态学基础理论的新技术，进一步为活体显示细微解剖结构、生理状态下相互位置关系、变化规律及其功能提供了新的观察和评估方法。由此可见，随着现代影像技术的推陈出新，影像解剖显示更为精细，更接近人体自然生理状态。结合影像技术，解剖学领域也从宏观到微观、从横断层到多维断层、从二维到三维、从标本到活体、从形态到功能等多维度跨越式的提升，进一步增强了对人体解剖结构、生理状态及其功能的全面深入理解和认知。所以影像技术是人体影像解剖显示或形成的必要条件，也是人体影像解剖学发展所依赖的基石。

三、人体影像解剖学的常用成像技术

1895 年伦琴发现 X 线后不久，X 线广泛应用于医学领域，为研究人体解剖的形态学和生理变化提供了新的技术方法并奠定了影像解剖学概念形成的基础。随着计算机的迅速发展并融合于影像技术中，近年来影像技术日新月异，呈现了革命性的发展。目前，医学成像技术主要涉及有超声、X 线摄影、X 线计算机断层成像（X ray computed tomography，CT）、磁共振成像（magnetic resonance imaging，MRI）、数字减影血管造影（digital subtractive angiography，DSA）、正电子发射计算机断层显像（positron emission tomography PET）、发射型计算机断层扫描仪（emission computed tomography，ECT）、单光子发射计算机断层成像术（single-photon emission computed tomography，SPECT）、近红外光谱（near infrared，NIR）以及光学相干断层扫描技术（optical coherence tomography）。此外，对于血管影像检查主要采用 CT 血管造影（CTA）、增强磁共振血管造影（CE-MRA）、数字减影血管造影（digital subtraction angiography，DSA）检查。图像后处理技术主要有最大或最小密度投影（maximum or minimum intensity projection，MIP or MinIP）、表面遮盖显示（shaded surface display，SSD）、容积再现技术（volume rendering，VR）、多平面重组

（multi-planar reformation，MPR）、曲面重建法（curved planar reformation，CPR）等重建方法。另外，磁共振脑功能成像技术主要涉及氢质子磁共振波谱（1H magnetic resonance spectroscopy，1H-MRS）提供脑组织代谢化学物质含量的信息；弥散加权成像（diffusion weighted imaging，DWI）和弥散张量成像（diffusion tensor imaging，DTI）获取脑组织水分子运动的信息，在 DTI 上显示脑白质纤维束分布及走向；磁共振增强灌注成像（perfusion weighted imaging，PWI）动态研究脑血流和血容量的状况；血氧水平依赖功能磁共振成像（blood oxygenation level dependent functional MRI，BOLD fMRI）进行脑功能活动定位成像。在本教材编写的解剖成像技术主要简介了 X 线摄影、CT、MRI 和 DSA 的成像方法。

四、人体影像解剖学的学习目的和方法

学习人体影像解剖学可能遇到的问题是如何理解或认识实体解剖结构在影像上的表现及其特点。人体影像解剖学是通过不同成像设备将实体解剖结构通过数字灰阶、密度或信号表达或呈现。因而，要培养学生从实物向影像转化，观其影忆其物的横向联系思维，掌握不同组织成分在影像上的表现特点。

本书侧重探讨人体解剖结构的影像表现及其特点，使学生熟悉影像解剖和认识重要的解剖标记。学习此教材的目的是为了学生掌握人体影像解剖的知识，并能灵活运用所学知识准确精细地进行靶部位成像，提供清晰解剖图像，达到影像诊断需求的目的，更好地为临床服务，也为进一步学好影像诊断学做好知识的积淀和铺垫。

为了成为合格的临床"应用型"或"研发型"影像技术人才，必须夯实影像解剖学知识。学习影像解剖学也要遵循系统解剖学和局部解剖学的学习方法，概括起来有以下几点。

1. 课前充分准备，做到有的放矢　学习影像解剖学之前，应对系统解剖学和局部解剖学进行必要的复习，理解影像断面解剖与系统解剖及局部解剖的关系及区别，每次课前对相关解剖知识作针对性复习及预习，带着问题学，做到"有备而来"。

2. 熟悉成像原理，明确图像结构　人体影像解剖学是以各种成像技术产生的图像或"影"为载体，因此，熟悉各种检查技术及其成像原理是学好本门课程的前提。要了解各种检查技术的优势和不足，并能根据成像原理和特点正确识别和解释人体的影像结构。

3. 培养思维方式，理解整体与断面的关系　人是完整的统一体，若我们观察到的是若干个连续的断面图像，就要培养断面思维和空间立体思维方式，理解形态与功能、局部与整体、静态与动态之间的联系，明确各图像层面在整体中的位置以及毗邻关系。

4. 理论联系实际，激发学习兴趣　不仅认真学习课本和课堂知识，还要扩大视野，如通过网络增值空间相应的课件和数字教材、图书馆资料等多种途径了解阅读相关信息，同时争取到医院影像科实时观摩影像技术人员操作和临床影像医生阅片，增强感性认识，学以致用。

总之，通过对《人体影像解剖学》的学习，逐渐掌握医学影像解剖的基本理论、基本知识和基本技能，为进一步提升学习打下坚实的理论基础。

（徐海波　张雪君　徐丽莹）

第一章

头 部

第一节 概 述

一、境界与分区

颅骨由 23 块形状不同的骨连接而成,容纳并保护脑、眼、耳、鼻及口等器官。头部向下与颈部相连,两者以下颌体下缘(下颌底)、下颌角、乳突、上项线和枕外隆凸的连线为界,与颈部分界。头部又以眶上缘、颧弓上缘、外耳门上缘和乳突的连线为界,分为后上方的脑颅部和前下方的面颅部。脑颅部又分为颅顶、颅底和颅腔三部,耳位于颞骨内(颅底),外面仅见外耳门,颅腔容纳脑、脑膜和脑血管等。面颅部分为面部和面侧区,面部由眶腔、鼻腔、口腔以及深部的鼻咽和口咽为主组成。面侧区主要有腮腺和咀嚼肌等器官,以及颌面部唯一的关节——颞下颌关节。

二、标志性结构

1. 眼外眦(paropia) 上、下眼睑之间的裂隙称为睑裂,睑裂的外侧端较锐称之为眼外眦。眼外眦与外耳门中点的连线,称之为眶耳线(orbitomeatal line,OML)或眦耳线(canthomeatal line,CML),是临床影像上轴位扫描的基线。

2. 眶上缘(supraorbital margin) 是眼眶上壁与额鳞转折处。

3. 眉弓(superciliary arch) 位于眶上缘上方的弓状隆起,对应大脑额叶的下缘,其内侧部的深部有额窦。

4. 眶上孔(supraorbital foramen) 位于眶上缘的中、内 1/3 交点处,距正中线约 2.5cm,有眶上神经、血管通过。

5. 眶下孔(infraorbital foramen) 位于眶下缘中点下方约 0.8cm 处,有眶下神经、血管通过。

6. 颏孔(mental foramen) 通常位于下颌第 2 前磨牙根的下方,下颌体的上、下缘连线中点,距正中线约 2.5cm,有颏神经、血管通过。

7. 外耳门(external acoustic pore) 位于颞骨鳞部与鼓部的交界处,自外耳门至鼓膜的管道为外耳道。

8. 颧弓(zygomatic arch) 位于外耳门前方的水平线上,全长约 3 横指(5~6cm)。颧弓上缘平对端脑颞叶前端的下缘。

9. 翼点(pterion) 位于颧弓中点上方约 2 横指处,由额骨、顶骨、颞骨和蝶骨大翼相交接形成,为颅骨的薄弱部分,内面有脑膜中动脉前支通过。

10. 乳突(mastoid process) 位于耳垂后方的圆锥形隆起,其根部的前内侧有茎乳孔,面神经自此孔出颅;在乳突后部的内面有乙状窦通过。

11. 下颌角(angle of mandible) 为下颌底与下颌支后缘相移行部分。下颌角处位置突出,骨质较薄,为骨折的好发部位。

12. 枕外隆凸（external occipital protuberance） 位于枕骨后正中，为枕骨向后下的隆起，其深面有窦汇。

13. 上项线（superior nuchal line） 为自枕外隆凸向两侧延伸至乳突的骨嵴，内面与横窦平齐。

三、头部结构的配布特点

头部结构分为不成对的中线结构和左右对称的成对结构。头部分为颅部和面部两部分。颅腔是由成对的顶骨、颞骨及不成对的额骨、筛骨、蝶骨、枕骨8块颅骨围成的空腔，内有脑及与其相连的脑神经，并有包被脑的被膜和供应脑的血管。颅骨、脑脊液、被膜等有缓冲和防震等保护作用。面部以面颅骨作为支架，围成眶、鼻腔和口腔等。面部中线有不成对的鼻腔和口腔，双侧主要为成对的眼眶、四对鼻旁窦、三对大唾液腺等器官。面部的浅层有表情肌和丰富的神经、血管，面侧区的重要结构包括腮腺、咀嚼肌及颌面部的结缔组织间隙，感染时炎症等易于相互蔓延。

（徐英进　纪长伟）

第二节　头部影像表现特点

一、X线表现特点

头颅X线平片可观察头颅的大小及形状，头颅的大小形状与种族及生长发育有关，颅面骨比例随着年龄增大发生改变，新生儿为4∶1，成人1.5∶1，儿童青少年处于二者之间过渡期。颅盖骨内、外板为密质骨，平片上呈线状致密影，板障位于两者之间，为低密度影。颅骨各部位厚度不一，额顶结节处、枕部粗隆颅板较厚，以外板最明显，颞枕鳞部及额骨垂直部较薄。颅盖骨外表面还可见低密度线影，为骨缝。在婴幼儿期，颅骨之间为囟，平片表现为边缘比较清楚的透明区。颅盖内表面因脑回、蛛网膜颗粒、静脉窦、板障静脉及脑膜血管压迹等的压迫显示凹凸不平，平片呈圆形、卵圆形、不规则形或条状及管状低密度影。

二、CT表现特点

（一）脑部

1. 头皮软组织　皮下脂肪与肌肉有明显的密度差，肌肉为中等密度，脂肪呈低密度影。

2. 颅骨　颅底骨以颅骨及含气的腔隙为主，形成好的天然对比，比如枕骨大孔、乳突气房、颈静脉孔、卵圆孔、破裂孔等呈低密度影。颅盖骨可见颅缝、颅骨内外板及板障，颅骨内外板为高密度影，板障为中等密度影，含气间隙为低密度影，脑回及蛛网膜颗粒压迹致局部颅板变薄。

3. 脑膜　正常不显示。

4. 脑实质　大脑皮质密度稍高于髓质。婴幼儿，髓质处于发育中，皮髓质分界不清，老年人髓质密度随年龄增长有下降趋势。深部灰质核团密度与皮质相近。增强后脑实质轻度强化，而血管、脉络丛、垂体、松果体及硬脑膜明显强化。

5. 脑室及蛛网膜下腔　均含脑脊液，为均匀水样低密度影。

6. 非病理性钙化　CT显示斑片、小团状或点条状高密度影，常见的有松果体钙化、大脑镰钙化、侧脑室脉络丛钙化；基底节钙化在高龄人群中常见。

（二）眼部

眶内结构密度不同，形成天然自然对比。眶壁骨质为高密度影，眼球壁、泪腺、眼肌及视神经呈等密度。晶状体主要为纤维结构，呈均匀高密度影，玻璃体为无色透明胶状体，主要成分是水，呈均匀低密度影，眶内脂肪呈更低密度影。眶尖可见通向颅内的眶上裂及视神经管。

（三）鼻及鼻窦

鼻腔和鼻窦是骨质和含气腔隙构成，对比度好。鼻甲黏膜正常较薄，不显示，鼻腔和鼻窦内气体为极低密度影，窦壁骨质呈线状高密度影，有时窦腔发育过大时，如上颌窦及蝶窦，邻近结构及相对位置会发生改变。

（四）耳部

高分辨率 CT（high resolution CT，HRCT）是耳部最理想的检查方法，已成为耳部常规的检查技术。由于骨质、含气腔隙及内耳含液结构使各结构对比清楚。

（五）口腔颌面部

1. 大部分呈软组织密度影，脂肪呈低密度影。腮腺是脂肪性腺体组织，低于周围肌肉密度，高于脂肪密度。增强后腮腺实质内血管能清楚显示。颌下腺位于舌骨的外上，较腮腺小而致密，一般不含脂肪，密度与肌肉相近或略低。

2. 可清楚显示牙及颌骨的骨质结构，通过重建技术可整体观察颌骨和牙的结构关系，逐步取代传统 X 线检查。

3. 利用三维 CT 可直接观察颞颌关节的空间关系及周围组织情况。

三、MRI 表现特点

MRI 具有较高的软组织分辨率，能多方位、多参数的成像使病变的定位及定性诊断更准确，利用其流空效应还可观察部分血管，对后颅窝的病变显示明显优于 CT。

（一）颅脑部

正常脑 MRI 平扫，脑髓质信号 T_1 加权成像（T_1 weighted imaging，T_1WI）稍高于脑皮质，T_2 加权成像（T_2 weighted imaging，T_2WI）稍低于脑皮质；脑脊液在 T_1WI 上呈低信号，T_2WI 上呈高信号；脂肪组织在 T_1WI 上为高信号和 T_2WI 上为等高信号；骨皮质、钙化和硬脑膜在 T_1WI 和 T_2WI 上均为低信号；流动的血液因其"流空效应"而在 T_1WI 和 T_2WI 上均为低信号。正常脑 MRI 增强，脑实质信号强度略有增高，灰质较白质略明显。脉络膜丛明显强化，硬脑膜、大脑镰和小脑幕可发生强化。

1. 头皮软组织　皮下组织含大量脂肪，在 T_1WI 和 T_2WI 上均呈高信号。

2. 颅骨　颅骨内外板、脑膜及含气的孔和窦腔等，在 T_1WI 和 T_2WI 上呈低信号，颅骨板障内含脂质成分较多，黄骨髓为主，在 T_1WI 和 T_2WI 上均呈高信号。

3. 脑实质　脑髓质与脑皮质相比，含水量少而含脂量多，其氢质子的数目比脑皮质少 10% 左右，其 T_1 值和 T_2 值较脑皮质短，在 T_1WI 上脑髓质信号高于脑皮质，在 T_2WI 上则低于脑皮质。脑实质内有一些铁质沉积较多的核团如苍白球、红核、黑质及齿状核等，在 T_2WI 上呈低信号；在 T_2WI 上，除红核外的其余核团的信号强度常与脑皮质一致。

4. 脑室、脑池、脑沟　在脑室、脑池及脑沟内含有大量的脑脊液，其主要成分为水，在 T_1WI 上呈低信号，T_2WI 上呈高信号。可清晰地显示出各脑室、脑池和脑沟、脑裂的位置、形态、大小、内部结构以及与周围组织的毗邻关系。

5. 脑神经　高分辨率 MRI 多能够节段性地显示出部分脑神经。以 T_1WI 上显示为佳，一般呈等信号强度。在颅底层面可以显示第Ⅱ、Ⅵ、Ⅶ、Ⅷ、Ⅸ、Ⅹ、Ⅺ、Ⅻ共 8 对脑神经；在蝶鞍层面能够显示第Ⅴ对脑神经；在鞍上池层面，可以显示第Ⅲ、Ⅳ对脑神经。

6. 脑血管　动脉因其血流快未能被采集到其信号形成流空效应，常显示为无或低信号区，静脉血流速度慢能被采集到其信号在 T_1WI 上呈高信号。利用这种流动效应，MRI 可以直接显示颅内血管的位置、分布和形态。

7. 鞍区　鞍区骨性结构在 MRI 上呈低信号，不如 CT 清楚，但显示软组织结构明显优于 CT。腺垂体在 T_1WI 和 T_2WI 上呈等信号，位于鞍内前 3/4 区，神经垂体在 T_1WI 上呈高信号和在 T_2WI

上呈等信号，占据垂体窝后部 1/4 区。海绵窦各层面形态不一，双侧对称，其硬膜壁在 T_1WI 上呈低信号，不能与蛛网膜下隙相分辨，在 T_2WI 上为线样低信号影。海绵窦静脉间隙在 T_1WI 和 T_2WI 上呈不均等信号。颈内动脉海绵窦段呈流空信号，海绵窦内第Ⅲ～Ⅵ对脑神经在冠状位增强扫描上呈点状条状中等信号，但滑车神经和展神经较细不易显示。Meckel 腔内的三叉神经池含有脑脊液，在 T_1WI 上呈低信号和 T_2WI 上呈高信号，在断层上腔内三叉神经纤维在 T_1WI 和 T_2WI 上呈点状等信号。

（二）眼部

眶壁骨皮质呈低信号，髓腔呈高信号。眼球壁、眼肌、泪腺、视神经呈软组织等信号，眶内脂肪呈高信号，压脂技术后呈低信号影。晶状体在 T_1WI 上呈稍高信号，T_2WI 上呈极低信号，玻璃体在 T_1WI 上呈低信号和 T_2WI 上高信号。眶内血管呈流空无信号。增强眼环明显强化（主要脉络膜强化），眼肌及泪腺均匀强化，视神经无强化。

（三）鼻及鼻窦

MRI 常作为 CT 重要的补充检查技术。窦腔内气体及窦壁骨皮质在 MRI 上均为低信号影，对鼻窦骨质结构显示不佳。

（四）耳部

颞骨骨质及含气间隙如鼓室腔、乳突小房及听小骨均为低信号。面、听神经呈等信号影，耳蜗、前庭及半规管、内耳道含液体在 T_2WI 上呈高信号影，可利用 MR 水成像显示内耳迷路。

（五）口腔颌面部

皮下脂肪及骨髓腔在 T_1WI 和 T_2WI 上呈高信号。骨皮质呈低信号，肌肉呈中等信号。腮腺富含脂肪在 T_1WI 和 T_2WI 上均呈高信号。

（彭雪华　黎　庶）

第三节　头 部 解 剖

一、脑

（一）端脑

1. 外形　端脑由左、右大脑半球和半球间连合及其内腔构成。大脑半球表面的灰质层，称大脑皮质，深部的白质称髓质，埋在大脑髓质内的灰质核团称为基底核，大脑半球内的腔隙称为侧脑室。

（1）主要的沟和裂：左、右大脑半球之间为纵行的裂隙为大脑纵裂，纵裂的底面有连接左、右大脑半球宽厚的纤维束板，即胼胝体。两侧大脑半球后部与小脑上面之间的裂隙为大脑横裂。脑沟与脑沟之间隆起的部分是脑回。半球内有三条恒定的沟，即外侧沟（lateral sulcus）、中央沟（central sulcus）、顶枕沟（parietooccipital sulcus），将每侧大脑半球分为 5 叶，分别为额、顶、枕、颞及岛叶（图 1-1）。

（2）大脑半球的分叶：在外侧沟上方和中央沟以前的部分为额叶，外侧沟以下的部分为颞叶；枕叶位于半球后部，在内侧面为顶枕沟以后的部分；顶叶为外侧沟上方，中央沟后方，枕叶以前的部分；岛叶位于外侧沟深面，被额、顶、颞叶所掩盖（图 1-2）。顶、枕、颞叶之间在上外侧面并没有明显的大脑沟或回作为分界，以顶枕沟至枕前切迹（在枕极前方 5cm 处）连线的顶枕线为界，后面为枕叶，自顶枕线的中点至外侧沟后端的连线为顶、颞叶的分界。

颞顶枕区（temporoparietal occipital area）在端脑横断面是位于侧脑室三角区后外侧的楔形或扇形区域，没有一个明确的边界，由顶下小叶和颞枕叶相互移行部构成。

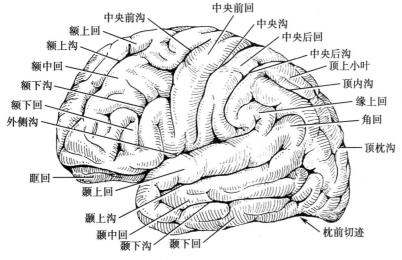

图 1-1　大脑半球上外侧面

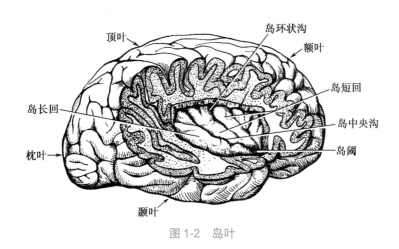

图 1-2　岛叶

2. 内部结构　大脑半球表面被灰质覆盖,深面有大量的白质(髓质),在端脑底部的白质中蕴藏有基底核。

(1) 基底核(basal nuclei):又称基底节(basal ganglia)是位于大脑半球基底部髓质中的灰质核团,包括尾状核、豆状核、屏状核和杏仁体(图 1-3)。

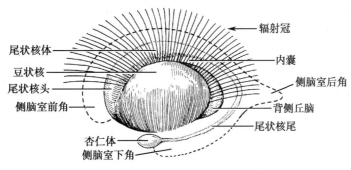

图 1-3　基底核区结构示意图

（2）大脑髓质：由大量神经纤维组成，可分为联络纤维、连合纤维和投射纤维三类。

联络纤维（association fibers）是联系同侧半球内各部分皮质的纤维，其中主要有钩束、上纵束、下纵束和扣带（图1-4）。

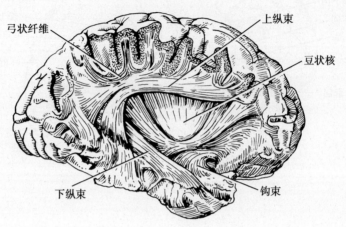

图 1-4 大脑半球联络纤维

连合纤维（commissural fibers）是连合左、右半球皮质的纤维。包括胼胝体、前连合和穹窿连合（图1-5）。

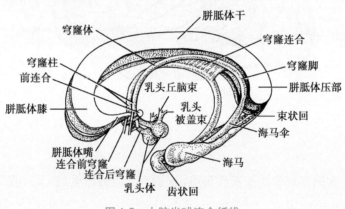

图 1-5 大脑半球连合纤维

1）胼胝体（callosum）：位于大脑纵裂的底上，由连合左、右大脑半球新皮质的纤维构成，其纤维向两半球内部前、后、左、右辐射，广泛联系额、顶、枕、颞叶。由前向后分嘴、膝、干和压部四部分。

2）前连合（anterior commissure）：是在终板上方横过中线的一束连合纤维，主要连接两侧颞叶，有小部分联系两侧嗅球。

3）穹窿（fornix）和穹窿连合（fornical commissure）：穹窿是由海马至下丘脑乳头体的弓形纤维束，两侧穹窿经胼胝体的下方前行并互相靠近，其中一部分纤维越至对边，连接对侧的海马，称穹窿连合。

投射纤维（projection fibers）是联系大脑皮质与皮质下结构的上、下行纤维，其中大部分纤维呈辐射状投射至大脑皮质，此部分纤维称为辐射冠（corona radiata）。投射纤维通过尾状核、背侧丘脑与豆状核之间聚集成宽阔致密的白质带，称为内囊（internal capsule），横断面上的两侧内囊呈尖伸向内侧的"><"形。内囊自前向后分为内囊前肢、膝和后肢三部分,各部分均有重要的投射纤维通过(图1-6)。内囊后肢的血管栓塞或出血可导致对侧躯体感觉丧失(损伤丘脑中央辐射)、对侧偏瘫(损伤皮质脊髓束)和对侧视野同向性偏盲(损伤视辐射),即"三偏"综合征。

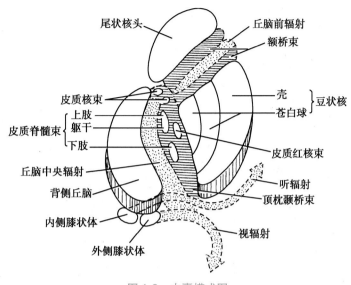

图 1-6　内囊模式图

半卵圆中心(centrum semiovale)为横断面上大脑半球内呈半卵圆形的白质区,主要由胼胝体的辐射纤维和经内囊的投射纤维等组成,因横断面上呈半卵圆形而得名(图1-7)。

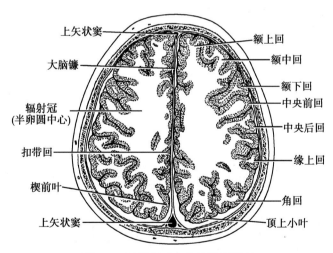

图 1-7　经半卵圆中心的横断层面

(3)基底节区(basal ganglia region):属于端脑的灰白质混合性结构,包括基底节及其周围的白质(内囊、外囊、最外囊),是一边界不太明确的区域。丘脑属于间脑,基底节区不包含丘脑。

(二)间脑、小脑和脑干

1. 间脑　间脑(diencephalon)位于大脑半球与中脑之间,可分为背侧丘脑、下丘脑、底丘脑、上丘脑和后丘脑(图1-8)。

2. 小脑　小脑(cerebellum)位于颅后窝内,由中间的蚓部和两侧的小脑半球组成,借小脑上、中、下脚与中脑背面、脑桥和延髓后外侧面相连。两侧小脑半球之间形成深窝称为小脑谷

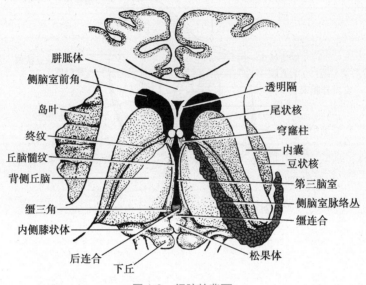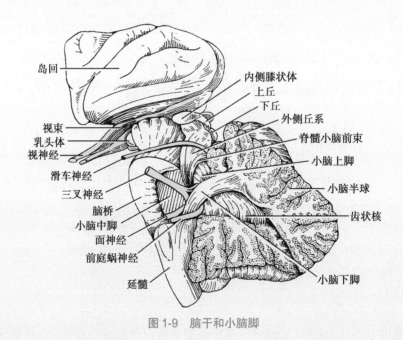

(cerebellar vallecula)，谷底为小脑蚓，两侧的隆起称为小脑扁桃体(tonsil of cerebellum)。小脑可分为绒球小结叶、前叶和后叶三部分。小脑表面有一层灰质称为小脑皮质(cerebellar cortex)，皮质的深面为小脑髓质，包括小脑固有纤维和外连纤维，外连纤维即小脑三对脚(图1-9)。髓质内埋藏有四对小脑核，包括最大的齿状核(dentatenucleus)及其内侧的栓状核、球状核，顶核位于第四脑室顶的上方。

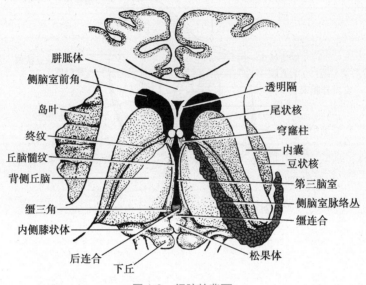

图 1-8　间脑的背面

胼胝体
侧脑室前角
岛叶
终纹
丘脑髓纹
背侧丘脑
缰三角
内侧膝状体
后连合
下丘

透明隔
尾状核
穹窿柱
内囊
豆状核
第三脑室
侧脑室脉络丛
缰连合
松果体

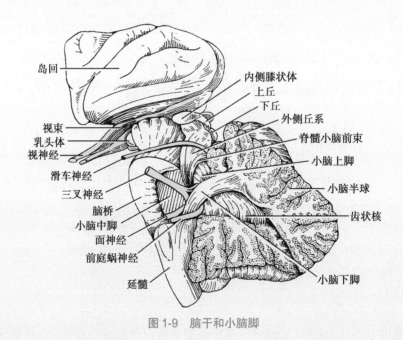

图 1-9　脑干和小脑脚

岛回
视束
乳头体
视神经
滑车神经
三叉神经
脑桥
小脑中脚
面神经
前庭蜗神经
延髓

内侧膝状体
上丘
下丘
外侧丘系
脊髓小脑前束
小脑上脚
小脑半球
齿状核
小脑下脚

3. 脑干　脑干由中脑、脑桥和延髓组成。

（1）中脑(midbrain)：介于间脑与脑桥之间，由背侧的顶盖和腹侧的大脑脚组成。顶盖包括一对上丘和一对下丘，又合称为四叠体(corpora quadrigemina)。中脑的内腔为中脑水管。腹侧的大脑脚之间为脚间窝，内有动眼神经穿出。背侧的下丘下方有滑车神经穿出。

（2）脑桥(pons)：由背侧的被盖部和腹侧的基底部组成，基底部内含有大量的纵、横行纤维，横行纤维向两侧伸展,汇聚形成小脑中脚(middle cerebellar peduncle)。脑桥与延髓之间为延髓脑桥沟,沟内自内侧向外侧分别有展神经、面神经和前庭蜗神经出入。

(3)延髓(medulla oblongata):上端连接脑桥,下端在枕骨大孔处与脊髓相延续。延髓可分为上、下段,下段与脊髓相似称为闭合部,其内腔为中央管;上段称为开放部,中央管向后敞开形成第四脑室。在延髓的锥体与橄榄之间有舌下神经根穿出,橄榄外侧自上而下有舌咽神经、迷走神经和副神经相连。

(三)脑室

脑室系统包括侧脑室、第三脑室、第四脑室以及连通脑室的室间孔和中脑水管(图1-10),部分人还可见到发育变异的第五、六脑室。第五脑室(fifth ventricle)位于两侧透明隔之间,又称透明隔腔(cavity of septum pellucidum)。第六脑室(sixth ventricle)又称Verga室或穹窿室(cavea of fornix),位于第五脑室后方的穹窿连合与胼胝体之间,呈水平裂隙状,借穹窿柱与第五脑室相分隔。

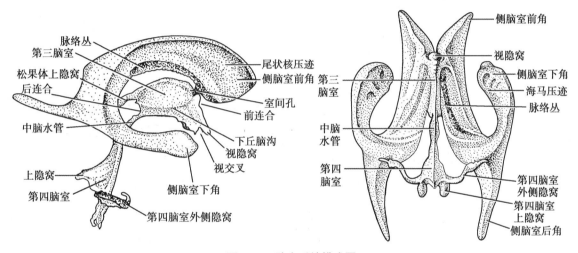

图 1-10 脑室系统模式图

二、脑膜和脑池

(一)脑膜

脑膜(meninges)自外向内分为硬脑膜、蛛网膜和软脑膜等三层。

1. 硬脑膜(cerebral dura mater) 为厚而坚韧的双层膜,外层为骨膜层,与颅顶骨结合疏松,易于剥离;内层紧贴蛛网膜,包裹于脑的表面,并向内发出四个突起分别形成大脑镰、小脑幕、小脑镰和鞍膈等。

2. 脑蛛网膜(cerebral arachnoid mater) 为一薄的半透明膜,包裹于脑的表面,由此膜发出许多蛛网膜小梁与软脑膜相连,两层膜之间形成网眼状的蛛网膜下隙,内含有脑脊液。

3. 软脑膜(cerebral pia mater) 为一菲薄且富含血管的薄膜,紧贴脑的表面并随其沟、裂而伸展,软脑膜与脑组织结合紧密,不易分离。软脑膜在脑室的一些部位参与形成脉络丛,可产生脑脊液。

(二)硬脑膜窦

硬脑膜在某些部位两层分开,内面衬以内皮细胞,构成硬脑膜窦(sinuses of dura mater),窦内含有静脉血,窦壁无平滑肌,不能收缩,故损伤出血时难以止血,容易形成颅内血肿。主要的硬脑膜窦包括:

1. **上矢状窦**(superior sagittal sinus) 位于大脑镰上缘内,前端起自盲孔,向后流入窦汇。

2. **下矢状窦**(inferior sagittal sinus) 位于大脑镰下缘内,其走向与上矢状窦一致,向后汇入直窦。

3. **直窦**(straight sinus) 位于大脑镰与小脑幕连接处,由大脑大静脉和下矢状窦汇合而成,向后通窦汇。

4. **窦汇**(confluence of sinuses) 由上矢状窦与直窦在枕内隆凸处汇合扩大而成,向两侧移行为左、右横窦。

5. **横窦**(transverse sinus) 成对位于小脑幕后外侧缘附着处的枕骨横窦沟处,连接窦汇与乙状窦。

6. **乙状窦**(sigmoid sinus) 成对位于乙状窦沟内,是横窦的延续,向前下在颈静脉孔处出颅续为颈内静脉。

7. **海绵窦**(cavernous sinus) 位于蝶鞍及蝶窦两旁,为两层硬脑膜间的不规则腔隙。腔隙内有许多结缔组织小梁,形似海绵而得名(图1-11),两侧海绵窦借横支相连。窦腔内壁有颈内动脉和展神经通过,在窦的外侧壁内,自上而下有动眼神经、滑车神经、三叉神经的分支眼神经和上颌神经通过。

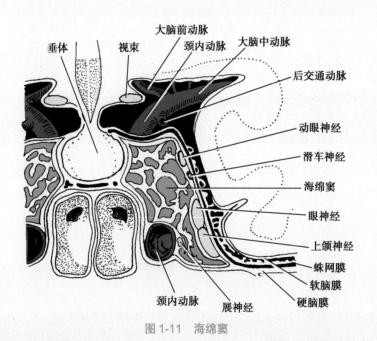

图1-11 海绵窦

(三)蛛网膜下隙及脑池

脑蛛网膜下隙(cerebral subarachnoid space)位于蛛网膜与软脑膜之间,内充满脑脊液,此隙向下与脊髓蛛网膜下隙相连通。蛛网膜下隙在脑的沟、裂等处扩大,形成蛛网膜下池(subarachnoid cisterns),又称为脑池(cistern)。脑池有小脑延髓池(cerebellomedullary cistern),又称枕大池、桥池(pontine cistern),又称脑桥前池、脑桥小脑角池(cistern of pontocerebellar angle),又称桥池侧突、脚间池(interpeduncular cistern)、环池(cisterna ambiens)。包括环池本部和环池翼部、四叠体池(quadrigeminal cistern)、大脑大静脉池(cistern of great cerebral vein)、帆间池(interval amentous cistern)、鞍上池(suprasellar cistern)、大脑外侧窝池(cistern of lateral fossa of cerebrum)又称大脑侧裂池(图1-12、图1-13)。上述脑池之间无明显界限,彼此交通,其形状和大小在临床影像诊断上具有重要意义。

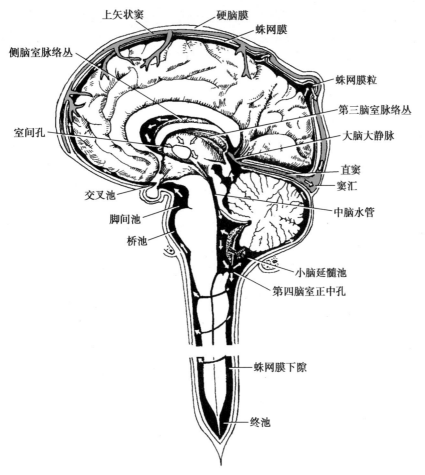

上矢状窦　硬脑膜　蛛网膜

侧脑室脉络丛

蛛网膜粒

第三脑室脉络丛

大脑大静脉

室间孔

直窦

窦汇

交叉池

脚间池

中脑水管

桥池

小脑延髓池

第四脑室正中孔

蛛网膜下隙

终池

图 1-12　脑脊液循环及脑池的模式图

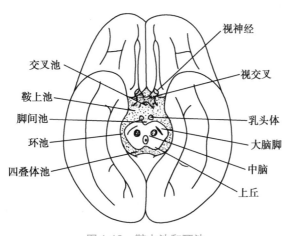

视神经

交叉池

鞍上池

视交叉

脚间池

乳头体

环池

大脑脚

四叠体池

中脑

上丘

图 1-13　鞍上池和环池

三、脑 的 血 管

　　脑是人体代谢最旺盛的器官，其血液供应非常丰富。人脑的重量仅占体重的 2%，但其耗氧量却占全身总耗氧量的 20%，脑血流量约占心搏出量的 1/6。

（一）脑的动脉

　　脑以小脑幕为界分为幕上结构和幕下结构，其中幕上结构接受颈内动脉系和大脑后动脉的血液供应，而幕下结构则接受椎 - 基底动脉系的血液供应。

1. 颈内动脉系　颈内动脉（internal carotid artery）的行程及分段：依据颈内动脉的行程，以颅底的颈动脉管外口为界分为颅外段和颅内段。

1）颅外段：又称颈段，自颈总动脉分为颈内动脉和颈外动脉处至颅底，先行于颈外动脉的后外侧，然后逐渐转至其后内侧，再沿咽侧壁至颅底。

2）颅内段：依据颈内动脉的行程分为岩骨段、海绵窦段、膝段、前床突上段和终段，各段依次相互移行及延续（图 1-14）。

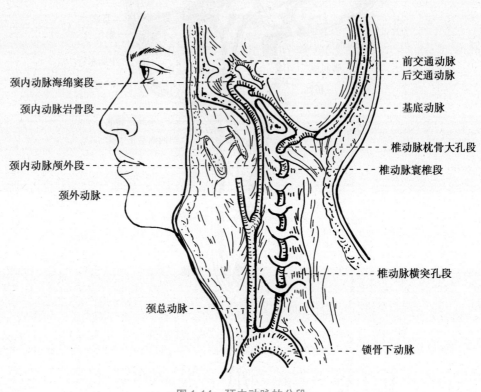

图 1-14　颈内动脉的分段

海绵窦段、膝段、前床突上段通常合称为颈内动脉虹吸部，常有两种形态，即 U 形和 V 形，极少数人尚有 C 形和 S 形等（图 1-15），是动脉硬化的好发部位。颈内动脉虹吸部的形态往往随年龄增长而变化，一般年龄愈大，则其血管弯曲度也随之增大。

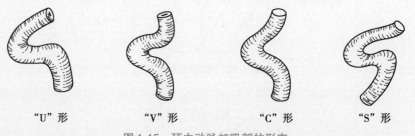

图 1-15　颈内动脉虹吸部的形态

2. 颈内动脉的分支

（1）大脑前动脉（anterior cerebral artery）：在视交叉外侧呈直角或近似直角发自颈内动脉，依据其行程分为 5 段（图 1-16、图 1-17）：水平段、胼胝体下段、膝段、胼周段、终段。

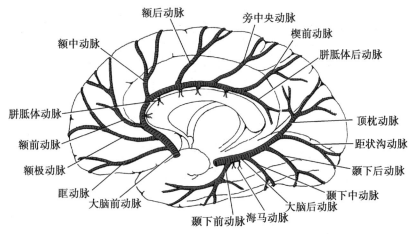

图 1-16　大脑前动脉和大脑后动脉

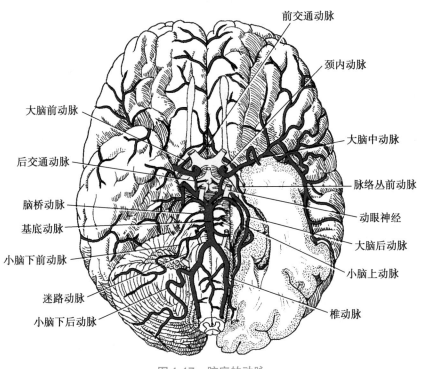

图 1-17　脑底的动脉

　　左、右侧大脑前动脉以横支相连称为前交通动脉，长约 4mm，位于脑底的视交叉处，是两侧颈内动脉系的重要吻合途径。

　　大脑前动脉可分为中央支、皮质支和胼胝体旁支等三组分支。中央支即内侧豆纹动脉（medial lenticulostriate artery）（图 1-18），分布于壳核、尾状核头、内囊前肢下部、下丘脑和视交叉的背侧等。皮质支自前向后有眶动脉、额极动脉、额前动脉、额中动脉、额后动脉、旁中央动脉、楔前动脉和胼胝体后动脉等，见图 1-16，分布于额前区、中央前后回上部、中央旁小叶、楔前叶和胼胝体，并在大脑半球上外侧面的前 2/3 上部与大脑中、后动脉的皮质支相吻合，形成一带状的"分水岭"区域，此区域为脑梗死的好发部位。胼胝体旁支为 7～20 支细小的胼胝体动脉，分布于胼胝体和透明隔。

　　（2）大脑中动脉（middle cerebral artery）：为颈内动脉的直接延续，管径约 4mm，依据其行程分为 5 段（图 1-19）。

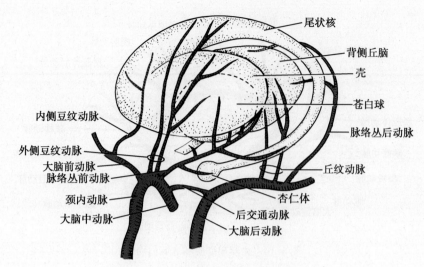

图 1-18　纹状体丘脑动脉分布示意图

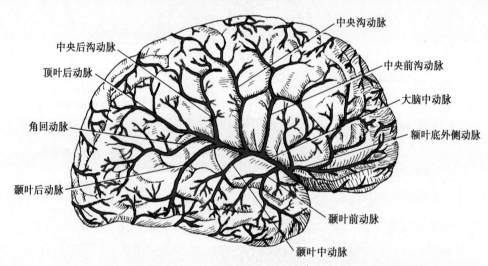

图 1-19　大脑中动脉分支(外侧面)

1)水平段(眶段):位于脑底面,横行向外侧至外侧沟处延续为回旋段,其中央支(外侧豆纹动脉)常自此段发出。

2)回旋段(岛叶段):呈 U 形,在岛叶表面向后上方走行,发出颞前动脉。

3)侧裂段:隐藏于外侧沟内,又称为侧裂动脉,沿途发出数条皮质支分布于大脑半球上外侧面。

4)分叉段:大脑中动脉主干从外侧沟上端的深面浅出,发出颞后动脉至分支为角回动脉和顶后动脉处。

5)终段:为大脑中动脉的终末支即角回动脉。

大脑中动脉可分为中央支和皮质支等两组分支(图 1-20)。

(1)中央支:大脑中动脉的中央支称外侧豆纹动脉,可分为内、外穿动脉两组,穿前穿质分布于豆状核、壳核、尾状核头与体及内囊前肢、后肢的上 2/3。大脑中动脉的中央支是供应纹状体和内囊的主要动脉,易破裂出血,故又名"出血动脉"(图 1-20)。

(2)皮质支:主要分支有眶额动脉、中央前沟动脉、中央沟动脉、中央后沟动脉、顶后动脉、角回动脉、颞后动脉、颞中动脉、颞前动脉、颞极动脉(图 1-21)。

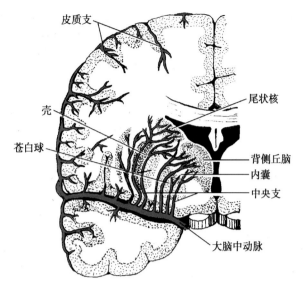

图 1-20　大脑中动脉的皮质支和中央支

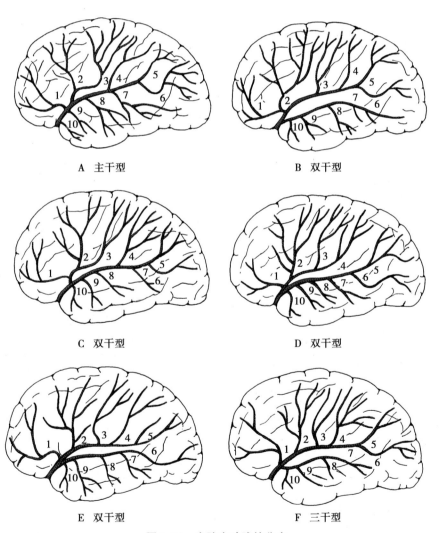

A　主干型　　　　　　　　　　　B　双干型

C　双干型　　　　　　　　　　　D　双干型

E　双干型　　　　　　　　　　　F　三干型

图 1-21　大脑中动脉的分支

1. 眶额动脉　2. 中央前沟动脉　3. 中央沟动脉　4. 中央后沟动脉　5. 顶后动脉
6. 角回动脉　7. 颞后动脉　8. 颞中动脉　9. 颞前动脉　10. 颞极动脉

(3) 脉络丛前动脉（anterior choroidal artery）：一般发自颈内动脉终末段，少数起自大脑中动脉或大脑前动脉。此动脉沿视束下面后行，经大脑脚和海马旁回钩之间，向后进入侧脑室下角，终于侧脑室脉络丛。其分布范围广泛，如内囊后肢、内囊膝、苍白球、尾状核、杏仁体、背侧丘脑、下丘脑、外侧膝状体、大脑脚、视束、海马、海马旁回和钩等，见图 1-18。

(4) 后交通动脉（posterior communicating artery）：起自颈内动脉终末段或其与前床突上段的交界处，沿视束下面、蝶鞍和动眼神经上方水平行向后内，与大脑后动脉吻合。后交通动脉瘤可压迫动眼神经。后交通动脉的中央支供应内囊后肢、视束前部、丘脑腹侧部及下丘脑等。

3. 椎 - 基底动脉系

(1) 椎动脉（vertebral artery）：发自颈根部的锁骨下动脉，依据其行程分为 5 段，见图 1-17：横突孔段、横段、寰椎段、枕骨大孔段、颅内段。

椎动脉颅内段的主要分支有小脑下后动脉，是椎动脉的主要分支，起自椎动脉颅内中 1/3 段为多。发分支分布于小脑下面后部、延髓橄榄后区及第四脑室脉络丛。此动脉行程较长，弯曲较多，容易发生血栓。

(2) 基底动脉（basilar artery）：由左、右侧椎动脉汇合形成，经脑桥基底沟上行，至脑桥上缘分为左、右侧大脑后动脉，见图 1-17。主要分支有：

1) 小脑下前动脉（anterior inferior cerebellar artery）：发自基底动脉下段，行向外下方，经展神经、面神经和前庭蜗神经腹侧，分布于小脑下面的前部。

2) 脑桥动脉：分布于脑桥基底部。

3) 小脑上动脉：在脑桥上缘处自基底动脉发出，环绕大脑脚转向后内侧，经小脑上脚上方至小脑前上缘，分布于小脑上面。

4) 大脑后动脉（posterior cerebral artery）：依据其形成分为 4 段（图 1-17、图 1-22）：①水平段：位于脚间池和环池内，水平向外侧走行约 2cm；②纵行段：由水平段转折至后上方走行；③颞支段：大脑后动脉发出颞支的一段动脉；④终段：大脑后动脉进入距状沟后分为顶枕动脉和距状沟动脉。

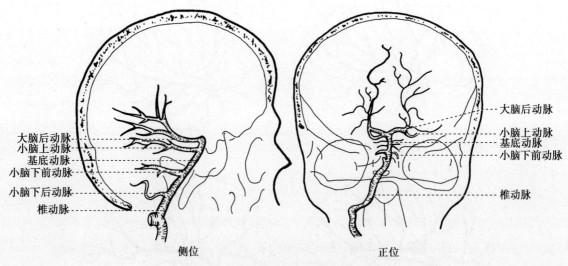

图 1-22 椎 - 基底动脉系造影像（正、侧位）

大脑后动脉可分为中央支、皮质支和胼胝体压支等三组分支，中央支即丘纹动脉，分布于内囊后肢的前部、背侧丘脑、下丘脑和外侧膝状体等。皮质支有颞下后动脉、颞下中动脉、颞下前动脉、顶枕动脉和距状沟动脉（图 1-16），分布于枕叶和颞叶的底面及内侧面。胼胝体压支分布于胼胝体后部的上面。

大脑动脉环（circle of cerebral artery）又称为 Willis 环，位于端脑底部和蝶鞍上方，环绕视交叉、灰结节和乳头体等，由前交通动脉和成对的大脑前动脉、颈内动脉末端、后交通动脉和大脑后动脉形成，对脑血液供应的调节和代偿起重要作用。

（二）脑的静脉

脑的静脉可分为浅静脉和深静脉，浅静脉收集皮质及其邻近髓质的静脉血，向上、向后、向下直接注入邻近的静脉窦。脑的深静脉收集大脑深部髓质、基底核、间脑后部及脑室脉络丛等处的血液，注入直窦。

四、蝶 鞍 区

蝶鞍区（sella region）是指颅中窝中央部的蝶鞍及其周围区域，前界为前床突外侧缘和交叉前沟的前缘，后界是后床突和鞍背，两侧为颈动脉沟。该区的主要结构有：蝶鞍、蝶窦、垂体、海绵窦、鞍周血管和神经等。蝶鞍区范围小、结构多、毗邻关系复杂，是疾病的多发部位。

（一）蝶鞍

蝶鞍（sella turcica）位于颅中窝的中央部，包括前床突、交叉前沟、鞍结节、垂体窝、鞍背和后床突，形似马鞍，其前后径为 11～12mm，鞍底横径为 14～15mm，深度为 6～9mm，蝶鞍的中部凹陷为垂体窝，窝的前方隆起为鞍结节，鞍结节两侧的小骨突为中床突，鞍结节前方的浅沟称交叉前沟，沟的两侧有视神经管及前床突；窝的后方为鞍背，其两侧角向上突起为后床突。

（二）鞍膈

鞍膈（diaphragma sellae）为颅底的硬脑膜覆盖在垂体窝上方的隔膜状结构，分隔蝶鞍与颅腔（图 1-23）。鞍膈中央有一小孔，称膈孔，有垂体柄通过。

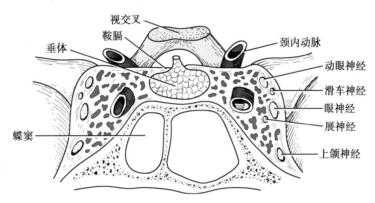

图 1-23 经海绵窦中段的冠状面

（三）鞍底

正常鞍底的形状有平直型、下凹型和上凸型三种，在下凹型中，其中心下凹深度 87% 在 2mm 以内，最深约 3.5mm，在所有的上凸型中，上凸的高度都小于 1.0 mm。正常鞍底侧角呈光滑圆形，而尖锐侧角则提示鞍内肿瘤的存在。约有 20% 的人鞍底呈前高后低形，其连线与水平面的夹角多在 5°以内，最大不超过 8°，这种倾斜是由于蝶窦发育不对称所致，如倾斜高度超过 2mm 则为异常。鞍底的骨质较薄，成人一般厚约 1mm，垂体病变，鞍底骨质的变化发生较早。鞍底下方为蝶窦。

（四）蝶窦

蝶窦的形态及大小变化很大。蝶窦可位于蝶鞍的前部或后部，甚至伸入枕骨的斜坡。

（五）垂体

垂体（pituitary gland）位于垂体窝内，借垂体柄、经膈孔与第三脑室底的灰结节连接。垂体上方隔鞍膈与视神经、视交叉相邻，若垂体增大，向上可压迫视神经，出现视觉障碍。垂体的下面膈鞍底与蝶窦相邻,如垂体病变侵蚀鞍底,骨质吸收或破坏可累及蝶窦。垂体两侧与海绵窦相邻(图1-24)。垂体的大小(长×宽×高)为9.9mm×13.9mm×5.5mm。

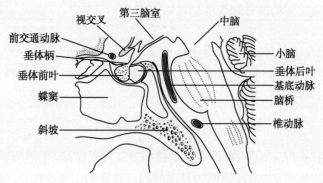

图1-24 蝶鞍区的正中矢状面

垂体高度测量是影像学诊断垂体瘤的主要依据之一。垂体高度是指冠状面上鞍底上缘至腺体上缘的最大距离。目前认为垂体高度的标准应依性别和年龄不同而分别制定。垂体平均高度女性>男性,年轻妇女的垂体最高,以后随年龄增大而逐渐变低,这与女性的不同生理期,即青春期、性成熟期、更年期、绝经期有关。女性以垂体高度+(年龄×1/20)计算,此值>9.0mm为可疑异常,>10.0mm一般被认为是异常。男性垂体高度>6.5mm为可疑异常,>7.7mm一般被认为是异常,老年期垂体高度下降。

垂体的血供十分丰富。垂体前、后叶(腺垂体、神经垂体)分别由垂体上、下动脉供血。垂体柄几乎全部由垂体上动脉供应,但其下部受双重供应。由于垂体下动脉起自颈内动脉海绵窦段,而垂体上动脉来自颈内动脉前床突上段,故后叶较前叶先接受血供。因此,MRI动态增强扫描时垂体增强顺序为:后叶、垂体柄、前叶近垂体柄处、前叶远侧部和外侧部,这有助于影像学分析垂体各局部血液供给情况,为判断垂体机能改变提供诊断依据。

(六)鞍周血管

鞍周血管主要是颈内动脉和大脑动脉环(Willis环)。

(七)鞍周神经

1. 视神经(optic nerve)、**视交叉**(optic chiasm)**和视束**(optic tract) 视交叉前后径约8mm,横径约10mm,厚3～5mm,其与蝶鞍及垂体的关系有三种类型(图1-25):①正常型(87%),视交叉直接位于垂体和鞍膈中部的上方;②前置型(3%),视交叉前缘至鞍结节或其前方;③后置型(10%),视交叉的后缘位于鞍背上方或后方。视交叉与蝶鞍一般并非直接接触,两者之间的距离为1～10mm,故垂体瘤生长扩大,向上需达到一定程度才能出现视交叉受压症状。

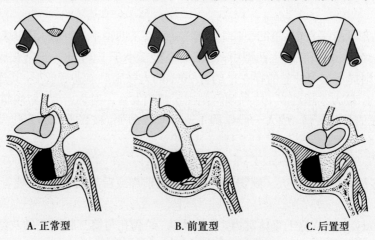

A. 正常型 B. 前置型 C. 后置型

图1-25 视交叉与蝶鞍的位置关系

2. 动眼神经（oculomotor nerve） 自中脑的脚间窝发出，见图 1-23、图 1-26。动眼神经在后床突前外侧，即在后床突与小脑幕游离缘的最前端之间穿硬脑膜入海绵窦。

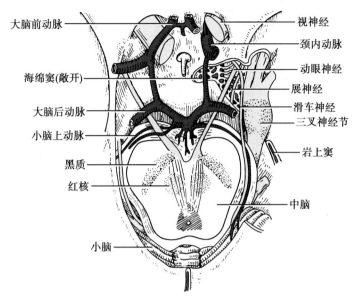

图 1-26 海绵窦与脑神经的关系

3. 滑车神经（trochlear nerve） 是唯一从脑干背侧出脑的脑神经，在颅内行程最长，走行复杂（图 1-23、图 1-26）。

4. 三叉神经（trigeminal nerve） 是最粗大的脑神经，连于脑桥基底部与小脑中脚移行处。它有三个分支：眼神经向前穿入海绵窦外侧壁，位于滑车神经的下方，穿过海绵窦后经眶上裂入眶；上颌神经水平向前行于海绵窦外侧壁，由圆孔出颅进入翼腭窝；下颌神经经卵圆孔出颅。

5. 展神经（abducent nerve） 从延髓脑桥沟出脑，经桥池前行，在颞骨岩部尖端入海绵窦，见图 1-23、图 1-26，经眶上裂入眶。

（八）Meckel 腔

Meckel 腔（Meckel cavity）又称三叉神经腔（trigeminal cavity），位于颞骨岩部尖端处，是颅后窝伸向颅中窝后内侧部的一个硬膜隐窝，其开口处恰位于小脑幕游离缘的下方，内耳道与鞍背二者之间的中点处。三叉神经节位于 Meckel 腔内，三叉神经进入 Meckel 腔时蛛网膜也随之突入腔内，与三叉神经节的结缔组织相连，蛛网膜下隙包绕三叉神经根，直达神经节处（图 1-27、图 1-28）。

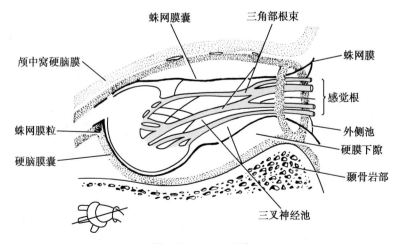

图 1-27 Meckel 腔

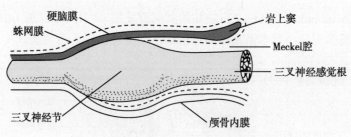

图 1-28 蛛网膜下隙与三叉神经节的关系

五、耳

耳（ear）又称前庭蜗器（vestibulocochlear organ）。耳的结构细小，构造复杂，分外耳、中耳和内耳（图 1-29）。

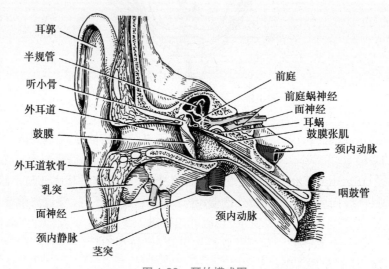

图 1-29 耳的模式图

（一）外耳

外耳（external ear）包括耳郭、外耳道和鼓膜三部分。外耳道是由外耳门至鼓膜的弯曲管道。鼓膜（tympanic membrane）位于外耳道与鼓室之间，向前、外、下倾斜。

（二）中耳

中耳（middle ear）位于外耳与内耳之间，包括鼓室、咽鼓管、乳突窦及乳突小房。鼓室（tympanic cavity）位于颞骨岩部内，为含气的不规则小腔。有六个壁：上壁为鼓室盖，邻颅中窝；下壁为颈静脉壁，是分隔鼓室与颈静脉窝的薄层骨板，前壁为颈动脉壁，即颈动脉管的后壁，其上有咽鼓管的开口；后壁为乳突壁，其上方有乳突窦的入口，窦口下方有锥隆起（pyramidal eminence），其内下方为鼓窦（tympanic sinus）；内侧壁为迷路壁，其中部隆起为岬。岬的后上方有卵圆形的前庭窗（fenestra vestibuli），由镫骨底封闭。岬的后下方有圆形的蜗窗（fenestra cochleae），由第二鼓膜封闭。外侧壁由鼓膜和鼓室上隐窝的外侧骨壁构成。鼓室以鼓膜紧张部上、下缘平面为界，自上向下依次分为上鼓室（鼓室上隐窝）、中鼓室和下鼓室三部分。

鼓室内由三块听小骨连接鼓膜与前庭窗。三块听小骨为锤骨（malleus）、砧骨（incus）和镫骨（stapes）。鼓膜张肌（tensor tympani）和镫骨肌（stapedius）分别止于锤骨颈及镫骨颈。鼓索神经由锥隆起外侧进入鼓室，经过砧骨长脚与锤骨柄之间，向前穿过岩鼓裂离开鼓室进入颞下窝，加入舌神经。

咽鼓管（auditory tube）是鼓室通向鼻咽的管道。乳突小房是乳突部许多含气小房，向前经乳突窦与鼓室相通。

（三）内耳

内耳（internal ear）位于颞骨岩部内，是位于鼓室与内耳道底之间的两套复杂管道，即骨迷路和膜迷路。骨迷路从前内向外后沿颞骨岩部长轴排列，依次为耳蜗、前庭和三个骨半规管。前庭（vestibule）居中，呈椭圆形，内藏膜迷路的椭圆囊和球囊，向前经一大孔通耳蜗，向后借五个小孔与前、外、后三个骨半规管（其内各自有相应的膜半规管）相连。前骨半规管（anterior semicircular canal）位于弓状隆起下方，凸向上方，其平面近似冠状位。外骨半规管（lateral semicircular canal）凸向外方，其平面呈水平位。后骨半规管（posterior semicircular canal）凸向后外，其平面近似矢状位。耳蜗（cochlea）位于前部，内藏有蜗管。

（四）内耳道

内耳道（internal acoustic meatus）是位于颞骨岩部内的骨性管道，内有前庭蜗神经、面神经和迷路动脉，这些血管、神经穿经内耳道底小孔进出内耳道。

六、面　　部

（一）眶区

眶区位于鼻腔上部的两侧，包括眶和眼球及其附属结构。

1. 眶（orbit） 呈底朝前外、尖伸向后内的四棱锥形腔隙，容纳眼球及其附属结构。眶尖处有圆形的视神经管与颅中窝相通。眶的上壁由额骨眶部和蝶骨小翼构成，前外侧份有较深的泪腺窝，容纳泪腺；下壁主要由上颌骨构成，与外侧壁交界处的后份有眶下裂，此裂中部有向前行的眶下沟及其延续的眶下管；内侧壁自前向后由上颌骨额突、泪骨、筛骨眶板和蝶骨体构成，前下份有圆形的泪囊窝，容纳泪囊；外侧壁由颧骨和蝶骨大翼构成，与上壁交界处的后份有眶上裂，向后与颅中窝相通。

2. 眼球及其附属结构 眼球（eyeball）位于眶腔内，呈近似球形（图1-30），由眼球壁和眼球的内容物构成。眼球附属结构位于眼球周围或附近，包括眼球外肌、泪器和眼睑等。

眼球壁自外向内分为纤维膜、血管膜和内膜。外层的纤维膜由前1/6的角膜和后5/6的巩膜构成，中层的血管膜自前向后分为虹膜、睫状体和脉络膜，内膜即视网膜。眼球的内容物有房水、晶状体和玻璃体，晶状体位于虹膜与玻璃体之间，呈双凸透镜状；玻璃体呈无色透明的胶状物质，填充于晶状体与视网膜之间。

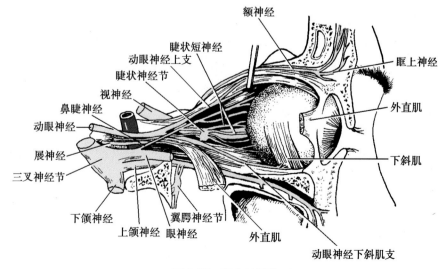

图 1-30　眶内的结构

眼球外肌分布于眼球周围,包括上直肌、下直肌、内直肌、外直肌、上斜肌、下斜肌和上睑提肌。泪器由泪腺和泪道组成,泪腺位于泪腺窝内;泪道包括泪点、泪小管、泪囊和鼻泪管,泪囊位于泪囊窝内,向下移行为鼻泪管。

(二)鼻腔和鼻旁窦

鼻腔(nasal cavity)位于两眶与上颌骨之间,由鼻中隔将其分为左、右侧。鼻腔的顶主要由筛骨的筛板构成,经筛孔与颅前窝相通;底为腭;外侧壁主要由筛骨迷路构成,可见上、中、下鼻甲及其相应下方的上、中、下鼻道,向后经鼻后孔通鼻咽。

鼻旁窦(paranasal sinuses)是鼻腔周围含气颅骨的腔,开口于鼻腔,包括额窦、蝶窦、筛窦和上颌窦。

(三)口腔

口腔(oral cavity)为消化道的起始部,向前经口裂通外界,向后经咽峡通口咽。

舌(tongue)是口腔内重要的肌性器官;颏舌肌(genioglossus)是主要的舌外肌。

大唾液腺位于口腔周围,包括腮腺、下颌下腺和舌下腺。

(四)面侧区

1. 腮腺 咬肌区为腮腺和咬肌所在的下颌支外面和下颌后窝,主要结构有腮腺、咬肌及神经、血管等(图 1-31)。腮腺呈不规则的楔形,以下颌支后缘或面神经为界分为浅、深部,内有神经、血管穿行,其中纵行结构有颈外动脉、下颌后静脉、耳颞神经和颞浅动、静脉,横行结构有上颌动、静脉和面神经的分支等。腮腺深面有茎突及茎突诸肌、颈内动脉、颈内静脉和后四对脑神经等,共同构成腮腺床(parotid bed)。

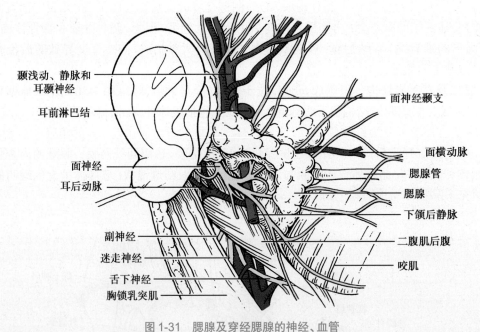

图 1-31 腮腺及穿经腮腺的神经、血管

2. 面侧深区 位于腮腺咬肌区前部的深面,即颞下窝(infratemporal fossa)的范围,由顶、底和四壁围成(图 1-32)。

(五)面部的间隙

面部的间隙位于颅底与上、下颌骨之间,是散在于骨、肌与筋膜之间的腔隙,彼此相通;间隙内充满有疏松结缔组织,并有神经、血管等穿行,感染等可沿间隙扩散。主要的间隙有(图 1-33):

1. 咬肌间隙(masseteric space) 位于咬肌深面与下颌支上部之间,咬肌神经、血管通过下颌切迹穿入此间隙,牙源性感染如第三磨牙冠周炎等可扩散至此间隙。

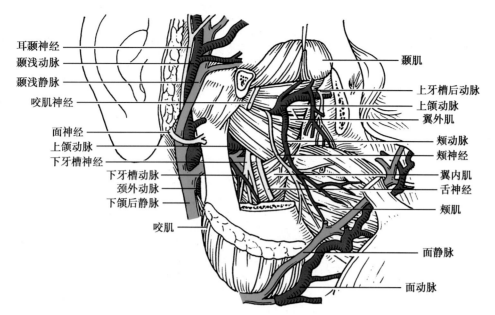

图 1-32 面侧深区的浅层结构

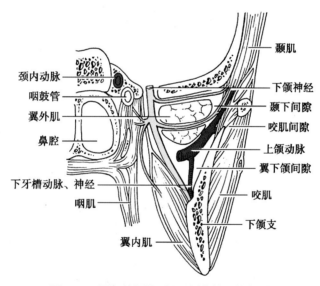

图 1-33 面部的间隙（经下颌支的冠状断面）

2. 翼下颌间隙（pterygomandibular space） 位于下颌支与翼内肌之间，与咬肌间隙仅隔下颌支，并经下颌切迹相连通；间隙内有舌神经、下牙槽神经和下牙槽动、静脉通过。

3. 颞下间隙（infratemporal space） 由上颌体、腮腺、翼突外侧板和下颌支、颧弓围成，上界为蝶骨大翼的颞下面，向下以翼外肌下缘与翼下颌间隙相通，内有翼静脉丛、上颌动脉及其分支和上、下颌神经的分支等。

4. 翼腭间隙（pterygopalatine space） 由上颌体、蝶骨体及翼突、腭骨垂直板围成，向外侧与颞下间隙相通，内有上颌神经、翼腭神经节、上颌动脉终末支及其伴行静脉等。

5. 舌下间隙（sublingual space） 位于下颌体内侧的口腔底黏膜与下颌舌骨肌之间，内有舌下腺、下颌下腺深部和下颌下神经节、舌神经、舌下神经等。

（纪长伟　徐英进）

第四节　头部影像解剖

一、X线影像解剖

（一）头部X线前后位像（图1-34）

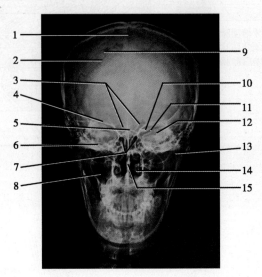

图1-34　头部X线后前位图

1. 矢状缝　2. 人字缝　3. 额窦　4. 眶上缘　5. 蝶轭　6. 岩骨嵴（颞部岩部上缘）
7. 筛窦　8. 上颌窦　9. 颗粒小凹　10. 蝶骨小翼　11. 眶上裂
12. 无名线（蝶骨大翼的切线观）　13. 下颌头　14. 下鼻甲　15. 鼻中隔

（二）头部X线侧位像（图1-35）

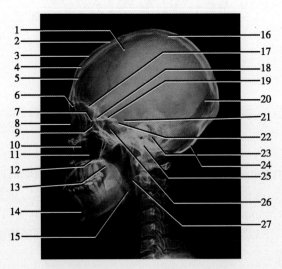

图1-35　头部X线侧位图

1. 冠状缝　2. 额骨　3. 颅盖骨外板　4. 板障　5. 颅盖骨内板　6. 额窦
7. 筛板　8. 鼻骨　9. 筛骨气房　10. 上颌骨额突　11. 上颌窦　12. 硬腭
13. 悬雍垂　14. 颏隆凸　15. 下颌角　16. 顶骨　17. 额骨眶板　18. 蝶骨大翼
19. 蝶轭　20. 人字缝　21. 鞍背　22. 垂体窝　23. 乳突气房　24. 枕骨
25. 斜坡　26. 蝶窦　27. 下颌颈

二、CT 影像解剖

头部 CT 横断面

1. 头部 CT 经中央旁小叶层面（图 1-36）

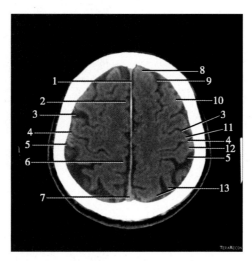

图 1-36　头部 CT 经中央旁小叶横断面图
1. 大脑镰　2. 额内侧回　3. 中央前沟　4. 中央沟　5. 中央后沟
6. 中央旁小叶　7. 上矢状窦　8. 额上回　9. 额上沟　10. 额中回
11. 中央前回　12. 中央后回　13. 顶上小叶

2. 头部 CT 经辐射冠层面（图 1-37）

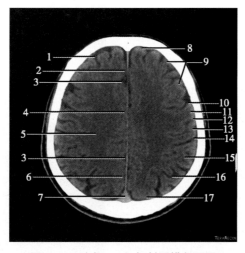

图 1-37　头部 CT 经辐射冠横断面图
1. 额上回　2. 额内侧回　3. 扣带沟　4. 扣带回　5. 辐射冠
6. 楔前叶　7. 上矢状窦　8. 额上回　9. 额中回　10. 中央前沟
11. 中央前回　12. 中央沟　13. 中央后回　14. 中央后沟
15. 顶下小叶　16. 顶内沟　17. 顶上小叶

3. 头部 CT 经半卵圆中心层面（图 1-38）

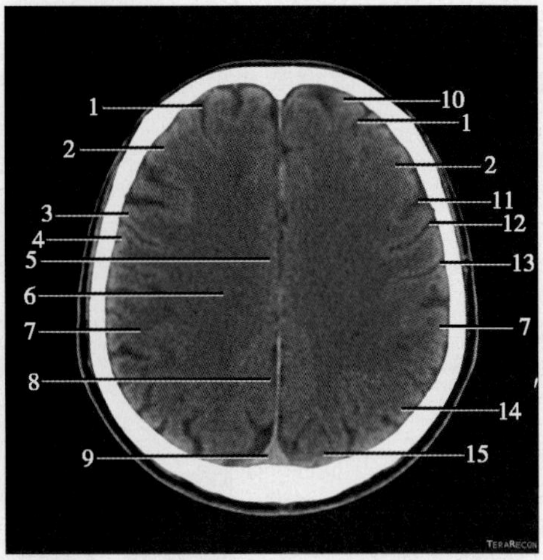

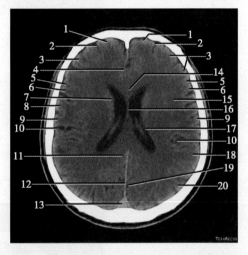

图 1-38　头部 CT 经半卵圆中心横断面图
1. 额上沟　2. 额中回　3. 中央前回　4. 中央后回
5. 扣带回　6. 半卵圆中心　7. 缘上回　8. 楔前叶
9. 矢状窦　10. 额上回　11. 中央前沟　12. 中央沟
13. 中央后沟　14. 顶下小叶　15. 顶上小叶

4. 头部 CT 经侧脑室中央层面（图 1-39）

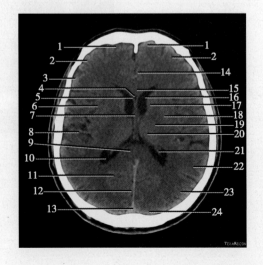

图 1-39　头部 CT 经侧脑室中央部横断面图
1. 额上回　2. 额上沟　3. 额中回　4. 扣带回
5. 额下沟　6. 额下回　7. 尾状核　8. 中央前回
9. 中央后回　10. 外侧沟　11. 扣带回峡　12. 楔叶
13. 上矢状窦　14. 胼胝体　15. 岛叶　16. 透明隔
17. 侧脑室中央部　18. 颞上回　19. 顶枕沟
20. 角回

5. 头部 CT 经胼胝体膝层面（图 1-40）

图 1-40　头部 CT 经胼胝体膝横断面图
1. 额上回　2. 额中回　3. Broca 区　4. 透明隔腔
5. 透明隔　6. 岛叶　7. 穹窿　8. 颞横回
9. 胼胝体压部　10. 侧脑室三角区　11. 距状沟
12. 楔叶　13. 上矢状窦　14. 扣带回
15. 胼胝体膝　16. 侧脑室前角　17. 尾状核头
18. 壳核　19. 内囊　20. 背侧丘脑　21. 脉络丛
22. 颞上回　23. 颞中回　24. 枕叶

6. 头部 CT 经室间孔层面（图 1-41）

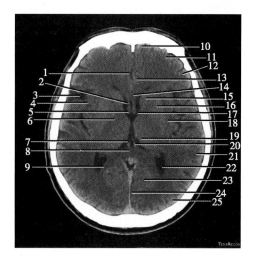

图 1-41 头部 CT 经室间孔横断面图

1. 扣带回 2. 透明隔 3. 外侧窝池 4. 岛叶
5. 穹窿柱 6. 内囊 7. 帆间池 8. 胼胝体压部
9. 禽距 10. 额上回 11. 额中回 12. 额下回
13. 扣带回 14. 胼胝体 15. 尾状核 16. 豆状核
17. 室间孔 18. 屏状核 19. 背侧丘脑
20. 大脑内静脉 21. 颞上回 22. 侧脑室后角
23. 距状沟 24. 舌回 25. 颞中回

7. 头部 CT 经三脑室层面（图 1-42）

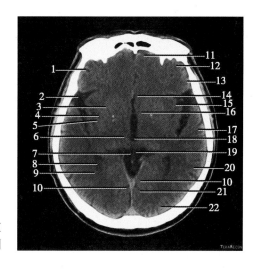

图 1-42 头部 CT 经三脑室横断面图

1. 额下沟 2. 外侧窝池 3. 壳核 4. 外囊
5. 屏状核 6. 背侧丘脑 7. 大脑内静脉
8. 侧脑室后角 9. 视辐射 10. 距状沟
11. 额上回 12. 额中回 13. 额下回 14. 隔区
15. 岛叶 16. 前联合 17. 颞上回 18. 第三脑室
19. 松果体 20. 颞中回 21. 舌回 22. 枕外侧回

8. 头部 CT 经中脑层面（图 1-43）

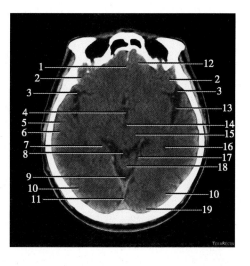

图 1-43 头部 CT 经中脑横断面图

1. 大脑纵裂池 2. 额下回 3. 外侧窝池
4. 第三脑室 5. 颞上回 6. 颞中回 7. 海马
8. 四叠体池 9. 小脑上池 10. 颞下回
11. 大脑镰 12. 眶回 13. 大脑中动脉
14. 脚间窝 15. 中脑 16. 侧脑室下角
17. 小脑幕 18. 小脑 19. 枕叶

9. 头部CT经视交叉层面（图1-44）

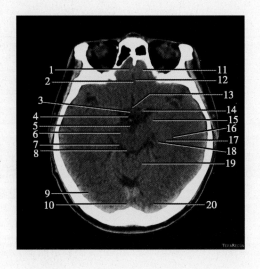

图1-44 头部CT经视交叉横断面图

1.嗅束沟　2.大脑纵裂池　3.视交叉　4.鞍上池
5.脚间窝　6.大脑脚　7.环池　8.下丘
9.颞下回　10.上矢状窦　11.眶回　12.直回
13.交叉池　14.大脑中动脉　15.钩
16.侧脑室下角　17.海马　18.海马旁回
19.小脑　20.枕叶

10. 头部CT经小脑上脚层面（图1-45）

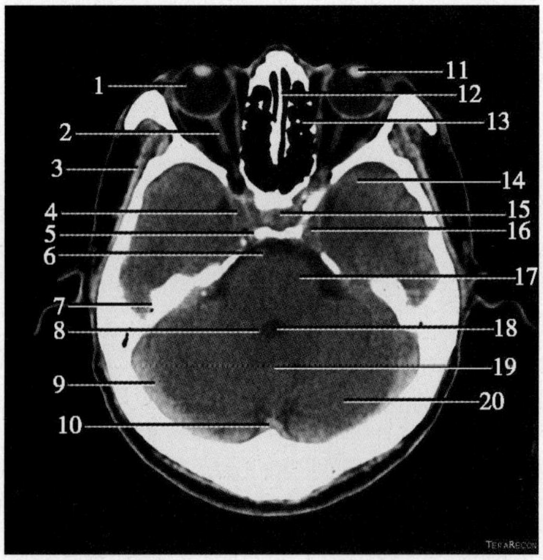

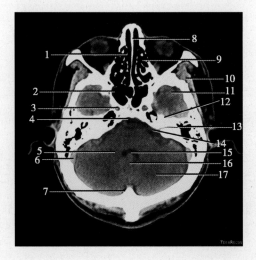

图1-45 头部CT经小脑上脚横断面图

1.眼球　2.视神经　3.颞肌　4.海绵窦　5.鞍背
6.基底动脉　7.颞骨岩部　8.小脑上脚　9.横窦
10.窦汇　11.晶状体　12.鼻中隔　13.筛窦
14.颞极　15.垂体　16.颈内动脉　17.脑桥
18.第四脑室　19.小脑蚓　20.小脑半球

11. 头部CT经内听道层面（图1-46）

图1-46 头部CT经内听道横断面图

1.中鼻甲　2.蝶窦　3.颈内动脉　4.桥池
5.小脑中脚　6.乙状窦　7.枕内隆凸　8.鼻中隔
9.筛窦　10.颞肌　11.颞极　12.颞骨岩部
13.内听道　14.面神经、前庭蜗神经
15.第四脑室　16.小脑蚓　17.小脑半球

12. 头部 **CT** 经四脑室下部层面（图 1-47）

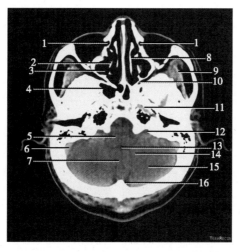

图 1-47　头部 CT 经四脑室下部横断面图

1. 鼻泪管　2. 筛泡　3. 中筛窦　4. 蝶窦　5. 延髓　6. 乙状窦
7. 小脑蚓　8. 中鼻甲　9. 颞肌　10. 翼腭窝　11. 颈内动脉
12. 颈静脉孔　13. 第四脑室　14. 小脑扁桃体　15. 小脑半球
16. 枕内隆凸

三、MRI 影像解剖

（一）头部 MRI 横断面

1. 头部 **MRI** 经中央旁小叶上份层面（图 1-48）

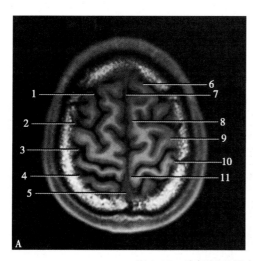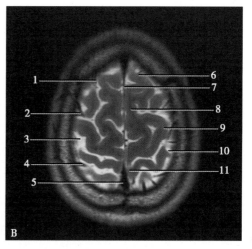

图 1-48　头部 MRI 经中央旁小叶上份横断面图
A. T₁WI；B. T₂WI

1. 额上沟　2. 中央前沟　3. 中央沟　4. 中央后沟　5. 上矢状窦　6. 额上回　7. 大脑镰
8. 额内侧回　9. 中央前回　10. 中央后回　11. 中央旁小叶

2. 头部MRI经中央旁小叶中份层面（图1-49）

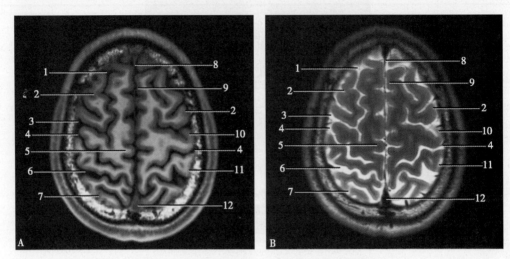

图1-49 头部MRI经中央旁小叶中份横断面图

A. T₁WI；B. T₂WI

1. 额上沟 2. 额中回 3. 中央前沟 4. 中央沟 5. 中央旁小叶 6. 中央后沟 7. 顶上小叶

8. 大脑镰 9. 额内侧回 10. 中央前回 11. 中央后回 12. 上矢状窦

3. 头部MRI经中央旁小叶下份层面（图1-50）

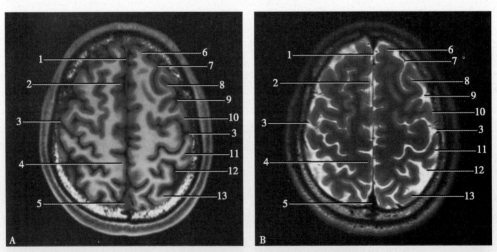

图1-50 头部MRI经中央旁小叶下份横断面图

A. T₁WI；B. T₂WI

1. 大脑镰 2. 额内侧回 3. 中央沟 4. 中央旁小叶 5. 上矢状窦 6. 额上回 7. 额上沟

8. 额中回 9. 中央前沟 10. 中央前回 11. 中央后回 12. 中央后沟 13. 顶上小叶

4. 头部 MRI 经辐射冠层面（图 1-51）

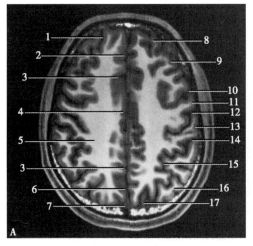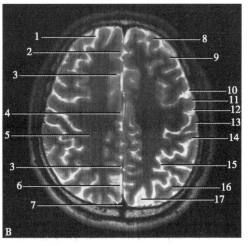

图 1-51 头部 MRI 经辐射冠横断面图

A. T_1WI；B. T_2WI

1. 额上沟　2. 额内侧回　3. 扣带沟　4. 扣带回　5. 辐射冠　6. 楔前叶　7. 上矢状窦
8. 额上回　9. 额中回　10. 中央前沟　11. 中央前回　12. 中央沟　13. 中央后回
14. 中央后沟　15. 顶内沟　16. 顶下小叶　17. 顶上小叶

5. 头部 MRI 经半卵圆中心层面（图 1-52）

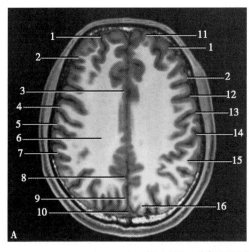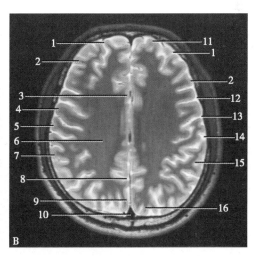

图 1-52 头部 MRI 经半卵圆中心横断面图

A. T_1WI；B. T_2WI

1. 额上沟　2. 额中回　3. 扣带回　4. 中央前回　5. 中央后回　6. 半卵圆中心　7. 缘上回
8. 扣带沟　9. 楔前叶　10. 上矢状窦　11. 额上回　12. 中央前沟　13. 中央沟　14. 中央后沟
15. 顶下小叶　16. 顶上小叶

6. 头部 MRI 经顶枕沟上份层面（图 1-53）

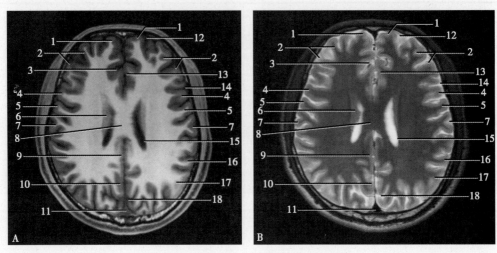

图 1-53　头部 MRI 经顶枕沟上份横断面图

A. T₁WI；B. T₂WI

1. 额上回　2. 额中回　3. 扣带沟　4. Broca 区　5. 中央前回　6. 尾状核　7. 中央后回
8. 胼胝体　9. 扣带回　10. 楔前叶　11. 上矢状窦　12. 额上沟　13. 扣带回　14. 额下沟
15. 侧脑室中央部　16. 缘上回　17. 角回　18. 顶枕沟

7. 头部 MRI 经顶枕沟下份层面（图 1-54）

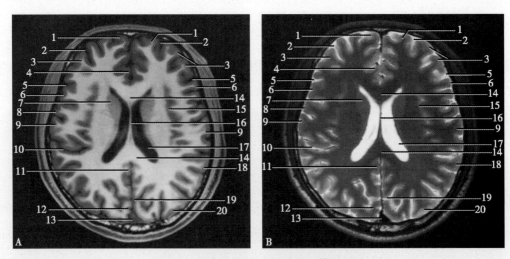

图 1-54　头部 MRI 经顶枕沟下份横断面图

A. T₁WI；B. T₂WI

1. 额上回　2. 额上沟　3. 额中回　4. 扣带回　5. 额下沟　6. Broca 区　7. 尾状核
8. 中央前回　9 中央后回　10. 外侧沟　11. 扣带回峡　12. 楔叶　13. 上矢状窦
14. 胼胝体　15. 岛叶　16. 透明隔　17. 侧脑室　18. 颞上回　19. 顶枕沟　20. 角回

8. 头部 MRI 经胼胝体膝层面（图 1-55）

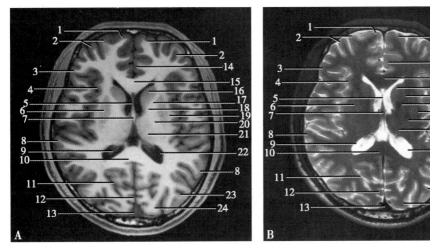

图 1-55　头部 MRI 经胼胝体膝横断面图

A. T₁WI；B. T₂WI

1. 额上回　2. 额中回　3. Broca 区　4. 岛叶　5. 透明隔　6. 壳核　7. 穹窿　8. 颞上回
9. 脉络丛　10. 胼胝体压部　11. 距状沟　12. 楔叶　13. 上矢状窦　14. 扣带回
15. 胼胝体膝　16. 尾状核头　17. 内囊前肢　18. 内囊膝部　19. 外囊　20. 内囊后肢
21. 背侧丘脑　22. 侧脑室三角区　23. 颞中回　24. 枕叶

9. 头部 MRI 经室间孔层面（图 1-56）

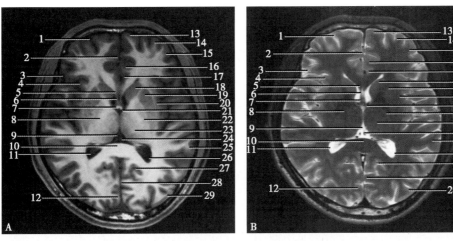

图 1-56　头部 MRI 经室间孔横断面图

A. T₁WI；B. T₂WI

1. 额上沟　2. 扣带沟　3. 外侧窝池　4. 岛叶　5. 胼胝体嘴　6. 透明隔　7. 穹窿柱
8. 内囊　9. 帆间池　10. 胼胝体压部　11. 脉络丛　12. 楔叶　13. 额上回　14. 额中回
15. 额下回　16. 扣带回　17. 隔区　18. 尾状核　19. 壳核　20. 屏状核　21. 室间孔
22. 苍白球　23. 背侧丘脑　24. 大脑内静脉　25. 颞上回　26. 侧脑室后脚　27. 距状沟
28. 舌回　29. 颞中回

10. 头部 MRI 经前联合层面（图 1-57）

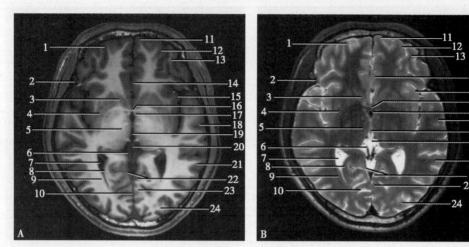

图 1-57　头部 MRI 经前联合横断面图

A. T₁WI；B. T₂WI

1. 额下沟　2. 外侧窝池　3. 尾状核头　4. 壳核　5. 背侧丘脑　6. 大脑内静脉

7. 侧脑室后脚　8. 禽距　9. 视辐射　10. 距状沟后部　11. 额上回　12. 额中回

13. 额下回　14. 隔区　15. 岛叶　16. 前连合　17. 穹窿柱　18. 颞上回

19. 第三脑室　20. 松果体　21. 颞中回　22. 距状沟前部　23. 舌回　24. 枕外侧回

11. 头部 MRI 经中脑层面（图 1-58）

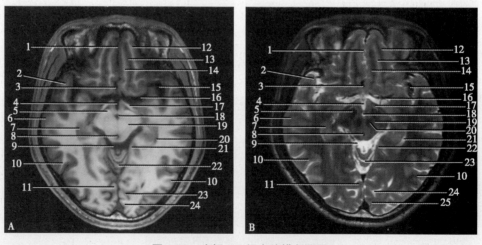

图 1-58　头部 MR 经中脑横断面图

A. T₁WI；B. T₂WI

1. 大脑纵裂池　2. 颞上回　3. 大脑前动脉　4. 第三脑室　5. 大脑脚底　6. 颞中回

7. 海马　8. 中脑导水管　9. 四叠体池　10. 颞下回　11. 舌回　12. 眶回　13. 嗅视束

14. 直回　15. 外侧窝池　16. 大脑中动脉　17. 视束　18. 脚间窝　19. 中脑

20. 侧脑室下角　21. 海马旁回　22. 小脑　23. 距状沟后部　24. 楔叶

12. 头部 MRI 经视交叉层面（图 1-59）

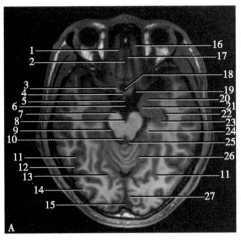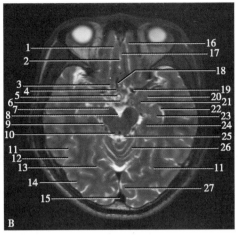

图 1-59　头部 MRI 经视交叉横断面图
A. T₁WI；B. T₂WI

1. 嗅束　2. 大脑纵裂池　3. 视神经　4. 视交叉　5. 漏斗　6. 鞍上池　7. 大脑脚　8. 脚间窝
9. 环池　10. 下丘　11. 枕颞内侧回　12. 枕颞沟　13. 侧副沟　14. 颞下回　15. 上矢状窦
16. 眶回　17. 直回　18. 交叉池　19. 大脑前动脉　20. 杏仁体　21. 钩　22. 侧脑室下角
23. 海马　24. 海马旁回　25. 四叠体池　26. 小脑　27. 舌回

13. 头部 MRI 经垂体层面（图 1-60）

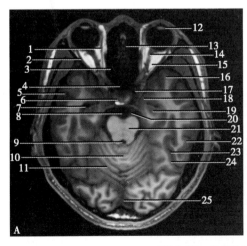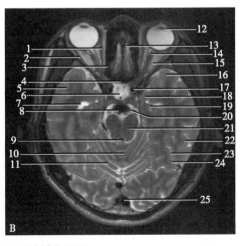

图 1-60　头部 MR 经垂体横断面图
A. T₁WI；B. T₂WI

1. 内直肌　2. 外直肌　3. 筛窦　4. 蝶窦　5. 颞直回　6. 垂体　7. 侧脑室下角　8. 桥池
9. 第四脑室　10. 小脑蚓部　11. 小脑半球　12. 晶状体　13. 筛板　14. 视神经　15. 眶脂体
16. 颞极　17. 颞内动脉　18. 钩　19. 海马　20. 动眼神经　21. 脑桥　22. 颞下回
23. 枕颞沟　24. 枕颞内侧回　25. 窦汇

14. 头部 MRI 经小脑上脚层面（图 1-61）

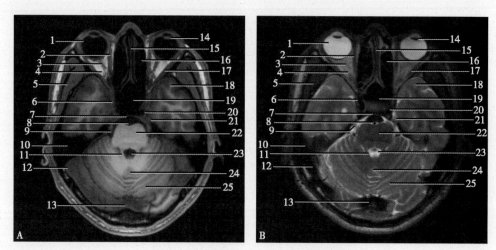

图 1-61　头部 MR 经小脑上脚横断面图

A. T₁WI；B. T₂WI

1. 眼球　2. 内直肌　3. 视神经　4. 眶脂体　5. 颞肌　6. 海绵窦　7. 斜坡　8. 基底动脉
9. 三叉神经根　10. 颞骨岩部　11. 小脑上脚　12. 乙状窦　13. 窦汇　14. 晶状体
15. 鼻中隔　16. 筛窦　17. 外直肌　18. 颞极　19. 蝶窦　20. 颈内动脉　21. 三叉神经节
22. 脑桥　23. 第四脑室　24. 小脑蚓　25. 小脑半球

15. 头部 MRI 经小脑中脚层面（图 1-62）

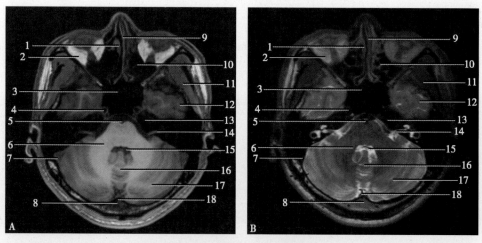

图 1-62　头部 MR 经小脑中脚横断面图

A. T₁WI；B. T₂WI

1. 鼻中隔　2. 眶脂体　3. 蝶窦　4. 颈内动脉　5. 基底动脉　6. 小脑中脚　7. 乙状窦
8. 枕内隆凸　9. 鼻中隔　10. 筛窦　11. 颞肌　12. 颞极　13. 颞骨岩部
14. 面神经、前庭蜗神经　15. 第四脑室　16. 小脑蚓　17. 小脑半球　18. 小脑后切迹

16. 头部 MRI 经下颌头层面（图 1-63）

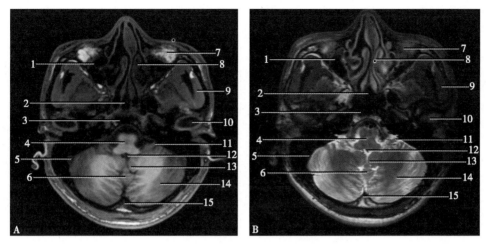

图 1-63　头部 MRI 经下颌头横断面图

A. T₁WI；B. T₂WI

1. 上颌窦　2. 犁骨　3. 蝶窦　4. 延髓　5. 乙状窦　6. 小脑蚓　7. 眶脂体

8. 中鼻甲　9. 颞肌　10. 下颌头　11. 舌咽、迷走神经　12. 第四脑室

13. 小脑扁桃体　14. 小脑半球　15. 枕内隆凸

17. 头部 MRI 经外耳道层面（图 1-64）

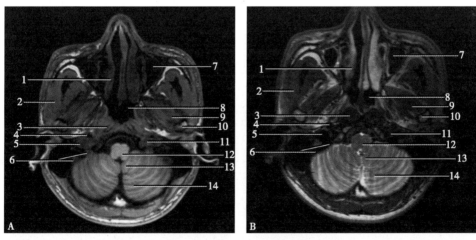

图 1-64　头部 MRI 经外耳道横断面图

A. T₁WI；B. T₂WI

1. 下鼻甲　2. 颞肌　3. 咽鼓管　4. 颈内动脉　5. 颈内静脉　6. 乙状窦

7. 上颌窦　8. 蝶窦　9. 翼外肌　10. 下颌头　11. 舌咽、迷走、副神经

12. 延髓　13. 小脑扁桃体　14. 小脑半球

18. 头部 MRI 经鼻咽腔层面（图 1-65）

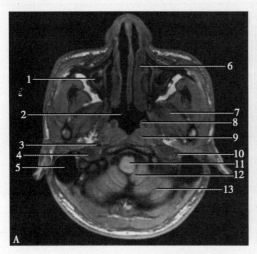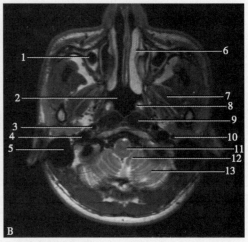

图 1-65　头部 MRI 经鼻咽腔横断面图

A. T₁WI；B. T₂WI

1. 上颌窦　2. 咽　3. 颈内动脉　4. 颈内静脉　5. 乳突　6. 下鼻甲　7. 翼外肌
8. 咽鼓管圆枕　9. 咽鼓管　10. 茎突　11. 延髓　12. 小脑扁桃体　13. 小脑半球

（二）头部 MRI 冠状面

1. 头部 MRI 经上颌窦层面（图 1-66）

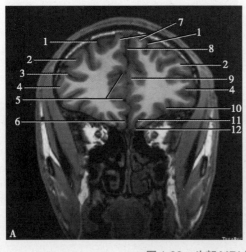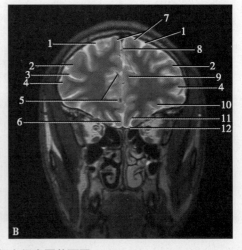

图 1-66　头部 MRI 经上颌窦冠状面图

A. T₁WI；B. T₂WI

1. 额上沟　2. 额中回　3. 额下沟　4. 额下回　5. 扣带沟　6. 直回　7. 额上回
8. 大脑镰　9. 扣带回　10. 眶回　11. 嗅视沟　12. 嗅球

2. 头部 MRI 经胼胝体膝层面（图 1-67）

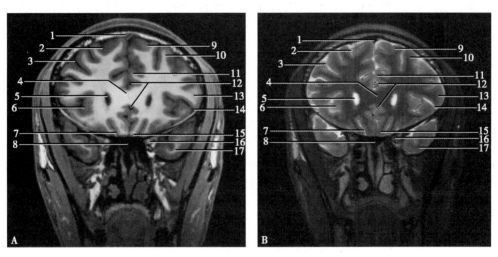

图 1-67　头部 MRI 经胼胝体膝冠状面图

A. T₁WI；B. T₂WI

1. 上矢状窦　2. 额上沟　3. 额下沟　4. 胼胝体膝　5. 侧脑室前脚　6. 岛叶　7. 嗅束沟
8. 蝶窦　9. 额上回　10. 额中回　11. 扣带回　12. 大脑前动脉　13. Broca 区　14. 外侧窝池
15. 直回　16. 视神经　17. 颞叶

3. 头部 MRI 经视交叉层面（图 1-68）

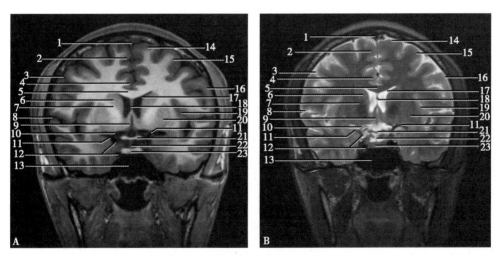

图 1-68　头部 MRI 经视交叉冠状面图

A. T₁WI；B. T₂WI

1. 上矢状窦　2. 额内侧回　3. 中央前沟　4. 扣带回　5. 胼胝体　6. 尾状核头　7. 内囊前肢
8. 外侧窝池　9. 隔区　10. 大脑前动脉　11. 大脑中动脉　12. 颈内动脉　13. 蝶窦
14. 额上回　15. 额中回　16. 中央前回　17. 侧脑室　18. 透明隔　19. 岛叶　20. 豆状核
21. 视交叉　22. 垂体柄　23. 垂体

4. 头部 MRI 经下颌关节层面（图 1-69）

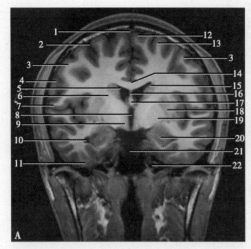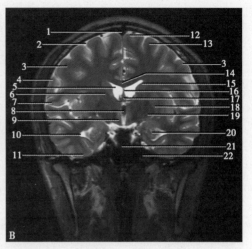

图 1-69　头部 MRI 经下颌关节冠状面图
A. T₁WI；B. T₂WI

1. 上矢状窦　2. 中央前沟　3. 中央前回　4. 中央后回　5. 侧脑室　6. 内囊前肢　7. 顶下小叶
8. 第三脑室　9. 背侧丘脑　10. 侧脑室下角　11. 枕颞内侧回　12. 额上回　13. 额中回
14. 胼胝体　15. 尾状核　16. 透明隔　17. 穹窿　18. 壳核　19. 苍白球　20. 海马　21. 斜坡
22. 颈内动脉

5. 头部 MRI 经脚间池层面（图 1-70）

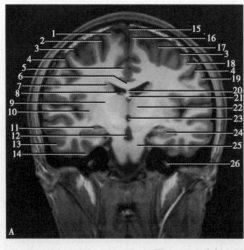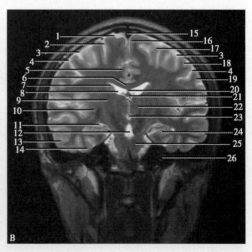

图 1-70　头部 MRI 经脚间池冠状面图
A. T₁WI；B. T₂WI

1. 额上回　2. 中央前沟　3. 中央沟　4. 中央后沟　5. 扣带回　6. 胼胝体　7. 尾状核
8. 侧脑室中央部　9. 内囊　10. 壳核　11. 侧脑室下角　12. 脚间池　13. 颞下回
14. 枕颞内侧回　15. 上矢状窦　16. 额内侧回　17. 中央前回　18. 中央后回
19. 顶下小叶　20. 透明隔　21. 穹窿　22. 背侧丘脑　23. 第三脑室　24. 海马
25. 脑桥　26. 颈内动脉

6. 头部 MRI 经内听道层面（图 1-71）

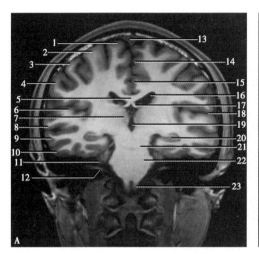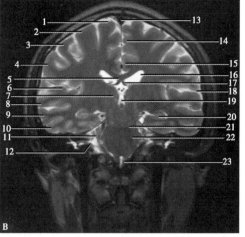

图 1-71　头部 MRI 经内听道冠状面图
A. T₁WI；B. T₂WI

1. 额上回　2. 中央前回　3. 中央后回　4. 顶下小叶　5. 胼胝体　6. 颞横回　7. 背侧丘脑
8. 颞上回　9. 颞中回　10. 颞下回　11. 小脑半球　12. 面神经、前庭蜗神经　13. 上矢状窦
14. 额内侧回　15. 扣带回　16. 侧脑室中央部　17. 穹窿　18. 外侧窝池　19. 第三脑室
20. 海马　21. 中脑　22. 脑桥　23. 延髓

7. 头部 MRI 经小脑中脚层面（图 1-72）

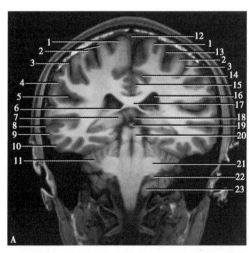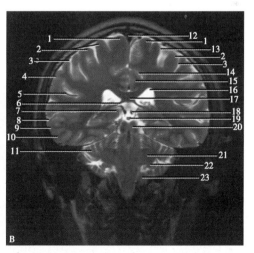

图 1-72　头部 MRI 经小脑中脚冠状面图
A. T₁WI；B. T₂WI

1. 中央前回　2. 中央后回　3. 中央后沟　4. 缘上回　5. 外侧窝池　6. 穹窿脚　7. 海马旁回
8. 颞上沟　9. 颞中回　10. 颞下回　11. 小脑半球　12. 上矢状窦　13. 中央沟　14. 扣带沟
15. 扣带回　16. 侧脑室　17. 胼胝体　18. 大脑内静脉　19. 松果体　20. 四叠体
21. 小脑中脚　22. 绒球　23. 小脑扁桃体

8. 头部 MRI 经四脑室层面（图 1-73）

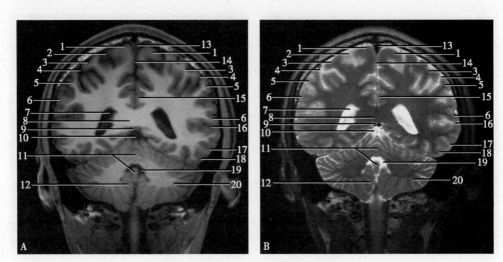

图 1-73　头部 MRI 经四脑室冠状面图

A. T_1WI；B. T_2WI

1. 中央前回　2. 中央沟　3. 中央后回　4. 中央后沟　5. 顶上小叶　6. 角回　7. 侧脑室
8. 胼胝体压部　9. 大脑内静脉　10. 大脑大静脉池　11. 小脑蚓　12. 小脑扁桃体
13. 上矢状窦　14. 大脑镰　15. 扣带回　16. 颞上沟　17. 颞下沟　18. 颞下回
19. 第四脑室　20. 小脑半球

9. 头部 MRI 经距状沟后份层面（图 1-74）

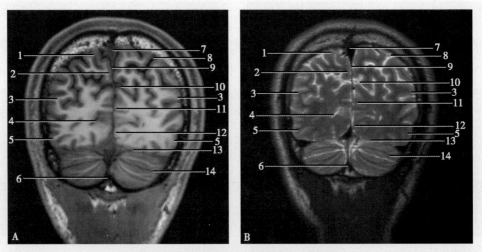

图 1-74　头部 MRI 经距状沟后份冠状面图

A. T_1WI；B. T_2WI

1. 顶上小叶　2. 楔前叶　3. 顶下小叶　4. 距状沟　5. 枕叶　6. 小脑后切迹　7. 上矢状窦
8. 顶内沟　9. 大脑镰　10. 顶枕沟　11. 楔叶　12. 舌回　13. 小脑幕　14. 小脑半球

（三）头部MRI矢状面

1. 头部MRI经正中矢状层面（图1-75）

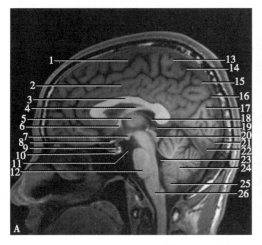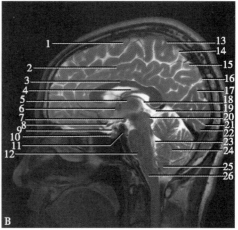

图1-75　头部MRI经正中矢状面图
A. T₁WI；B. T₂WI

1. 额内侧回　2. 扣带回　3. 胼胝体　4. 穹窿　5. 背侧丘脑　6. 前联合　7. 乳头体　8. 视交叉
9. 垂体柄　10. 垂体　11. 脚间池　12. 脑桥　13. 中央旁小叶　14. 扣带沟缘支　15. 楔前叶
16. 顶枕沟　17. 楔叶　18. 大脑大静脉　19. 松果体　20. 四叠体　21. 距状沟　22. 舌回
23. 第四脑室　24. 小脑　25. 小脑扁桃体　26. 延髓

2. 头部MRI经海绵窦层面（图1-76）

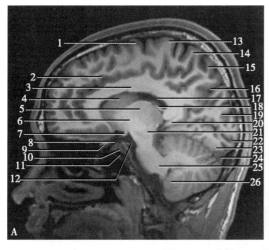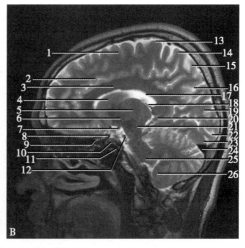

图1-76　头部MRI经海绵窦矢状面图
A. T₁WI；B. T₂WI

1. 额上回　2. 扣带回　3. 胼胝体　4. 尾状核　5. 背侧丘脑　6. 内囊前脚　7. 视束
8. 大脑中动脉　9. 视交叉　10. 海绵窦　11. 颈内动脉　12. 动眼神经　13. 中央前回
14. 中央后回　15. 顶上小叶　16. 顶枕沟　17. 侧脑室　18. 穹窿　19. 楔叶
20. 扣带回峡　21. 中脑　22. 距状沟　23. 舌回　24. 横窦　25. 脑桥　26. 小脑扁桃体

3. 头部 MRI 经海马旁回层面（图 1-77）

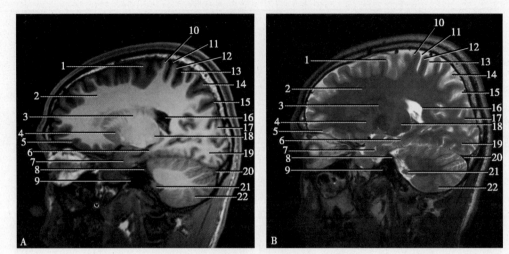

图 1-77 头部 MRI 经海马旁回矢状面图

A. T₁WI；B. T₂WI

1. 额上回 2. 辐射冠 3. 内囊 4. 壳核 5. 眶回 6. 海马旁回 7. 钩

8. 三叉神经根 9. 颈内动脉 10. 中央前回 11. 中央沟 12. 中央后回

13. 中央后沟 14. 顶上小叶 15. 顶枕沟 16. 侧脑室 17. 楔叶

18. 背侧丘脑 19. 舌回 20. 横窦 21. 绒球 22. 小脑半球

4. 头部 MRI 经颈静脉孔层面（图 1-78）

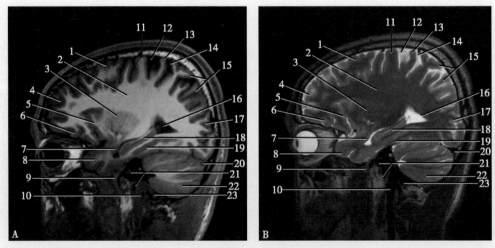

图 1-78 头部 MRI 经颈静脉孔矢状面图

A. T₁WI；B. T₂WI

1. 额上回 2. 辐射冠 3. 壳核 4. 额中回 5. 岛叶 6. 眶回 7. 杏仁体 8. 颞极

9. 下颌神经 10. 颈内静脉 11. 中央前回 12. 中央沟 13. 中央后回 14. 中央后沟

15. 顶上小叶 16. 侧脑室三角区 17. 枕外侧回 18. 海马 19. 侧副沟 20. 横窦

21. 颈内动脉 22. 小脑半球 23. 乙状窦

5. 头部 MRI 经鼓室层面（图 1-79）

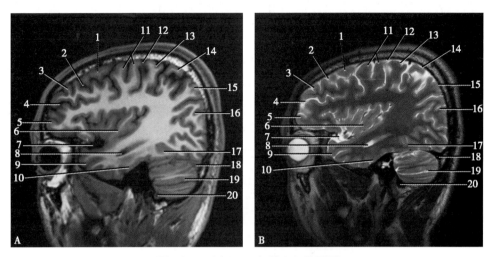

图 1-79　头部 MRI 经鼓室矢状面图
A. T₁WI；B. T₂WI

1. 额上回　2. 额上沟　3. 额中回　4. 额下沟　5. 额下回　6. 岛叶　7. 外侧窝池
8. 侧脑室下角　9. 颞极　10. 枕颞内侧回　11. 中央前回　12. 中央沟
13. 中央后回　14. 顶上小叶　15. 顶下小叶　16. 枕外侧回　17. 舌回　18. 横窦
19. 小脑半球　20. 乙状窦

6. 头部 MRI 经颞下颌关节层面（图 1-80）

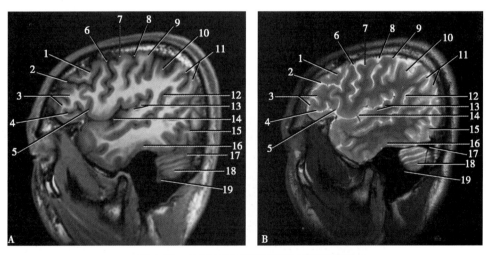

图 1-80　头部 MRI 经颞下颌关节矢状面图
A. T₁WI；B. T₂WI

1. 额中回　2. 额下沟　3. 额下回　4. 外侧沟前支　5. 外侧沟升支　6. 中央前沟
7. 中央前回　8. 中央沟　9. 中央后回　10. 缘上回　11. 角回　12. 颞上沟
13. 颞横回　14. 外侧沟　15. 枕外侧回　16. 枕颞外侧回　17. 横窦
18. 小脑半球　19. 乙状窦

（黎　庶　彭雪华）

第五节　脑血管影像解剖

脑的动脉来自颈内动脉和椎动脉,且在脑底部吻合成 Willis 环。脑的血供与颅骨和硬膜的血供彼此来源不同,前者来自颈内动脉和椎动脉,后者来自颈外动脉。脑的静脉和硬脑膜静脉窦无完整的静脉瓣,但在某些部位(如上矢状窦的静脉入口)却有能起导流作用的瓣状结构。

(一)颈内动脉正位像(图 1-81)

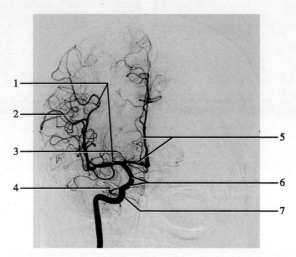

图 1-81　前后位 DSA 颈内动脉造影

1. 大脑中动脉　2. 岛叶动脉　3. 豆纹动脉　4. 眼动脉　5. 大脑前动脉

6. 颈动脉虹吸部　7. 颈动脉管内的颈内动脉

(二)颈内动脉侧位像(图 1-82)

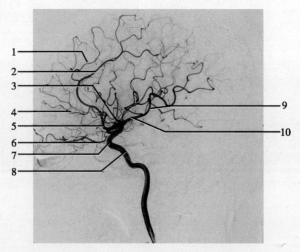

图 1-82　侧位 DSA 颈内动脉造影

1. 胼缘动脉　2. 胼周动脉　3. 大脑中动脉　4. 额极动脉

5. 大脑前动脉　6. 眼动脉　7. 颈动脉虹吸部

8. 颈动脉管内的颈内动脉　9. 大脑后动脉　10. 后交通动脉

（三）椎动脉正位像（图 1-83）

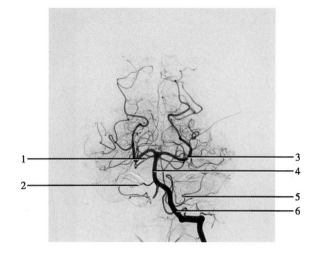

图 1-83　前后位 DSA 椎动脉造影
1. 小脑上动脉　2. 小脑下前动脉
3. 大脑后动脉　4. 基底动脉
5. 小脑下后动脉　6. 椎动脉

（四）椎动脉侧位像（图 1-84）

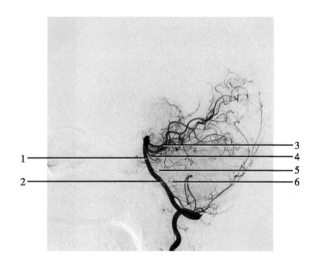

图 1-84　侧位 DSA 椎动脉造影
1. 基底动脉　2. 椎动脉
3. 大脑后动脉　4. 小脑上动脉
5. 小脑下前动脉　6. 小脑下后动脉

（五）脑底动脉像（图 1-85）

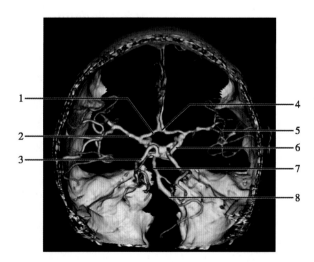

图 1-85　CTA 脑底动脉像
1. 大脑前动脉　2. 大脑中动脉
3. 大脑后动脉　4. 前交通动脉
5. 岛叶动脉　6. 后交通动脉
7. 基底动脉　8. 椎动脉

（六）脑动脉正位像（图 1-86）

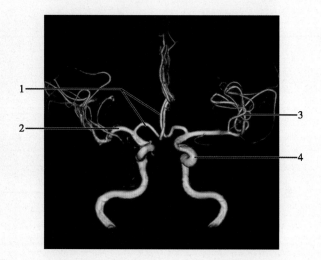

图 1-86　MRA脑动脉正位像
1. 大脑前动脉　2. 大脑中动脉
3. 岛叶动脉　4. 颈内动脉

（七）脑动脉侧位像（图 1-87）

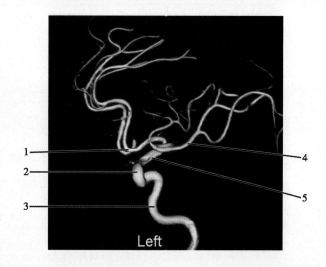

图 1-87　MRA脑动脉侧位像
1. 大脑前动脉　2. 颈内动脉虹吸部
3. 颈动脉管内的颈内动脉
4. 大脑后动脉　5. 大脑中动脉

（八）颈内动脉造影静脉期正位像（图 1-88）

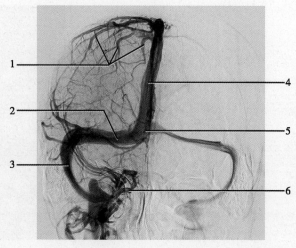

图 1-88　前后位 DSA 颈内动脉造影静脉期
1. 大脑上静脉　2. 横窦　3. 乙状窦
4. 上矢状窦　5. 窦汇　6. 岩下窦

（九）颈内动脉造影静脉期侧位像（图1-89）

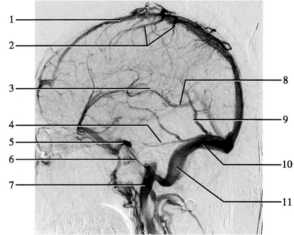

图1-89　侧位 DSA 颈内动脉造影静脉期
1. 上矢状窦　2. 大脑上静脉
3. 大脑内静脉　4. 岩上窦　5. 海绵窦
6. 岩下窦　7. 颈静脉球　8. 大脑大静脉
9. 直窦　10. 横窦　11. 乙状窦

（十）椎动脉造影静脉期正位像（图1-90）

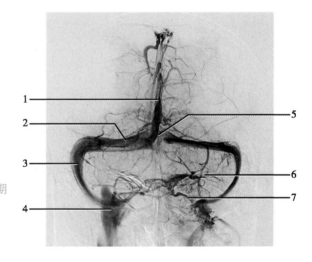

图1-90　前后位 DSA 椎动脉造影静脉期
1. 上矢状窦　2. 横窦　3. 乙状窦
4. 颈内静脉球　5. 窦汇　6. 岩上窦
7. 岩下窦

（十一）脑静脉正位像（图1-91）

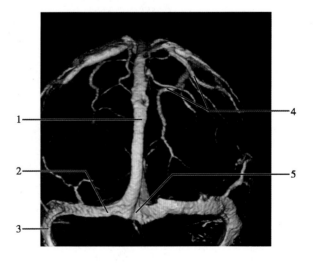

图1-91　CTA 脑静脉正位像
1. 上矢状窦　2. 横窦　3. 乙状窦
4. 大脑上静脉　5. 窦汇

（十二）脑静脉侧位像（图1-92）

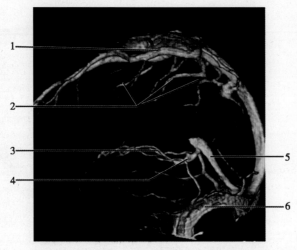

图1-92　CTA脑静脉侧位像
1. 上矢状窦　2. 大脑上静脉　3. 大脑内静脉
4. 大脑大静脉　5. 直窦　6. 横窦

（黎　庶　彭雪华）

第六节　蝶鞍区影像解剖

一、X 线影像解剖

蝶鞍区一直是神经解剖学、影像和颅底外科学研究中颇受重视的区域。随着一些影像学的发展尤其是 CT 和 MRI 的广泛应用，可直接显示蝶鞍区的大部分中央结构，现 X 线平片已基本不用于蝶鞍区疾病诊断。

二、CT 影像解剖

（一）蝶鞍区 CT 横断面

1. 蝶鞍区 CT 经垂体中部层面（图1-93）

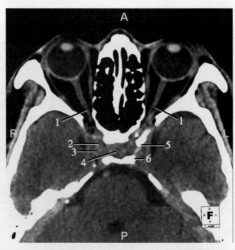

图1-93　蝶鞍区 CT 经垂体中部横断面图
1. 视神经　2. 颈内动脉　3. 海绵窦　4. 垂体　5. 前床突　6. 鞍背

2. 蝶鞍区 CT 经海绵窦下缘层面（图 1-94）

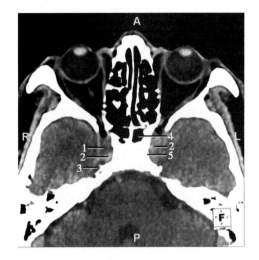

图 1-94　蝶鞍区 CT 经海绵窦下缘横断面图
1. 海绵窦　2. 颈内动脉　3. Meckel 腔　4. 蝶窦
5. 蝶骨体

（二）蝶鞍区 CT 冠状面
1. 蝶鞍区 CT 经垂体层面（图 1-95）

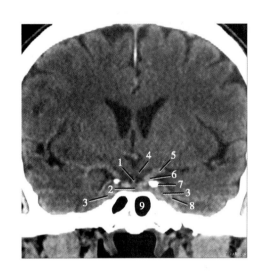

图 1-95　蝶鞍区 CT 经垂体冠状位图
1. 垂体柄　2. 垂体　3. 海绵窦　4. 视交叉
5. 大脑中动脉　6. 颈内动脉　7. 前床突
8. 海绵窦外侧壁　9. 蝶窦

2. 蝶鞍区 CT 经 Meckel 腔层面（图 1-96）

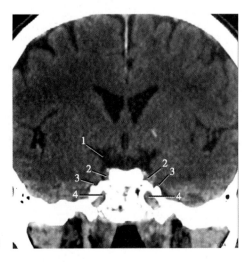

图 1-96　蝶鞍区 CT 经 Meckel 腔冠状位图
1. 鞍上池　2. 海绵窦　3. Meckel 腔　4. 颈内动脉

三、MRI 影像解剖

（一）蝶鞍区 MRI 横断面

1. 蝶鞍区 MRI 经垂体上缘层面（图 1-97）

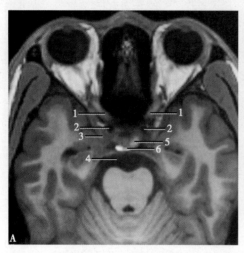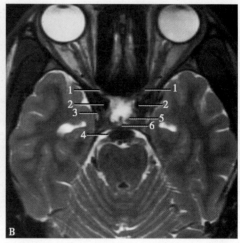

图 1-97　蝶鞍区 MRI 经垂体上缘横断面图

A. T_1WI；B. T_2WI

1. 视神经　2. 颈内动脉　3. 海绵窦　4. 桥池　5. 垂体　6. 鞍背

2. 蝶鞍区 MRI 经垂体中部层面（图 1-98）

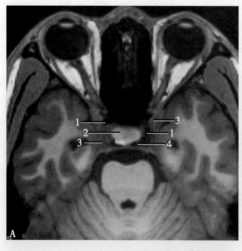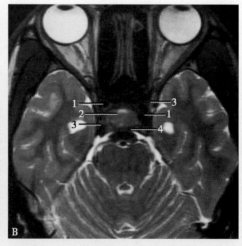

图 1-98　蝶鞍区 MRI 经垂体中部横断面图

A. T_1WI；B. T_2WI

1. 颈内动脉　2. 垂体　3. 海绵窦　4. 鞍背

3. 蝶鞍区 MRI 经海绵窦下缘层面（图 1-99）

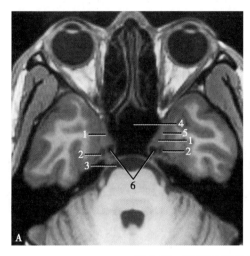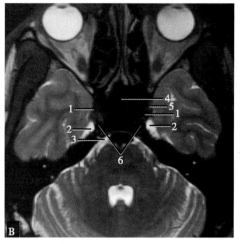

图 1-99 蝶鞍区 MRI 经海绵窦下缘横断面图
A. T₁WI；B. T₂WI
1. 海绵窦 2. Meckel 腔 3. 桥池 4. 蝶窦 5. 上颌神经 6. 颈内动脉

（二）蝶鞍区 MRI 冠状面
1. 蝶鞍区 MRI 经垂体中部冠状层面（图 1-100）

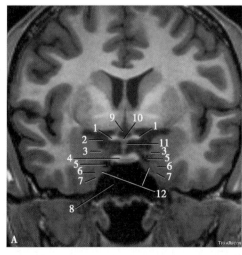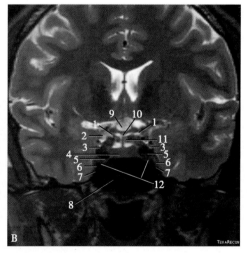

图 1-100 蝶鞍区 MRI 经垂体中部冠状面图
A. T₁WI；B. T₂WI
1. 视束 2. 鞍上池 3. 动眼神经 4. 垂体 5. 颈内动脉 6. 眼神经 7. 上颌神经
8. 蝶窦 9. 第三脑室 10. 视交叉 11. 垂体柄 12. 海绵窦

2. 蝶鞍区 MRI 经 Meckel 腔冠状层面（图 1-101）

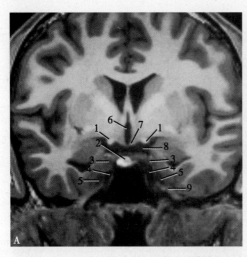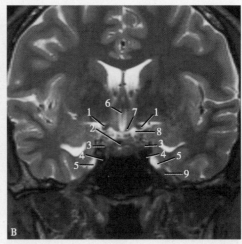

图 1-101 蝶鞍区 MRI 经 Meckel 腔冠状面图
A. T₁WI；B. T₂WI

1. 视束 2. 垂体后叶 3. 海绵窦 4. 颈内动脉 5. Meckel 腔 6. 第三脑室 7. 灰结节
8. 鞍上池 9. 下颌神经

（三）蝶鞍区 MRI 经正中矢状面（图 1-102）

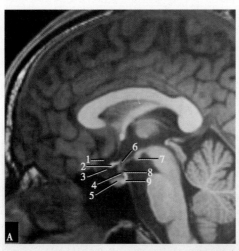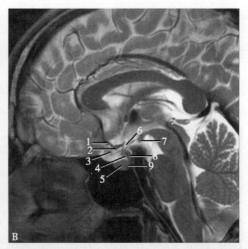

图 1-102 蝶鞍区 MRI 经正中矢状面图
A. T₁WI；B. T₂WI

1. 大脑前动脉 2. 视交叉 3. 交叉池 4. 垂体柄 5. 垂体 6. 漏斗隐窝 7. 乳头体
8. 鞍背 9. 垂体后叶

（黎　庶　彭雪华）

第七节　耳影像解剖

一、X 线影像解剖

由于 CT 的广泛应用，现 X 线平片已基本不用于颞骨疾病诊断，仅用于人工耳蜗植入术后的复查。颞骨正位（图 1-103）可见颞骨与眼眶骨质重叠，外侧较低蜂窝状较低密度区域为乳突蜂房及鼓室重叠结构，其内侧较高密度区域为内耳结构，图中前半规管、外半规管、前庭、耳蜗及内耳道可清楚显示，并可见人工耳蜗电极位于耳蜗内。斜位片显示结构与正位相似，对于耳蜗及电极情况显示更佳。

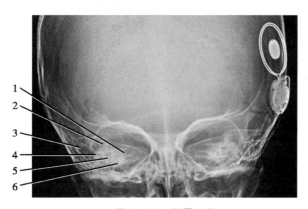

图 1-103　颞骨正位
1. 内耳道　2. 前半规管　3. 乳突蜂房　4. 外半规管　5. 前庭　6. 耳蜗

二、CT 影像解剖

（一）横断面

1. 颈动脉管层面（图 1-104）　岩尖部可见颈动脉管，为自岩尖向外后方走行的较粗骨性管道。颈动脉管外侧为咽鼓管，其骨部为含气管道。颈静脉窝位于颈动脉管后方，形态不规则。鼓室位于颈动脉管外侧，正常时含气，向外与外耳道相通。鼓膜正常时不易清楚显示，为细线状软组织影，分隔鼓室与外耳道，炎症时可增厚。外耳道前下方为颞颌关节。外耳道后方为颞骨乳突部，其内可见含气乳突蜂房。

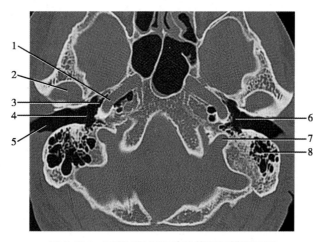

图 1-104　耳部 CT 经颈动脉管层面横断面图
1. 颈动脉管　2. 颞颌关节　3. 咽鼓管　4. 鼓膜
5. 外耳道　6. 鼓室　7. 颈静脉窝　8. 乳突蜂房

2. 蜗窗层面（图 1-105）　蜗窗位于耳蜗的后下缘，表现为耳蜗底周后壁上一个较小凹陷。耳蜗内后方可见耳蜗导水管，内口较宽，外口较窄，呈喇叭状的骨性管道，双侧对称，呈倒"八"字形。鼓室内近前外侧壁可见点状骨性密度影，为锤骨颈，其后方的横行条形骨性密度影为砧骨长脚。鼓室后壁乳突内可见面神经管乳突段的断面，管壁骨质较厚，管内呈软组织密度，在气化型及硬化型乳突较好辨认。

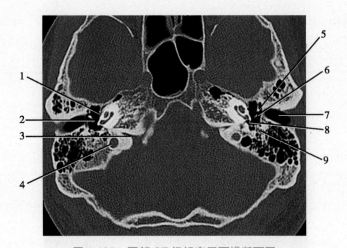

图 1-105　耳部 CT 经蜗窗层面横断面图
1. 耳蜗　2. 鼓室　3. 耳蜗导水管　4. 颈静脉窝　5. 锤骨颈
6. 砧骨长脚　7. 外耳道　8. 蜗窗　9. 面神经管

3. 耳蜗层面（图 1-106）　耳蜗为螺旋形结构,分为底周、中周及顶周,正常时在该层面至少应见到两周螺旋形结构。耳蜗外侧壁向鼓室内的突起为匙突。砧骨长脚内侧点状骨性密度影为镫骨,二者之间缝隙为砧镫关节。镫骨前、后脚偶可显示。鼓室后壁可见向前的尖状突起为锥隆起。锥隆起内侧鼓室后壁形成一个凹陷,称为鼓室窦或鼓室隐窝,又称锥隐窝。锥隆起外侧鼓室后壁形成一个凹陷,称为面隐窝或面神经隐窝,其内有面神经管第二膝通过。耳蜗内后方可见耳蜗导水管。

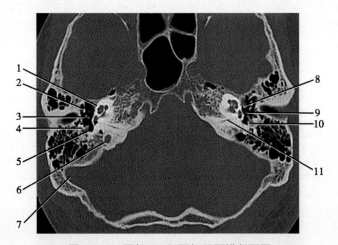

图 1-106　耳部 CT 经耳蜗层面横断面图
1. 耳蜗　2. 锤骨颈　3. 砧镫关节　4. 面神经管第二膝
5. 鼓室窦　6. 颈静脉窝　7. 乙状窦　8. 匙突　9. 镫骨
10. 锥隆起　11. 耳蜗导水管

4. 前庭窗层面（图 1-107）　鼓室腔内可见两块听小骨,锤骨头呈类圆形,居前方;砧骨体及砧骨短脚呈三角形,居后方,砧骨短脚指向后外方。锤骨头与砧骨体之间的缝隙为锤砧关节。岩骨内侧可见骨性管道,为内耳道。内耳道底部与耳蜗底周相邻。耳蜗外侧缘可见由前内走向后外方的细长骨性管道,为面神经管鼓室段,部分管壁可不完整。耳蜗后外方骨迷路中椭圆形低密度区为前庭,其外侧骨壁可见一缺口为前庭窗,前庭窗有时可见一细线状骨性密度影为镫骨底板,可表现为不连续。前庭后方可见由前内向后外方斜行的条形骨管影,与岩骨长轴平行,为后半规管断面。

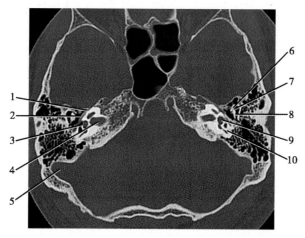

图 1-107　耳部 CT 经前庭窗层面横断面图
1. 耳蜗　2. 面神经管鼓室段　3. 前庭窗　4. 内耳道　5. 乙状窦
6. 锤骨头　7. 锤砧关节　8. 砧骨　9. 前庭　10. 后半规管

5. 外半规管层面（图 1-108）　该层面上外半规管可完整显示，表现为以环形骨管，其内侧为前庭上部。外半规管后方的点状骨管断面为后半规管的断面。前庭后方岩骨后缘可见一斜行骨管，前方为盲端，为前庭导水管，双侧较对称，呈"八"字形。于内耳道底的前上缘可见面神经管迷路段，向前外方走行，至外侧增宽，形成膝状神经节，即面神经管第一膝。膝状神经节神经纤维向后、外、下方转折，进入面神经管鼓室段，位于外半规管的下方。该层面显示内耳道较完全，可呈管状、喇叭状或壶腹状，以管状居多，正常双侧基本对称，宽度多在 4～6mm 范围。乳突窦（鼓窦）为上鼓室后方扩大的气腔，经乳突窦入口与上鼓室相通，乳突窦入口为一狭长的气道。乳突窦内可见由前内向外后走行的岩鳞隔，为细线状的骨性结构。

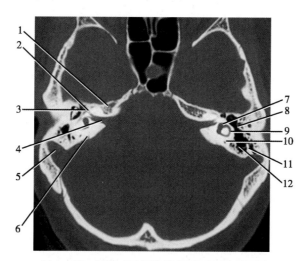

图 1-108　耳部 CT 经外半规管层面横断面图
1. 岩尖　2. 面神经管迷路段　3. 面神经管第一膝　4. 内耳道
5. 乙状窦　6. 前庭导水管　7. 前庭　8. 窦入口　9. 外半规管
10. 后半规管　11. 岩鳞隔　12. 乳突窦

6. 前半规管层面（图 1-109）　此层面前半规管断面环形骨管影，前方为前脚，后方为后脚，其后脚与后半规管上脚共脚，称为总脚。在前半规管前后脚之间可见一横行低密度线穿过，此结构为弓下动脉管或称岩乳管。此层面向上层面，前半规管呈条形骨管影，由前外走向后内，与岩骨长轴垂直。

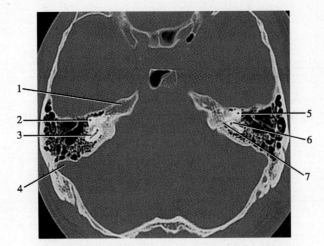

图 1-109　耳部 CT 经前半规管层面横断面图
1. 岩尖　2. 前半规管　3. 后半规管　4. 乙状窦
5. 前半规管　6. 总脚　7. 弓下动脉管

（二）冠状位

由前向后。

1. 岩尖层面（图 1-110）　岩尖部致密骨性密度影为耳蜗前部。耳蜗下方圆形管道为颈动脉管。耳蜗外侧可见部分鼓室。岩骨与枕骨之间骨缝为岩枕缝。

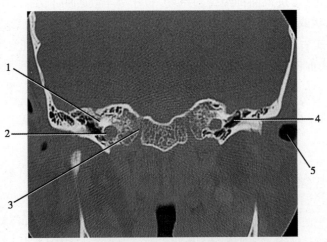

图 1-110　耳部 CT 经岩尖层面层面冠状面图
1. 耳蜗　2. 颈动脉管　3. 岩枕缝　4. 鼓室　5. 外耳道

2. 耳蜗层面（图 1-111）　正常时在该层面可见到两周耳蜗螺旋形结构。耳蜗下方的管状骨性结构为颈动脉管。膝状神经节，即面神经管第一膝（膝部）位于耳蜗的外上方，紧邻耳蜗边缘，呈条形。此层面略后层面面神经管呈两个小环形影，两个小环形影位置接近，形似眼镜，内侧者为面神经管迷路段，外侧者为面神经管鼓室段。鼓室内可见锤骨，鼓膜隐约可见，锤骨柄紧邻鼓膜。上鼓室外壁下部逐渐变尖，并向内下方延伸指向鼓室，该结构称为鼓室盾板。锤骨与鼓室外侧壁之间存在一条形含气间隙，称 Prussak 间隙。

3. 前庭窗层面（图 1-112）　骨迷路中心可见类椭圆形低密度影为前庭，其上方条形低密度影为前半规管前脚，外侧条形低密度影为外半规管前脚。外半规管前脚下缘可见点状低密度影，为面神经管鼓室段的断面，有时骨管管壁可不完整，面神经在外半规管下缘形成一切迹。前庭外侧壁偏下方有一缺口，为前庭窗，前庭窗有时可见一细线状骨性密度影为镫骨底板，可表现为不连续影。前庭下方弧形低密度影为耳蜗的底周。前庭内侧骨性管道为内耳道,可呈管状、喇叭状或壶腹状,以管状居多,正常双侧基本对称,上下垂直径宽度多在3~5mm范围。内耳道底部可见横行骨嵴,为镰状嵴,将内耳道分为上下两部分。鼓室内听小骨呈L形,外侧较长部分为砧骨,内侧较短部分为镫骨头及镫骨前后脚的重叠影像,指向前庭窗,砧镫关节为二者的连接处,即L的拐角处。前半规管外侧含气腔为乳突窦入口,其外上方可见向内下斜行的线状骨性密度影,为岩鳞隔。

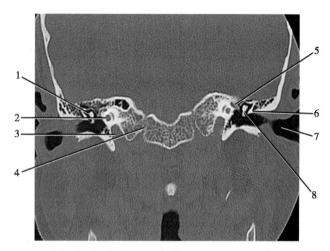

图 1-111　耳部 CT 经耳蜗层面层面冠状面图
1. Prussak 间隙　2. 耳蜗　3. 颈动脉管　4. 岩枕缝
5. 面神经管第一膝　6. 鼓室盾板　7. 外耳道　8. 锤骨

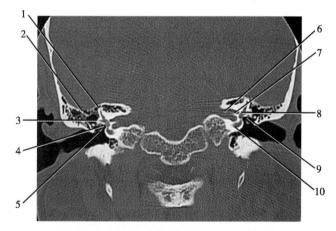

图 1-112　耳部 CT 经前庭窗层面冠状面图
1. 前半规管　2. 岩鳞隔　3. 外半规管　4. 前庭窗　5. 砧镫关节
6. 内耳道　7. 镰状嵴　8. 前庭　9. 面神经管鼓室段　10. 耳蜗

4. 蜗窗层面(图 1-113)　前庭下缘有一指向外下方的缺口,为蜗窗。前庭上方及外侧仍可见前半规管及外半规管断面。内耳道底部可见一较细骨性管道影,外侧达前庭下部,为单孔,其内走行后壶腹神经,为前庭下神经分支。

5. 总脚层面(图 1-114)　前半规管后脚与后半规管上脚共脚形成总脚,总脚外侧横行的骨性管道为外半规管的后脚。前半规管顶端下方可见横行细线状低密度管道,为弓下动脉管。外半规管下缘骨性突起为锥隆起,其内侧为鼓室窦,外侧为面神经隐窝,其内有面神经管第二膝通过。颈静脉窝位于岩骨下方,呈一类半圆形的骨性凹陷。

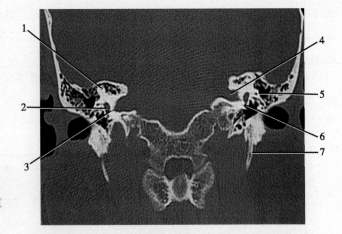

图 1-113　耳部 CT 经蜗窗层面冠状面图
1. 前半规管　2. 前庭　3. 单孔　4. 内耳道
5. 外半规管　6. 蜗窗　7. 茎突

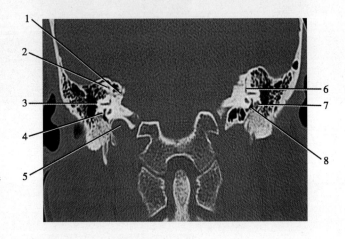

图 1-114　耳部 CT 经总脚层面冠状面图
1. 弓下动脉管　2. 前半规管　3. 外半规管
4. 锥隆起　5. 颈静脉窝　6. 总脚
7. 面神经管第二膝　8. 鼓室窦

6. 后半规管层面（图 1-115）　后半规管呈弧形骨性管道影,凸面向外侧。其下方可见垂直向下走行的骨管,为面神经管乳突段。枕骨大孔上方两侧可见颈静脉结节,其下方骨性管道断面为舌下神经管。

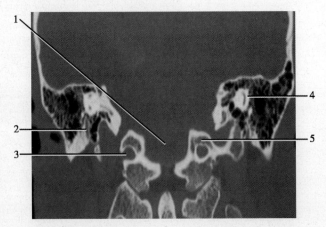

图 1-115　耳部 CT 经后半规管层面冠状面图
1. 枕骨大孔　2. 面神经管乳突段
3. 舌下神经管　4. 后半规管　5. 颈静脉结节

（三）斜矢状面
由内向外,重建基线平行于面神经管鼓室段（图 1-116）。

1. 内耳道层面（图 1-117）　岩骨内骨性管道断面为内耳道。岩骨后部下缘细线状骨性管道为前庭导水管。岩骨下部为乳突部,其内可见含气的乳突气房。乳突前缘条形骨性管道为颈动脉管。乳突下缘类半圆形骨性凹陷为颈静脉窝。乳突后下方类半圆形骨性凹陷为乙状窦。

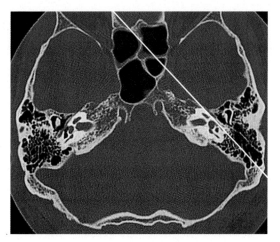

图 1-116　耳部 CT 斜矢状面重建基线

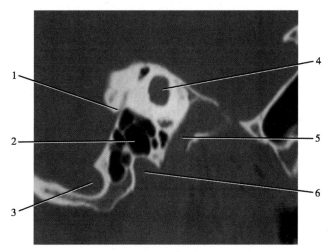

图 1-117　耳部 CT 经内耳道层面斜矢状面图
1. 前庭导水管　2. 乳突蜂房　3. 乙状窦
4. 内耳道　5. 颈动脉管　6. 颈静脉窝

2. 总脚层面（图 1-118）　内耳道中部可见一横行骨嵴，为镰状嵴，将内耳道分为上下两部分。内耳道后方可见一细小骨性管道影，为单孔，其内走行后壶腹神经。后壶腹神经为前庭下神经的一个分支。内耳道前方弧形结构为耳蜗。内耳道后方为总脚，总脚上方为前半规管后脚，总脚后方为后半规管上脚，该层面可清楚显示二者融合形成总脚。总脚下方可见后半规管下脚。

3. 前庭层面（图 1-119）　耳蜗呈螺旋状结构位于前部，其上方可见两个骨性管道断面，位于前方的为面神经管迷路段，位于后方的为前庭上神经管，耳蜗后方不规则形低密度区为前庭，其向后突出的管状结构为外半规管内侧部分断面。前庭后方弧形骨性管道影为后半规管。岩骨上缘的骨管断面为前半规管。

4. 面神经管层面（图 1-120）　该层面显示面神经管最佳，可较完整显示面神经管在颞骨内的走行，面神经管弯曲走行，最前上方较宽为面神经管膝部，向后延伸为水平走行略向下倾斜的鼓室段（水平段），位于外半规管下方，向下方转折处为面神经管第二膝，再向下延伸为乳突段（垂直段），其下端开口于茎乳孔。外半规管上方几乎与其垂直的骨性管道为前半规管。

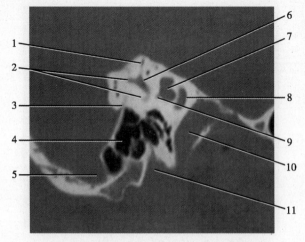

图 1-118　耳部 CT 经总脚层面斜矢状面图

1. 前半规管　2. 后半规管　3. 前庭导水管　4. 乳突蜂房　5. 乙状窦
6. 总脚　7. 镰状嵴　8. 耳蜗　9. 单孔　10. 颈动脉管　11. 颈静脉窝

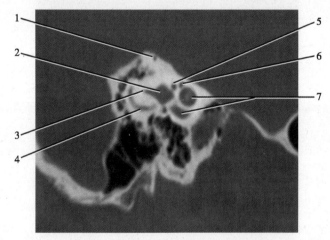

图 1-119　耳部 CT 经前庭层面斜矢状面图

1. 前半规管　2. 前庭　3. 外半规管　4. 后半规管
5. 前庭上神经管　6. 面神经管迷路段　7. 耳蜗

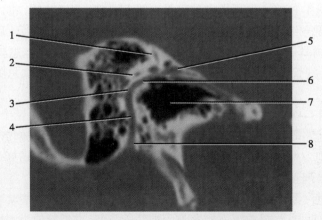

图 1-120　耳部 CT 经面神经管层面斜矢状面图

1. 前半规管　2. 外半规管　3. 面神经管第二膝　4. 面神经管乳突窦
5. 面神经管第一膝　6. 面神经管鼓室段　7. 鼓室　8. 茎乳孔

5. 上鼓室层面（图 1-121） 上鼓室内可见两块听小骨，锤骨居前部，上端为锤骨头，下方变细为锤骨柄。锤骨头后方与砧骨体相连，二者之间为锤砧关节。砧骨体后方与砧骨短脚相连，砧骨短脚后部逐渐变尖，指向砧骨窝。上鼓室下方为中鼓室，上鼓室前壁与中鼓室前壁之间的裂隙为岩鼓裂。中鼓室前壁上端向后形成的骨棘为鼓前棘，中鼓室后壁上端向前突出的骨棘为鼓后棘。上鼓室后方经窦入口与乳突窦相通。

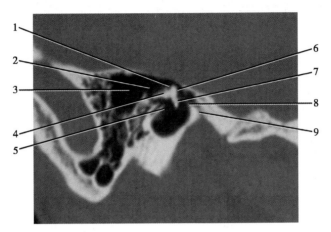

图 1-121 耳部 CT 经上鼓室层面斜矢状面图
1. 锤砧关节 2. 乳突窦入口 3. 乳突窦 4. 砧骨短脚
5. 鼓后棘 6. 锤骨头 7. 锤骨柄 8. 鼓前棘 9. 岩鼓裂

三、MRI 影像解剖

（一）横断面

1. 在内耳道上部平面（图 1-122），面神经内耳道段和前庭上神经几乎呈平行走行，面神经位于内耳道前方，前庭上神经位于后方，在内耳道内走行中二者位置关系几乎保持不变。横断面显示迷路动脉多为一半环形血管祥进入内耳道内。

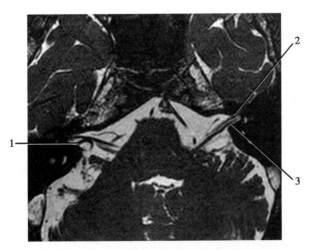

图 1-122 耳部 MRI 经内耳道上部平面横断面图（T_2WI）
1. 迷路动脉 2. 面神经 3. 前庭上神经

2. 在内耳道下部平面（图 1-123），蜗神经和前庭下神经呈 V 字形汇入前庭蜗神经总干，蜗神经位于前方，前庭下神经位于后方。

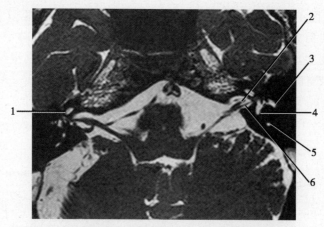

图 1-123　耳部 MRI 经内耳道下部平面横断面图（T₂WI）
1. 耳蜗　2. 蜗神经　3. 外半规管
4. 前庭　5. 后半规管　6. 前庭下神经

（二）冠状面

前部层面（图 1-124）面神经内耳道段和蜗神经上下排列，呈双线状，面神经位于上方；后部层面（图 1-125）可见前庭上、下神经在内耳道中上下排列，呈 V 字形，前庭上神经位于上方。

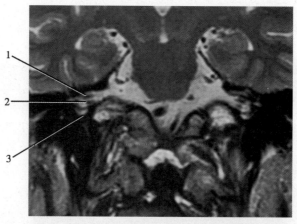

图 1-124　内耳 MRI 冠状面图（前部）
1. 面神经　2. 蜗神经　3. 耳蜗

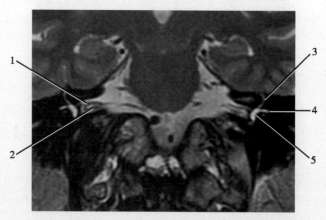

图 1-125　内耳 MRI 冠状面图（后部）
1. 前庭上神经　2. 前庭下神经　3. 前半规管
4. 外半规管　5. 前庭

（三）斜矢状面

重建基线垂直于内耳道长轴。

在内耳道的外侧层面（图 1-126）内耳道内四条神经完全分离，面神经位于前上象限，前庭上神经位于后上象限，蜗神经位于前下象限，前庭下神经位于后下象限。前庭上、下神经的分离通常只能在接近内耳道底部见到。在内耳道的内侧（图 1-127）即内耳门区四条神经位于内耳道的后下部较多见。蜗神经、前庭上、下神经融合成前庭蜗神经，断面可表现为新月形、逗号形、矩形或圆形，以新月形多见。蜗神经、前庭神经上神经、前庭下神经形状可分辨，蜗神经和前庭上神经呈较粗圆形影，前庭下神经位于二者之间为较细圆形影。面神经位于前庭蜗神经的前方、前上方或上方，以前方较多见，多位于前庭蜗神经形成的浅沟前方。

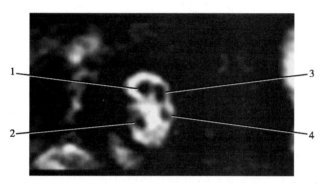

图 1-126　内耳 MRI 斜矢状面图（外侧）
1. 面神经　2. 蜗神经　3. 前庭上神经　4. 前庭下神经

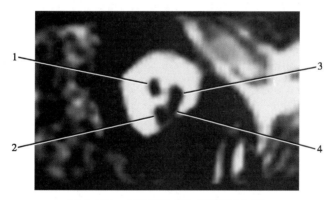

图 1-127　内耳 MRI 斜矢状面图（内侧）
1. 面神经　2. 蜗神经　3. 前庭上神经　4. 前庭下神经

（王　冰）

第二章

颈 部

第一节 概 述

一、境界与分区

颈部（neck）介于头部、胸部和上肢之间，并与之相连。颈部的上界以下颌骨下缘、下颌角、乳突尖、上项线和枕外隆凸的连线与头部分界；下界以胸骨的颈静脉切迹、胸锁关节、锁骨上缘和肩峰至第7颈椎棘突的连线与胸部和上肢分界。

颈部以斜方肌的前缘分为前方的固有颈部和后方的项部两部分。

1. 固有颈部 位于两侧斜方肌前缘之间和脊柱颈段前方的部分，即通常所指的颈部。固有颈部又以胸锁乳突肌的前、后缘为界，分为颈前区、胸锁乳突肌区和颈外侧区（图2-1）。

（1）颈前区：位于颈前正中线、下颌骨下缘和胸锁乳突肌前缘之间，以舌骨为标志，分为舌骨上区和舌骨下区；前者包括颏下三角和左、右下颌下三角；后者包括颈动脉三角和肌三角。

（2）颈外侧区：位于胸锁乳突肌后缘、斜方肌前缘和锁骨中1/3段上缘之间，又称颈后三角。借肩胛舌骨肌分为后上部的枕三角和前下部的锁骨上大窝（锁骨上三角）。

（3）胸锁乳突肌区：该肌所覆盖的区域。

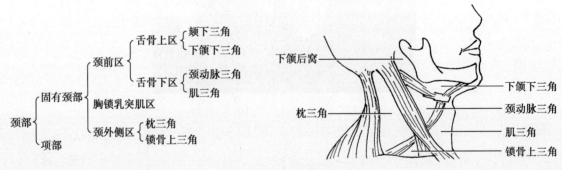

图 2-1 颈部的分区

2. 项部 两侧斜方肌与脊柱颈段之间的部分，亦称颈后区。

二、标志性结构

1. 舌骨（hyoid bone） 位于颏隆突的下后方，向后平对第3、4颈椎间盘（图2-2）。

2. 甲状软骨（thyroid cartilage） 位于舌骨体下方，上缘平对第4颈椎体上缘，颈总动脉在此高度分叉。在前正中线上，甲状软骨前角上部向前的突起为喉结（laryngeal prominence）（图2-2）。

3. 环状软骨（cricoid cartilage） 位于甲状软骨下方（图2-2）。环状软骨弓可触及，其两侧平对第6颈椎横突，是喉与气管、咽与食管的分界标志。

4. 颈动脉结节（carotid tubercle）　即第 6 颈椎横突前结节，颈总动脉行经其前方。在胸锁乳突肌前缘中点，平环状软骨弓处以拇指向后压迫，可将颈总动脉压向颈动脉结节，阻断颈总动脉血流，可作为头面部出血时的临时压迫止血点。

5. 胸锁乳突肌（sternocleidomastoid）　头向一侧屈，面部转向对侧或仰头时，可见此肌轮廓，是颈部分区的标志（图 2-2）。该肌起始端两头之间称为锁骨上小窝，位于胸锁关节上方。

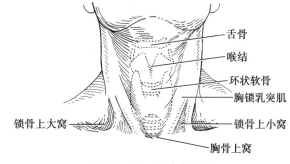

图 2-2　颈部的体表标志

（图中标注：舌骨、喉结、环状软骨、胸锁乳突肌、锁骨上大窝、锁骨上小窝、胸骨上窝）

6. 锁骨上大窝（greater supraclavicular fossa）　是锁骨中 1/3 段上方的凹陷，窝底可扪到锁骨下动脉的搏动、臂丛和第 1 肋（图 2-2）。

7. 胸骨上窝（suprasternal fossa）　位于颈静脉切迹上方的凹陷处，是触诊气管的部位（图 2-2）。

三、颈部结构的配布特点

颈部结构的配布有如下特点：①颈部的支持结构是脊柱的颈段，肌多为纵行，不仅可使头颈产生复杂灵活的运动，还参与呼吸、吞咽和发音等生理活动；②消化管和呼吸道的颈段及甲状腺等位于脊柱颈段的前方，其两侧有纵行排列的大血管和神经；③颈根部有胸膜顶、肺尖以及进出胸廓上口的血管和神经干等；④颈部筋膜较复杂，可包绕各层颈肌以及血管、神经和脏器，并形成筋膜鞘及筋膜间隙；⑤颈部淋巴结较多，主要沿浅静脉和深部血管、神经排列。

（徐　飞　纪长伟）

第二节　颈部影像表现特点

一、X 线表现特点

颈部传统 X 线检查一般摄取正位及侧位片，用于显示颈部骨骼、气道形态和颈部软组织异常；骨质密度最高，在 X 线图像上呈白色；颈部软组织及大血管为中等密度，缺乏对比度；咽腔、喉腔及气道内因含有气体呈黑色。颈部侧位影像，可见充满气体的咽喉与气管的狭长透亮影，在其衬托下可见其周围软组织轮廓。鼻咽顶部和咽后壁的软组织厚度，在儿童期因腺样体肥大，顶后壁交界处较厚，10 岁以后逐渐萎缩。食管开口以下的软组织厚度，约为相应椎体前后径的 3/4 左右。

二、CT 表现特点

正常颈部平扫 CT 可显示咽、喉、甲状腺、颈部淋巴结、血管及颈部肌肉结构。在筋膜和组织间脂肪组织的衬托下，可以区分肌肉及其他软组织结构，但不如 MRI 清晰。正常甲状腺含碘量比周围软组织高，故 CT 平扫呈高密度白色影，其余软组织呈灰色。

三、MRI 表现特点

MRI 具有软组织高分辨率特点和血管流空效应，可清晰显示咽、喉、甲状腺、颈部淋巴结、血管及颈部肌肉结构。

颈部皮下脂肪和骨髓在 T_1WI、T_2WI 上均呈高信号，肌肉和喉部软骨呈中等偏低信号，骨皮质、含气管道呈无信号。颈血管鞘内血管，由于流空效应而呈低或无信号，其中颈内静脉由于慢血流,可呈高信号。颈深淋巴结 T_1WI 呈等信号,T_2WI 呈均匀的稍高信号,信号均匀。甲状腺在 T_1WI 上较周围肌肉信号稍高,T_2WI 上呈高信号。

(李 庆 王 冰)

第三节 颈 部 解 剖

一、颈部的筋膜及筋膜间隙

(一)颈部的筋膜

　　颈部的筋膜分为浅筋膜和深筋膜。颈浅筋膜与胸部、上肢和头部的浅筋膜相移行,内有颈阔肌、皮神经、浅静脉和浅淋巴结等。颈深筋膜(deep cervical fascia)又称颈筋膜,位于浅筋膜和颈阔肌的深面,围绕颈、项部诸肌和器官,并在血管和神经周围形成筋膜鞘及筋膜间隙,可分为浅、中、深三层(图 2-3、图 2-4)。

　　1. 颈筋膜浅层 又名封套筋膜,围绕整个颈部,向上附着于颈上界的骨面;向下附着于颈、胸交界处的骨面。

　　2. 颈筋膜中层 即气管前层,位于舌骨下肌群深面,包绕着咽、食管颈部,喉、气管颈部,甲状腺和甲状旁腺等器官,又称内脏筋膜。其前下部覆盖气管,称为气管前筋膜;后上部覆盖颊

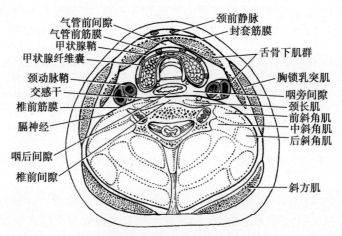

图 2-3　颈筋膜(平第 6 颈椎横断面)

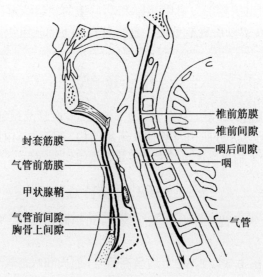

图 2-4　颈筋膜(正中矢状面)

肌和咽缩肌，称为颊咽筋膜。气管前筋膜向上附着于环状软骨弓、甲状软骨斜线和舌骨，向下包绕甲状腺形成甲状腺鞘，即甲状腺假被膜，并越过气管前面及两侧入胸腔与纤维心包相融合。颈筋膜中层向两侧延续，包绕颈总动脉、颈内动脉、颈内静脉和迷走神经形成颈动脉鞘（carotid sheath）。

3. 颈筋膜深层　又名椎前筋膜，位于椎前肌及斜角肌前面，上附着于颅底，下续前纵韧带及胸内筋膜，向后覆盖颈后肌并附着于项韧带。颈交感干、膈神经、臂丛及锁骨下动脉等结构均行经其后方。该筋膜向下外方包绕腋血管及臂丛形成腋鞘。

（二）筋膜间隙

1. 锁骨上间隙　为颈筋膜浅层在锁骨上方分为两层形成的筋膜间隙，经胸锁乳突肌后方与胸骨上间隙相通；内有颈前静脉、颈外静脉末段及疏松结缔组织等。

2. 气管前间隙　位于气管前筋膜与气管颈部之间，内有甲状腺峡、气管前淋巴结、甲状腺下静脉、甲状腺奇静脉丛、甲状腺最下动脉、头臂干及左头臂静脉，小儿有胸腺上部。

3. 咽后间隙　位于颊咽筋膜与椎前筋膜之间，间隙内充满疏松结缔组织。该间隙向上达颅底，向下通后纵隔，其外侧为颈动脉鞘；其延伸至咽壁侧方的部分，称为咽旁间隙，内有淋巴结及疏松结缔组织。

4. 椎前间隙　位于椎前筋膜与脊柱颈段之间，其内有颈长肌、头长肌和颈交感干及少许疏松结缔组织。

5. 下颌下间隙　在下颌下三角内，其顶为覆盖下颌舌骨肌下面的筋膜，底为颈筋膜浅层，其前、后界分别为二腹肌的前、后腹。间隙内主要有下颌下腺及其周围的神经、血管和淋巴结等。此间隙经下颌舌骨肌后缘与舌下间隙相通，并向后通至咽旁间隙。

二、咽

咽（pharynx）为漏斗状肌性管道，长约12cm，上起颅底外面，下至第6颈椎体下缘平面续于食管。以腭帆游离缘和会厌上缘平面分为三部分（图2-5）。

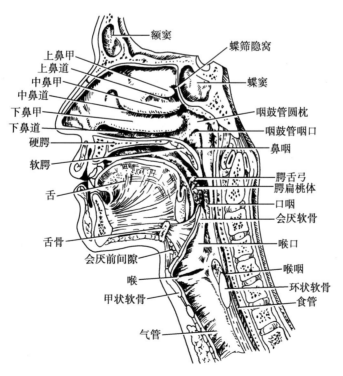

图 2-5　头颈部正中矢状切面

1. **鼻咽**（鼻咽部） 为腭帆游离缘平面以上的部分，侧壁上有咽鼓管圆枕、咽鼓管咽口和咽隐窝。借鼻后孔通鼻腔，借咽鼓管与中耳鼓室相通。

2. **口咽**（口咽部） 为食物和空气的共同通道，介于腭帆游离缘和会厌上缘平面之间，有舌会厌正中襞和会厌谷。借咽峡通口腔。

3. **喉咽**（喉咽部） 为会厌上缘平面以下的部分，在喉的两侧有梨状隐窝。借喉口与喉相通。

三、喉

喉（larynx）位于颈前部中份，平对第 3～6 颈椎高度，以软骨为支架，借软骨连接、喉肌和黏膜构成喉腔，既是呼吸道又是发音器官。

（一）喉的软骨

包括不成对的甲状软骨、环状软骨、会厌软骨和成对的杓状软骨等（图 2-6）。

1. **甲状软骨** 由两侧板在前面愈合而成，主要结构有前角、喉结、上切迹、上角和下角。

2. **环状软骨** 喉软骨中唯一呈环状的软骨，包括前部的环状软骨弓和后部环状软骨板。

3. **会厌软骨** 形如树叶，上圆下尖，被覆黏膜构成会厌。

4. **杓状软骨** 呈三棱锥体形，底的前方突起为声带突，后外侧突起为肌突。

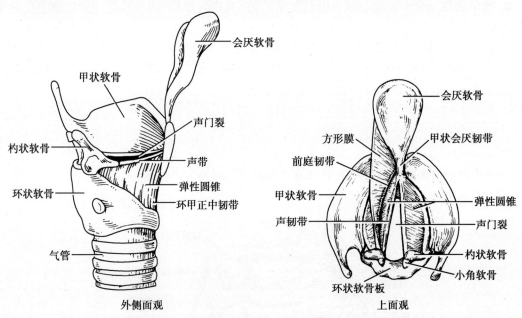

图 2-6 喉的软骨及其连接

（二）喉的连结

1. **环杓关节** 由杓状软骨底和环状软骨板上缘的关节面构成，可使杓状软骨在垂直轴上做旋转运动，使声门裂开大或缩小。

2. **环甲关节** 由甲状软骨下角和环状软骨弓的关节面构成，使甲状软骨在冠状轴上做前倾和复位运动，致使声带紧张或松弛。

3. **弹性圆锥** 又称环声膜，张于环状软骨上缘、甲状软骨前角后面中部和杓状软骨声带突之间，其上缘游离称声韧带。弹性圆锥的前份中部较厚称环甲正中韧带。

4. **方形膜** 附于甲状软骨后面、会厌软骨侧缘和杓状软骨前内侧，其下缘游离形成前庭韧带。

另外，还有甲状舌骨膜连于甲状软骨和舌骨之间；环状软骨气管韧带连于环状软骨和第 1 气管软骨环之间。

（三）喉肌

喉肌均系骨骼肌，包括环甲肌、环杓后肌、环杓侧肌、甲杓肌、杓肌等，其主要作用为：①紧张或松弛声带；②扩大或缩小声门裂和喉口，以调节通气和发音。

（四）喉腔

喉腔（laryngeal cavity）上借喉口与喉咽相通，下连气管与肺相通（图2-5）。喉口由会厌上缘、杓状会厌襞和杓间切迹等围成。喉腔侧壁上具有前后方向的上、下两对黏膜皱襞，上方者称前庭襞，下方者称声襞。两侧前庭襞之间的裂隙称前庭裂；两侧声襞及杓状软骨底和声带突之间的裂隙称声门裂，其前2/3为膜间部，是喉腔最狭窄的部位。喉腔还借前庭裂和声门裂平面分为喉前庭、喉中间腔和声门下腔3部分。喉中间腔向两侧延伸位于前庭襞和声襞之间的梭形隐窝称喉室，为发音的第一音箱。声韧带、声带肌和喉黏膜共同构成声带，声带和声门裂合称声门。

四、甲状腺及甲状旁腺

（一）甲状腺

甲状腺（thyroid gland）是内分泌器官，位于颈前正中，喉与气管上部的前面和两侧。可分为左、右侧叶和中间的峡部（图2-7）。甲状腺峡位于第2～4气管软骨环的前面。甲状腺侧叶的后内侧与喉、气管、咽、食管和喉返神经等相邻；后外侧与颈动脉鞘和颈交感干等毗邻。

甲状腺的血供丰富，动脉包括来自颈外动脉的甲状腺上动脉和来自锁骨下动脉的甲状颈干的甲状腺下动脉，有的人还有甲状腺最下动脉；静脉包括汇入颈内静脉的甲状腺上、中静脉和注入头臂静脉的甲状腺下静脉（图2-7）。

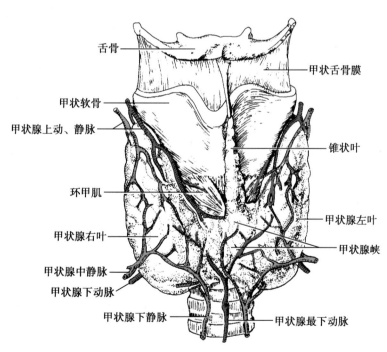

图2-7 甲状腺及其血管（前面观）

（二）甲状旁腺

甲状旁腺（parathyroid gland）位于甲状腺侧叶真、假被膜之间，为上、下两对扁椭圆形小体，有黄豆粒大小。甲状旁腺分泌甲状旁腺素，有升高血钙，调节钙磷代谢的作用。

五、颈 根 部

(一) 范围

颈根部 (root of neck) 是指颈部、胸部及腋区的过渡区域，由进出胸廓上口的诸结构占据。其前界为胸骨柄，后界为第1胸椎体，两侧为第1肋 (图2-8)。

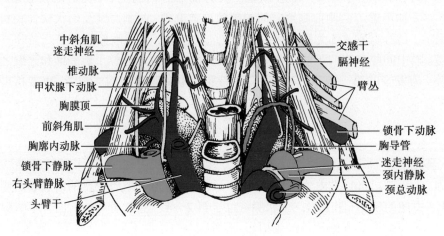

中斜角肌
迷走神经
椎动脉
甲状腺下动脉
胸膜顶
前斜角肌
胸廓内动脉
锁骨下静脉
右头臂静脉
头臂干

交感干
膈神经
臂丛
锁骨下动脉
胸导管
迷走神经
颈内静脉
颈总动脉

图 2-8 颈根部

(二) 内容

1. 胸膜顶 (cupula of pleura) 是肋胸膜与纵隔胸膜向上的延续，突入颈根部，覆盖肺尖，位于锁骨内侧 1/3 上方 2~3cm 处。胸膜顶前方有锁骨下动脉及其分支、前斜角肌、膈神经、迷走神经、锁骨下静脉，左侧还有胸导管颈部跨越；后方有颈交感干和第1胸神经前支；外侧有中斜角肌和臂丛；左内侧有锁骨下静脉和左头臂静脉，右内侧有头臂干、右头臂静脉和气管。

2. 锁骨下动脉 (subclavian artery) 左侧起自主动脉弓，右侧起自头臂干，呈弓形绕过胸膜顶的前上方外行，经斜角肌间隙至第1肋外侧缘延续为腋动脉。锁骨下动脉的主要分支有椎动脉、胸廓内动脉、甲状颈干 (再分为甲状腺下动脉、肩胛上动脉和颈横动脉)、肋颈干 (再分为颈深动脉和最上肋间动脉)。

3. 胸导管 (thoracic duct) 经胸廓上口入颈根部，先沿食管颈部左缘上升，约平第7颈椎高度则弯向外，越过锁骨下动脉、膈神经及前斜角肌之前，颈动脉鞘之后及胸膜顶之上，弯向下内注入左静脉角。左颈干、左锁骨下干及左支气管纵隔干通常注入胸导管末端。

4. 右淋巴导管 (right lymphatic duct) 为一短干，长约1cm，由右颈干、右锁骨下干和右支气管纵隔干汇合而成，注入右静脉角。

5. 锁骨下静脉 (subclavian vein) 自第1肋外侧缘续于腋静脉。在第1肋上面，经锁骨与前斜角肌之间，向内与颈内静脉汇合成头臂静脉。

6. 迷走神经 (vagus nerve) 在颈根部，右迷走神经下行于右颈总动脉与右颈内静脉之间，在锁骨下动脉前面发出右喉返神经，绕经右锁骨下动脉的下面和后方返回颈部。左迷走神经在左颈总动脉和左颈内静脉之间下行入胸腔。

7. 膈神经 (phrenic nerve) 由第3~5颈神经前支的纤维组成，沿前斜角肌的表面，自上外行向内下，在胸膜顶前内侧、迷走神经外侧，穿经锁骨下动、静脉之间进入胸腔。

8. 椎动脉三角 (triangle of vertebral artery) 由前斜角肌、颈长肌和锁骨下动脉围成的三角形区域，其内的主要结构有椎动脉、椎静脉、甲状腺下动脉、胸膜顶、颈交感干及其颈胸神经节等重要结构。

六、颈部淋巴结

颈部的淋巴结和淋巴管较为丰富,除收集头颈部淋巴外,还收集部分胸部和上肢的淋巴。根据颈部淋巴结所在部位和排列方向,可分为环形组和纵形组两大淋巴结群(图2-9)。

(一)颈上部淋巴结

此群淋巴结又称头部淋巴结,位置较浅,位于头、颈部交界处,主要引流头面部淋巴,其输出管直接或间接注入颈外侧深淋巴结群。自后向前包括枕淋巴结、乳突淋巴结、腮腺淋巴结、下颌下淋巴结、颏下淋巴结5群。

(二)颈部淋巴结

位置较深,常沿血管、神经或器官附近纵形排列,其输出管组成颈淋巴干。左、右颈淋巴干分别汇入胸导管或右淋巴导管。主要包括颈前淋巴结及颈外侧淋巴结。

1. 颈前淋巴结 位于颈动脉鞘及舌骨和胸锁乳突肌前缘之间。可分为颈前浅淋巴结和颈前深淋巴结。

(1)颈前浅淋巴结:沿颈前静脉排列,收纳舌骨下区浅淋巴管回流的淋巴,其输出管注入颈外侧下深淋巴结,或直接注入锁骨上淋巴结。

(2)颈前深淋巴结:位于颈部器官周围,包括喉前淋巴结、甲状腺淋巴结、气管前淋巴结和气管旁淋巴结,输出管注入颈外侧深淋巴结。

2. 颈外侧群淋巴结 可分为颈外侧浅淋巴结和颈外侧深淋巴结(图2-9)。

(1)颈外侧浅淋巴结:位于胸锁乳突肌表面,颈外静脉周围,收纳枕、耳后及腮腺淋巴结引流的淋巴,输出管注入颈外侧深淋巴结。

(2)颈外侧深淋巴结:主要沿颈内静脉排列的淋巴结群,上达颅底,下至颈根部。通常以肩胛舌骨肌下腹为界,分为上、下两群。①颈外侧上深淋巴结:位于胸锁乳突肌的深面,颈内静脉上段周围,包括颈内静脉二腹肌淋巴结、颈内静脉肩胛舌骨肌淋巴结;②颈外侧下深淋巴结:延颈内静脉下段排列,包括颈内静脉肩胛舌骨肌淋巴结、锁骨上淋巴结、咽后淋巴结。

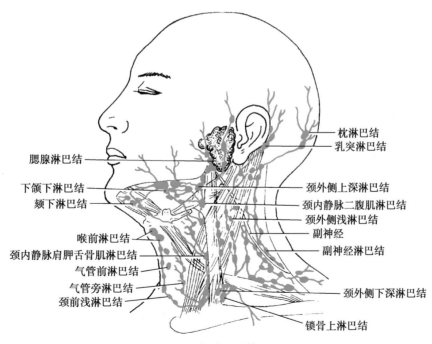

图2-9 头颈部的淋巴管和淋巴结

(徐 飞 纪长伟)

第四节 颈部影像解剖

一、X 线影像解剖

颈部正位像上（图 2-10），颈部软组织因与颈椎影像重叠，而难以显示。仅喉及气管因含气体，在中线上显示为宽带状透明的喉腔、气管轮廓，上段为喉腔、下段为气管（trachea），两者以第6颈椎下缘为界。喉软骨若发生钙化可显示轮廓。

颈部侧位像上（图 2-11），第 1～7 颈椎呈自然前凸的弧线，椎体前缘软组织为咽后壁与喉咽部、食管起始部。

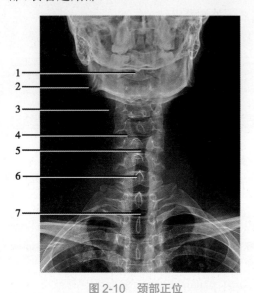

图 2-10　颈部正位
1. 齿状突　2. 下颌角　3. 横突　4. 钩椎关节
5. 喉咽腔　6. 棘突　7. 气管

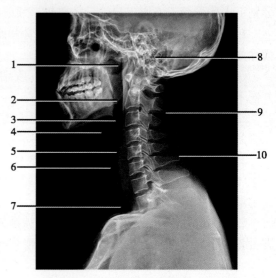

图 2-11　颈部侧位
1. 鼻咽腔　2. 下颌角　3. 会厌　4. 舌骨
5. 甲状软骨　6. 喉部　7. 气管　8. 乳突
9. 第 2 颈椎棘突　10. 第 6 脊柱棘突

二、CT 影像解剖

（一）横断面

1. 经鼻咽层面　此层面（图 2-12）主要显示上颌窦中部及鼻咽部结构。鼻咽两侧壁可见咽鼓管圆枕对称性突入咽腔内，其前方可见咽鼓管咽口，鼻咽腔通过咽鼓管咽口、咽鼓管与中耳鼓室相通。咽鼓管圆枕后上方与咽后壁之间有一凹陷称咽隐窝，呈闭塞或裂隙状，咽隐窝是鼻咽癌的好发部位，癌肿常向前侵蚀咽鼓管咽口，使中耳腔压力降低，腔内积液，导致分泌性中耳炎。咽隐窝外侧后方为脂肪间隙，称咽旁间隙，其后方可见颈内动脉和颈内静脉，寰椎前弓前方为头长肌。鼻咽顶部和后壁移行相连，呈倾斜的圆拱形，常合称顶后壁，此壁黏膜下有丰富的淋巴组织，称咽扁桃体，也称增殖体或腺样体，在儿童时期可呈生理性增大，幼儿时期发育较快，3～6岁时增生最旺盛，10岁左右开始逐渐萎缩。

2. 经软腭层面　该层面（图 2-13）口咽腔呈不规则四边形，其前部主要为下颌骨和舌，下颌支前外侧可见粗大的咬肌，下颌支后侧可见腮腺，腮腺内含有大量脂肪成分，故在 CT 上低密度，其内可见颈外动脉、下颌后静脉及面神经穿过；它们在腮腺内的排列为：下颌后静脉和颈外动脉纵向平行，并位于颈外动脉外侧，面神经主干位于最外侧。软腭前部呈水平位，后部斜向下，称为腭帆，腭帆垂向下的突出称为悬雍垂或腭垂，位于口咽腔前部中央。

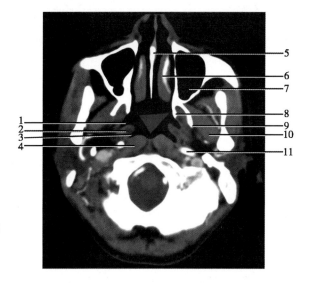

图 2-12　经鼻咽层面横断面图（CT 增强）
1. 咽鼓管咽口　2. 咽鼓管圆枕　3. 咽隐窝
4. 头长肌　5. 鼻中隔　6. 下鼻甲　7. 上颌窦
8. 翼突内侧板　9. 翼突外侧板　10. 翼外肌
11. 颈内动脉　三角形表示鼻咽腔

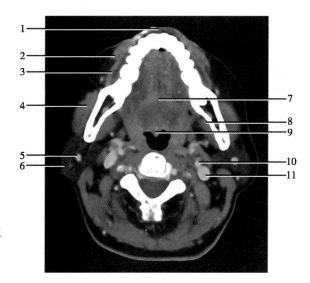

图 2-13　经软腭层面横断面图（CT 增强）
1. 上唇　2. 降口角肌　3. 口轮匝肌　4. 咬肌
5. 下颌后静脉　6. 腮腺　7. 舌　8. 翼内肌
9. 腭垂　10. 颈内动脉　11. 颈内静脉

3. 经口咽层面　该层面（图 2-14）口咽断面近似方形，向前经咽峡通向口腔，后方为咽后壁。口咽上界为软腭，下界为会厌上缘水平。下颌骨断面呈弓形位于前部，构成口的前界，其正后方可见颏舌肌、舌下腺，后内方为颌下间隙及位于其中的下颌下腺。下颌角与胸锁乳突肌之间间隙为腮裂囊肿的好发部位。口咽腔位于层面的中心，其后壁与椎前筋膜之间为咽后间隙。咽侧壁与胸锁乳突肌之间有颈动脉鞘。

4. 经会厌层面（图 2-15）　下颌骨体部呈倒 V 形。下颌下腺位于舌骨两侧，呈卵圆形，位于下颌体下缘及二腹肌前后腹所围成的下颌下三角内，其大小一般仅为腮腺的一半，密度较腮腺高，CT 值约为 30～40Hu，这是由于腺体分泌的唾液较少及包含的脂肪成分较少所致。舌骨呈弧形，位于喉和会厌前方；会厌位于舌骨后面，呈新月形，是喉口前方的弧形稍高密度影。会厌为弹性软骨，钙化少见；会厌两侧为杓会厌皱襞，前方为会厌谷，会厌谷为异物容易停留处。会厌后方为喉咽腔。颈外动脉位于颈内动脉前内侧，颈内静脉位于两者后方。

5. 经舌骨体层面（图 2-16）　舌骨位于下颌骨下方，呈马蹄形。舌骨中间称为体部，向后延伸的长突为大角，向上的短突为小角。舌骨在 CT 图像上是十分重要的一个解剖标志，除了标志喉起始外，舌骨大角后外方常指示颈总动脉分叉起始处。舌骨与下颌骨之间可见颏舌骨肌和下颌舌骨肌，舌骨后外侧为颌下间隙及下颌下腺。舌和下颌骨之间有细长的舌下腺，位于下颌舌骨肌与舌之间的舌下间隙内，因舌下腺体积较小，且密度与舌类似，故正常情况下 CT 扫描常不能良好显示。咽侧壁后外侧为颈动脉鞘及胸锁乳突肌。

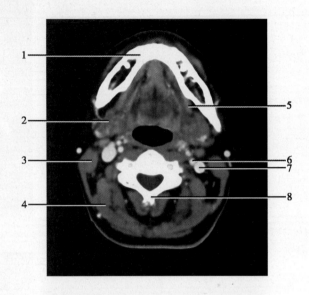

图 2-14 经口咽层面横断面图（CT 增强）
1. 下颌骨　2. 下颌下腺　3. 胸锁乳突肌
4. 头夹肌　5. 下颌舌骨肌　6. 颈内动脉
7. 颈内静脉　8. 棘突

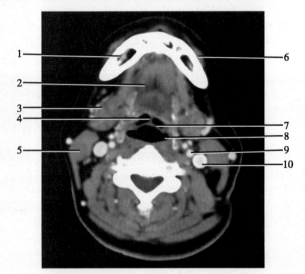

图 2-15 经会厌层面横断面图（CT 增强）
1. 下颌骨　2. 颏舌肌　3. 下颌下腺
4. 杓会厌正中皱襞　5. 胸锁乳突肌
6. 降口角肌　7. 杓会厌皱襞　8. 梨状隐窝
9. 颈内动脉　10. 颈内静脉

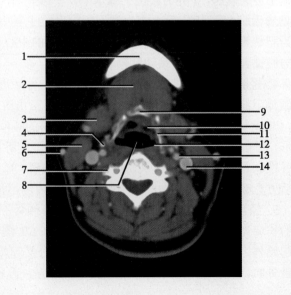

图 2-16 经舌骨层面横断面图（CT 增强）
1. 下颌骨　2. 下颌舌骨肌　3. 下颌下腺
4. 颈外动脉　5. 胸锁乳突肌　6. 颈外静脉
7. 横突　8. 喉前庭　9. 舌骨大角　10. 会厌谷
11. 舌骨大角　12. 梨状隐窝　13. 颈内动脉
14. 颈内静脉

6. 经杓会厌皱襞层面 此层面（图 2-17）两侧甲状软骨板呈倒置的 V 字形，构成喉的侧壁支架。两侧斜行的杓会厌皱襞将喉腔和喉腔外侧的梨状隐窝分隔。杓会厌皱襞起自会厌侧壁，向喉至杓状软骨尖部构成喉前庭两侧壁。在此层面上，位于甲状软骨板后内侧的脂肪间隙为喉旁间隙。

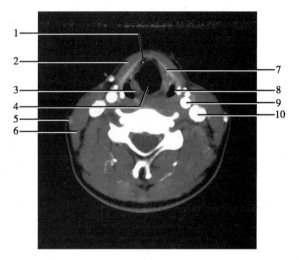

图 2-17　经杓会厌皱襞层面横断面图（CT 增强）
1. 喉旁间隙　2. 甲状舌骨肌　3. 杓会厌皱襞
4. 喉前庭　5. 颈外静脉　6. 胸锁乳突肌
7. 甲状软骨　8. 梨状隐窝　9. 颈总动脉
10. 颈内静脉

7. 经前庭襞层面 此层面（图 2-18）喉腔侧壁上部有一对突入喉腔的黏膜皱襞，即前庭襞，也称作假声带，位于真声带上方。前庭襞连接于甲状软骨前角和杓状软骨声带突上部之间，双侧前庭襞基本对称。两侧前庭襞之间的裂隙称为前庭裂，较声门宽大。胸锁乳突肌深面为颈动脉鞘。

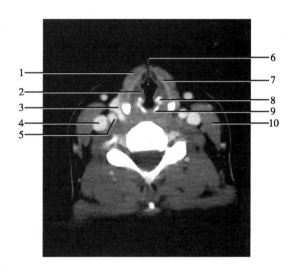

图 2-18　经前庭襞层面横断面图（CT 增强）
1. 甲状舌骨肌　2. 前庭襞（假声带）　3. 甲状腺
4. 颈内静脉　5. 颈总动脉　6. 声门上区
7. 甲状软骨　8. 杓状软骨　9. 环状软骨
10. 胸锁乳突肌

8. 经声襞层面 此层面（图 2-19）上声襞（也称声带）呈带状，位于咽腔侧壁，是声带癌最好发的部位。两侧声襞前端融合处为前联合，前联合增厚常提示肿瘤浸润。两侧声襞之间为声门裂，即声门，为两侧声襞和杓状软骨之间的裂隙，是喉腔中最狭窄的部分。声门处黏膜下组织较疏松，炎症时容易出现水肿，特别是儿童常出现喉头水肿引起喉阻塞，导致呼吸困难甚至窒息。颈动脉鞘内颈内静脉位于后外侧，颈总动脉位于前内侧，两者之间的后方为迷走神经。

9. 经环状软骨层面（图 2-20）　环状软骨居前部中央，呈印戒状，由高约 2～3cm 的后软骨板与高约 5～7mm 的前弓构成，前窄后宽、后高前低，成人环状软骨常有完整的钙化或骨化。环状软骨所围绕的圆形透亮影为喉下腔（声门下腔），下通气管。环状软骨弓的前方软组织为舌骨下肌群,外后方是甲状腺两侧叶。环状软骨板后方为咽与食管移行部。甲状腺的后外侧为颈总动脉和颈内静脉,胸锁乳突肌位于它们的外侧。

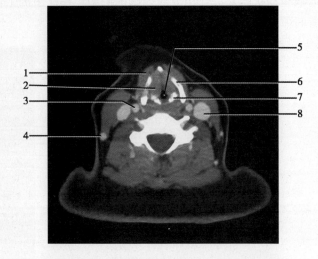

图 2-19　经声襞层面横断面图(CT 增强)
1. 甲状舌骨肌　2. 声带　3. 颈总动脉
4. 颈外静脉　5. 声门　6. 甲状软骨
7. 环状软骨　8. 颈内静脉

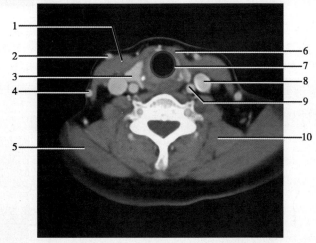

图 2-20　经环状软骨层面横断面图(CT 增强)
1. 胸锁乳突肌　2. 颈前静脉　3. 甲状腺
4. 颈外静脉　5. 斜方肌　6. 胸骨舌骨肌
7. 环状软骨　8. 颈内静脉　9. 颈总动脉
10. 肩胛提肌

10. 甲状腺峡部层面(图 2-21)　甲状腺由左、右两侧叶和两者间的峡部构成,位于环状软骨下缘,平扫时密度较高,CT 值约 120Hu 左右,甲状腺血供非常丰富,静脉注射对比剂后显著强化。

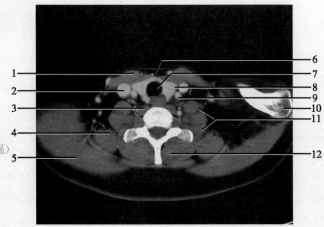

图 2-21　经甲状腺峡部层面横断面图(CT 增强)
1. 胸锁乳突肌　2. 颈内静脉　3. 颈长肌
4. 肩胛提肌　5. 斜方肌　6. 甲状腺峡部
7. 气管　8. 甲状腺　9. 颈总动脉
10. 锁骨肩峰端　11. 斜角肌　12. 颈半棘肌

（二）矢状面

1. 正中矢状面　咽上达颅底，下缘在环状软骨下缘与食管相通。颈部正中矢状面（图2-22）可清晰显示口咽、喉咽内的结构及其和周围结构的毗邻关系。喉咽内以室带（假声带）和声带分隔，室带以上部分称喉前庭，声带以下称声门下腔，两者之间狭长的间隙称为喉室。

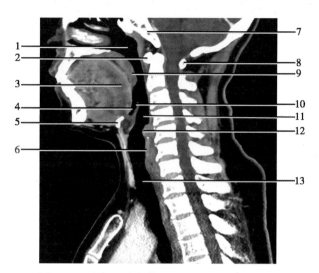

图2-22　颈部正中矢状面图（CT增强重建图像）

1. 鼻咽　2. 寰椎前弓　3. 舌根　4. 会厌谷　5. 舌骨　6. 环状软骨　7. 斜坡
8. 寰椎后弓　9. 软腭　10. 会厌　11. 喉咽　12. 杓状软骨　13. 气管

2. 经颈动脉分叉处矢状面　在此层面（图2-23）上清晰显示颈总动脉分成前部的颈外动脉和后部的颈内动脉，下颌下腺位于下颌体下缘及二腹肌前、后腹所围成的下颌下三角内，其密度等于或稍低于肌肉组织。

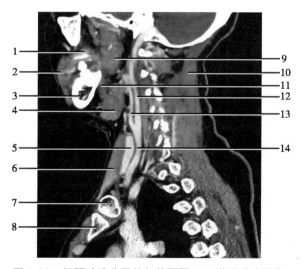

图2-23　经颈动脉分叉处矢状面图（CT增强重建图像）

1. 颊肌　2. 口轮匝肌　3. 下颌骨　4. 下颌下腺　5. 甲状腺　6. 胸锁乳突肌
7. 锁骨　8. 胸骨柄　9. 翼外肌　10. 头夹肌　11. 翼内肌　12. 颈内动脉
13. 颈外动脉　14. 颈总动脉

3. 经胸锁乳突肌矢状面　该层面（图2-24）靠颈部外侧，前上部可见咬肌、下颌支及颞下颌关节，上部可见含气的乳突小房，其下方可见低密度腮腺，后上方可见头下斜肌；胸锁乳突肌呈条状由前下斜行向后上方。

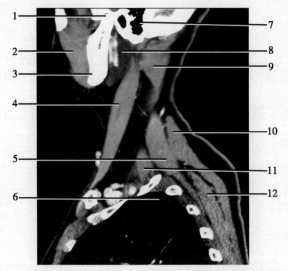

图 2-24　经胸锁乳突肌矢状面图（CT增强重建图像）
1. 颞下颌关节　2. 咬肌　3. 下颌骨　4. 胸锁乳突肌
5. 后斜角肌　6. 肺尖　7. 乳突　8. 腮腺　9. 头下斜肌
10. 斜方肌　11. 中斜角肌　12. 菱形肌

（三）冠状面

1. 垂直于喉室中部的冠状面　在此层面（图2-25）上，会厌软骨在黑色的气腔内，呈"八"字拱形突入口咽，其下是喉咽。会厌软骨外侧与口咽侧壁间的腔隙即为会厌谷。与会厌软骨下部相连的是杓会厌皱襞，皱襞外与喉咽壁间的三角形腔隙称梨状隐窝。杓会厌皱襞下部可见向腔内突出的前庭襞（室带的组成部分），其下方的另一个突起是声襞，两个突起之间的梭形隐窝就是喉室，为喉中间腔向两侧的延伸。前庭襞、杓会厌皱襞和会厌软骨所围成的腔隙是喉前庭。

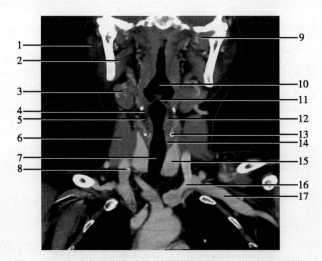

图 2-25　经垂直于喉室中部的冠状面图（CT增强重建图像）
1. 腮腺　2. 翼内肌　3. 下颌下腺　4. 杓会厌皱襞　5. 梨状窝　6. 胸锁乳突肌
7. 气管　8. 颈内静脉　9. 翼外肌　10. 口咽　11. 会厌　12. 杓状软骨
13. 甲状软骨　14. 环状软骨　15. 甲状腺　16. 头臂静脉　17. 左锁骨下静脉

2. 经腮腺内下颌后静脉冠状面　该层面（图2-26）主要显示较低密度腮腺位于外上方，下颌后静脉较垂直穿过其内将其分为深、浅两部分；下方层面显示居外侧的胸锁乳突肌，居内侧的颈总动脉，两者之间可见粗大的颈内静脉，两侧常不等大，变异较大。

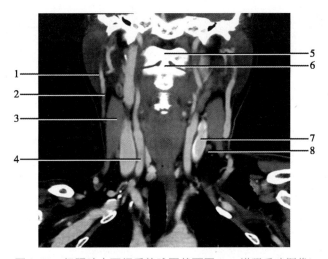

图 2-26　经腮腺内下颌后静脉冠状面图（CT 增强重建图像）

1. 腮腺　2. 下颌后静脉　3. 胸锁乳突肌　4. 颈总动脉　5. 寰椎前弓
6. 枢椎齿状突　7. 颈内静脉　8. 颈部正常小淋巴结

三、MRI 影像解剖

（一）横断面

1. 经鼻咽层面　此层面（图 2-27）主要显示鼻咽腔及其毗邻结构。鼻咽顶部黏膜厚度一般不超过 1cm，鼻咽两侧壁可见咽鼓管圆枕，咽隐窝多呈裂隙状。

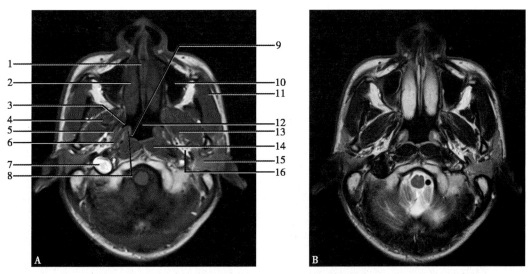

图 2-27　经鼻咽层面 MRI 横断面图
A. T_1WI；B. T_2WI

1. 鼻中隔　2. 下鼻甲　3. 咽鼓管咽口　4. 翼外肌　5. 腭帆张肌　6. 腭帆提肌　7. 颈内静脉
8. 咽鼓管圆枕　9. 咽隐窝　10. 上颌窦　11. 咬肌　12. 鼻咽腔　13. 翼内肌　14. 头长肌
15. 腮腺　16. 咽旁间隙

2. 经软腭层面　此层面（图 2-28）软腭位于口咽腔前部中央。口咽两侧壁为腭扁桃体，淋巴结组织丰富。腮腺位于面部两侧，外耳道前下方，富含脂肪，故在 T_1WI 和 T_2WI 上均为高信号，常以下颌后静脉作为腮腺浅、深叶的分界标志。

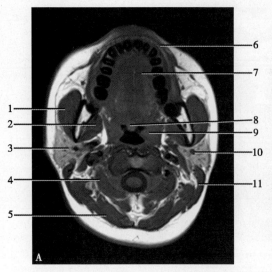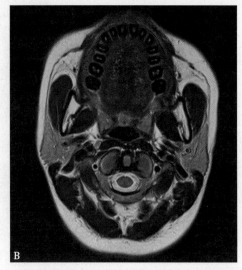

图 2-28　经软腭层面 MRI 横断面图

A. T$_1$WI；B. T$_2$WI

1. 咬肌　2. 翼内肌　3. 腮腺　4. 头下斜肌　5. 头半棘肌　6. 口轮匝肌　7. 颏舌肌　8. 腭垂
9. 腭扁桃体　10. 下颌后静脉　11. 胸锁乳突肌

3. 经口咽层面（图 2-29）　口咽腔上续鼻咽部，向前通喉咽部。口咽的前壁主要为舌根部，舌根的后下方有会厌，两者之间有 3 条黏膜皱襞，正中的一条为舌会厌皱襞，两侧各有一条舌会厌外侧襞，两者外侧襞与正中襞之间的凹陷称为会厌谷。口咽侧壁为腭扁桃体。

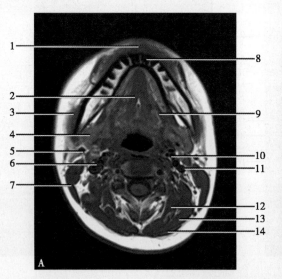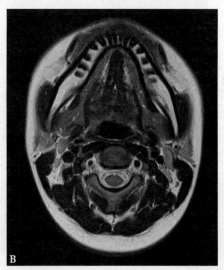

图 2-29　经口咽层面 MRI 横断面图

A. T$_1$WI；B. T$_2$WI

1. 口轮匝肌　2. 颏舌肌　3. 咬肌　4. 下颌下腺　5. 下颌后静脉　6. 颈内动脉　7. 胸锁乳突肌
8. 下颌骨牙槽　9. 舌骨舌肌　10. 颈外动脉　11. 颈内静脉　12. 头半棘肌　13. 头夹肌　14. 斜方肌

4. 经会厌层面（图 2-30）　下颌下腺在 T$_1$WI 和 T$_2$WI 上信号稍高于肌肉，位于下颌体部下缘以及二腹肌前后腹所围成的下颌下间隙内。会厌两侧为杓会厌皱襞，前方为会厌谷，后方为喉咽腔。

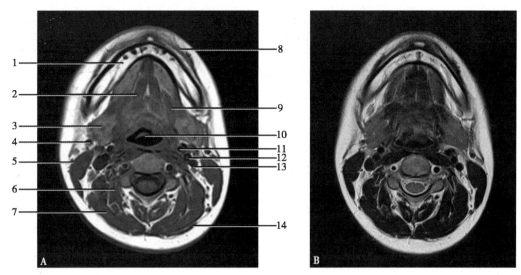

图 2-30 经会厌层面 MRI 横断面图

A. T₁WI；B. T₂WI

1. 下颌骨 2. 颏舌肌 3. 下颌下腺 4. 下颌后静脉 5. 胸锁乳突肌 6. 头半棘肌 7. 头夹肌

8. 降口角肌 9. 下颌舌骨肌 10. 会厌 11. 颈外动脉 12. 颈内动脉 13. 颈总静脉 14. 斜方肌

5. 经舌骨体层面 此层面（图 2-31）舌骨呈弧形，中间为体部，向后外延伸的长突称为大角，向上的短突称为小角。

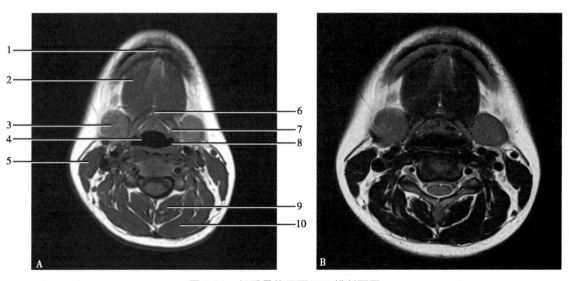

图 2-31 经舌骨体层面 MRI 横断面图

A. T₁WI；B. T₂WI

1. 下颌骨 2. 下颌舌骨肌 3. 下颌下腺 4. 杓会厌皱襞 5. 胸锁乳突肌 6. 舌骨体部 7. 舌骨大角

8. 梨状隐窝 9. 颈半棘肌 10. 头半棘肌

6. 经杓会厌皱襞层面（图 2-32） 连接杓状软骨尖和会厌软骨的黏膜皱襞称为杓会厌皱襞，其外侧为梨状隐窝。

7. 经前庭襞层面（图 2-33） 前庭襞即为假声带，位于喉腔侧壁并上突入腔内的黏膜皱襞，它连接于甲状软骨前角和杓状软骨声带突之间，内含室韧带、肌纤维和黏膜。两侧前庭襞之间的裂隙即为前庭裂，位于声门裂上方并较声门裂宽。

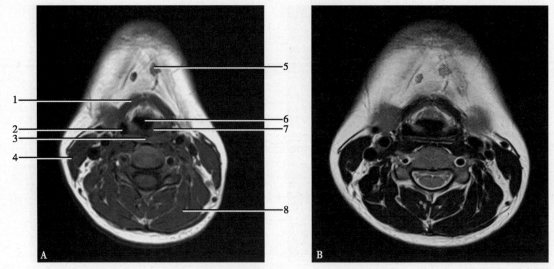

图 2-32　经杓会厌皱襞层面 MRI 横断面图

A. T$_1$WI；B. T$_2$WI

1. 甲状软骨　2. 梨状隐窝　3. 咽下缩肌　4. 胸锁乳突肌　5. 颏下淋巴结　6. 喉前庭　7. 杓会厌皱襞
8. 头半棘肌

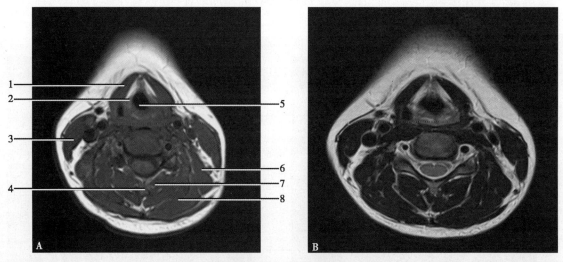

图 2-33　经前庭襞层面 MRI 横断面图

A. T$_1$WI；B. T$_2$WI

1. 甲状软骨板　2. 假声带　3. 胸锁乳突肌　4. 棘突　5. 前庭裂　6. 肩胛提肌　7. 颈棘肌　8. 颈半棘肌

8. 经声襞层面（图 2-34）　声门为两侧声襞和杓会厌软骨之间的裂隙，是喉腔最狭窄的部分，呈带状，两侧声带前端融合成前联合，声带在 T$_1$WI 和 T$_2$WI 上均呈中等信号，较肌肉信号高。甲状软骨、环状软骨和杓状软骨均为透明软骨，含有胶原蛋白和较高密度质子，在 T$_1$WI 和 T$_2$WI 上均为中等至高信号，若软骨发生钙化，显示为极低信号。

9. 经环状软骨层面（图 2-35）　环状软骨呈卵圆形，为透明软骨。环状软骨弓的上缘与甲状软骨下缘之间为环甲膜，环状软骨下缘与第一气管环相连。声门裂平面以下至环状软骨下缘的喉腔称为声门下腔。

10. 经甲状腺峡部层面　此层面（图 2-36）上甲状腺两侧叶在气管前方通过峡部相连。

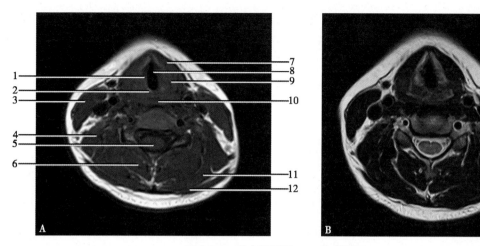

图 2-34　经声襞层面 MRI 横断面图

A. T$_1$WI；B. T$_2$WI

1. 声带　2. 杓状软骨　3. 胸锁乳突肌　4. 肩胛提肌　5. 颈髓　6. 颈棘肌　7. 胸骨舌骨肌　8. 声门
9. 甲状软骨　10. 咽下缩肌　11. 颈半棘肌　12. 斜方肌

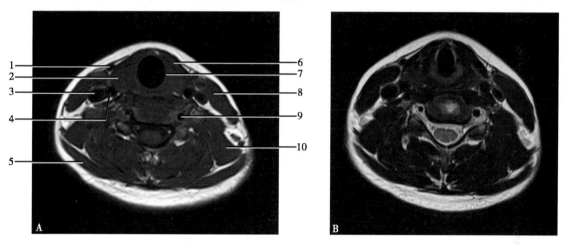

图 2-35　经环状软骨层面 MRI 横断面图

A. T$_1$WI；B. T$_2$WI

1. 颈前静脉　2. 甲状腺　3. 颈内静脉　4. 颈总动脉　5. 斜方肌　6. 胸骨舌骨肌　7. 环状软骨
8. 胸锁乳突肌　9. 椎动脉　10. 肩胛提肌

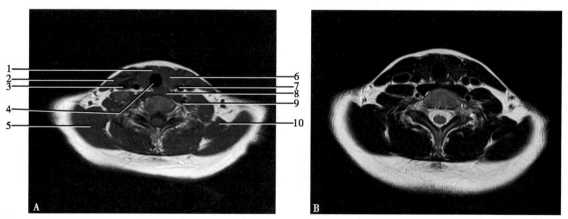

图 2-36　经甲状腺峡部层面 MRI 横断面图

A. T$_1$WI；B. T$_2$WI

1. 甲状腺峡部　2. 胸锁乳突肌　3. 颈内静脉　4. 气管　5. 斜方肌　6. 甲状腺　7. 颈总动脉　8. 食管
9. 椎动脉　10. 肩胛提肌

（二）矢状面

1. 颈部正中矢状面　此层面（图 2-37）可显示咽全长，上达颅底，下至环状软骨下缘。腭呈穹窿状，分为前 2/3 硬腭和后 1/3 的软腭，软腭信号与肌肉类似，硬腭为骨质信号。舌肌呈低信号，肌间有脂肪间隙，呈高信号，此层面显示舌较为理想。

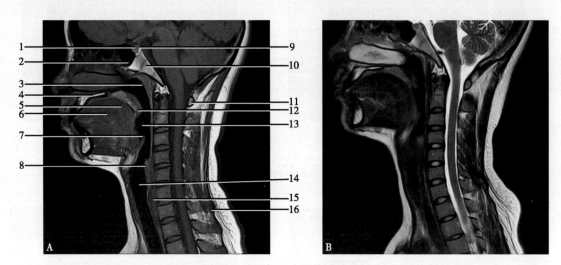

图 2-37　经颈部正中矢状面 MRI 图

A. T$_1$WI；B. T$_2$WI

1. 腺垂体　2. 蝶窦　3. 鼻咽腔　4. 硬腭　5. 舌上纵肌　6. 舌横肌　7. 会厌　8. 杓横肌、杓斜肌
9. 神经垂体　10. 斜坡　11. 环状后弓　12. 软腭　13. 口咽腔　14. 喉咽腔　15. 食管　16. 棘突

2. 经颈动脉分叉处矢状面　在此层面（图 2-38）上清晰显示颈总动脉分成前部的颈外动脉和后部的颈内动脉，在 T$_1$WI 和 T$_2$WI 上呈流空信号；下颌下腺位于下颌体下缘及二腹肌前、后腹所围成的下颌下三角内，其信号在 T$_1$WI 和 T$_2$WI 上均高于肌肉组织。

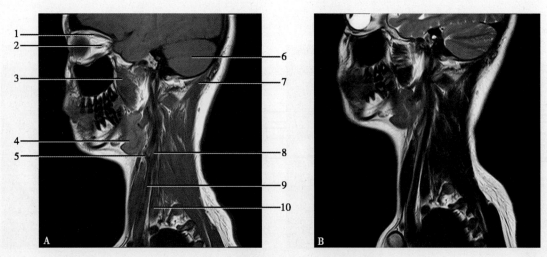

图 2-38　经颈动脉分叉处矢状面 MRI 图

A. T$_1$WI；B. T$_2$WI

1. 上直肌　2. 视神经　3. 翼内肌　4. 下颌下腺　5. 颈外动脉　6. 小脑　7. 头半棘肌　8. 颈内动脉
9. 颈总动脉　10. 颈内静脉

3. 经胸锁乳突肌矢状面 该层面（图 2-39）靠颈部外侧，前上部可见咬肌、下颌支及颞下颌关节，上部充气的乳突小房在 T_1WI 和 T_2WI 均为极低信号，其下方可见腮腺。

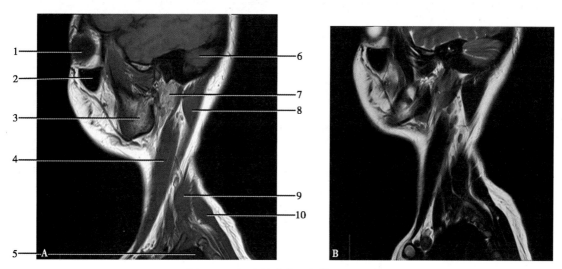

图 2-39 经胸锁乳突肌矢状面 MRI 图

A. T_1WI；B. T_2WI

1. 眼球　2. 上颌窦　3. 下颌骨　4. 胸锁乳突肌　5. 肺尖　6. 小脑　7. 腮腺　8. 头下斜肌　9. 后斜肌
10. 斜方肌

（三）冠状面

1. 经垂直于喉室中部冠状面 此层面（图 2-40）从上到下清晰显示鼻咽、口咽和喉咽。

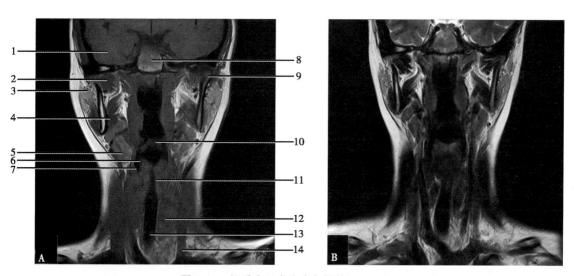

图 2-40 经垂直于喉室中部冠状面 MRI 图

A. T_1WI；B. T_2WI

1. 颞叶　2. 翼外肌　3. 腮腺　4. 翼内肌　5. 下颌下腺　6. 杓会厌皱襞　7. 梨状隐窝　8. 斜坡　9. 下颌头
10. 会厌　11. 杓状软骨　12. 甲状腺　13. 气管　14. 颈内静脉

2. 经腮腺内下颌后静脉冠状面 该层面（图 2-41）显示主要显示较高信号的腮腺位于外上方，下颌后静脉较垂直穿过其内将其分为深、浅两部分；下方层面显示居外侧的胸锁乳突肌，居内侧的颈总动脉，两者之间可见粗大的颈内静脉。

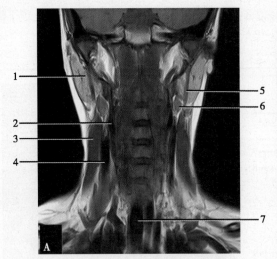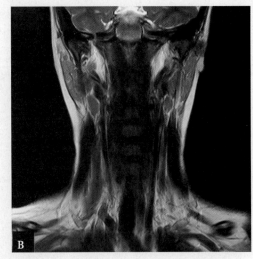

图 2-41　经腮腺内下颌后静脉冠状面 MRI 图

A. T_1WI; B. T_2WI

1. 腮腺　2. 颈内动脉　3. 胸锁乳突肌　4. 颈内静脉　5. 下颌后静脉　6. 淋巴结　7. 气管

（李　庆　王　冰）

第五节　颈部血管影像解剖

　　颈总动脉是颈部的主要动脉干，左侧发自主动脉弓，右侧起自头臂干。二者行走于颈动脉间隙，经胸锁关节后方，沿食管、气管和喉的外侧，颈内静脉内侧，上行至甲状软骨上缘平面分为颈内动脉、颈外动脉。其中颈外动脉向前依次发出甲状腺上动脉、舌动脉和面动脉；向后依次发出胸锁乳突肌动脉、枕动脉和耳后动脉；向内侧壁发出咽升动脉、上颌动脉和颞浅动脉。椎动脉是行经颈部的又一重要动脉，左、右侧椎动脉分别起自左、右侧锁骨下动脉，上行穿第 6 至第 1 颈椎横突孔，经寰椎横突孔上面弯向内，绕过寰椎后方，穿寰枕后膜及硬脊膜经枕骨大孔入颅。颈部静脉收集头颈部静脉血，注入同侧颈内静脉及锁骨下静脉，然后在胸锁关节后方汇合成头臂静脉，左、右头臂静脉再汇合成上腔静脉（图 2-42～图 2-47）。

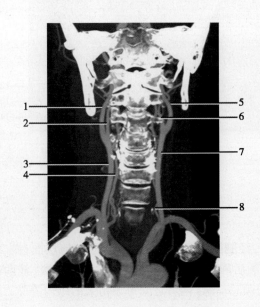

图 2-42　颈部动脉 CTA MIP 成像

1. 右侧颈内动脉　2. 右侧颈外动脉

3. 右侧颈总动脉　4. 右侧椎动脉

5. 左侧颈内动脉　6. 左侧颈外动脉

7. 左侧颈总动脉　8. 左侧椎动脉

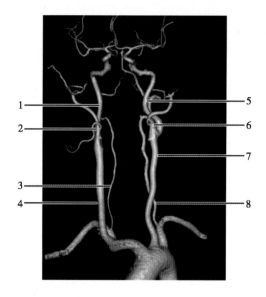

图 2-43　颈部动脉 CTA VR 成像
1. 右侧颈内动脉　2. 右侧颈外动脉
3. 右侧椎动脉　4. 右侧颈总动脉
5. 左侧颈内动脉　6. 左侧颈外动脉
7. 左侧颈总动脉　8. 左侧椎动脉

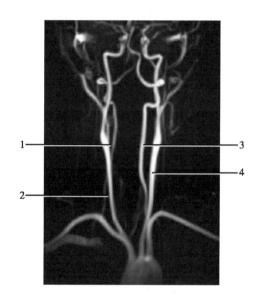

图 2-44　颈部动脉 CE-MRA 成像正位
1. 右侧椎动脉　2. 右侧颈总动脉
3. 左侧椎动脉　4. 左侧颈总动脉

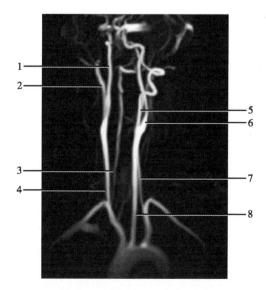

图 2-45　颈部动脉 CE-MRA 成像斜位
1. 右侧颈内动脉　2. 右侧颈外动脉
3. 右侧椎动脉　4. 右侧颈总动脉
5. 左侧颈外动脉　6. 左侧颈内动脉
7. 左侧椎动脉　8. 左侧颈总动脉

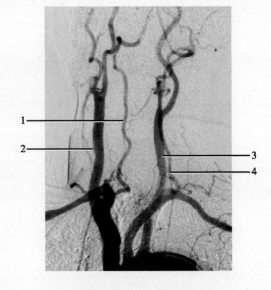

图 2-46　弓上血管整体 DSA 图
1. 右侧椎动脉　2. 右侧颈总动脉
3. 左侧颈总动脉　4. 左侧椎动脉

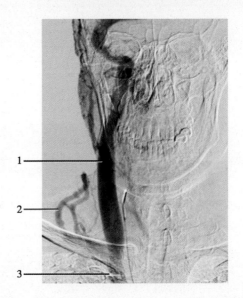

图 2-47　颈内静脉 DSA 图
1. 右侧颈内静脉　2. 右颈部浅表静脉
3. 右侧头臂静脉

（李　庆　王　冰）

第三章

胸　部

第一节　概　述

一、境界与分区

胸部（thorax）上界自颈静脉切迹、锁骨上缘、肩峰至第 7 颈椎棘突的连线。下界自剑胸结合向两侧沿肋弓、第 11 肋前端、第 12 肋下缘至第 12 胸椎棘突的连线。

胸壁（thoracic wall）分为胸前区、胸外侧区、胸背区三部分。胸前区（胸前部）界于前正中线和腋前线之间。胸外侧区（胸外侧部）位于腋前线与腋后线之间。胸背区是脊柱区的一部分，位于腋后线与后正中线之间。胸腔（thoracic cavity）分为三部，即中部的纵隔及容纳肺和胸膜囊的左、右部。

二、标志性结构

1. 颈静脉切迹平面　后方平对第 2、3 胸椎之间，左、右头臂静脉通常于此平面内合成。

2. 胸骨角平面　是胸部的重要平面，其标志性意义主要有：①是上、下纵隔的分界平面；②后方平对第 4 胸椎下缘；③平对主动脉弓的起端和止端；④出现气管杈；⑤奇静脉弓在此平面内，并向前汇入上腔静脉；⑥左主支气管于此平面与食管交叉；⑦是胸导管由右转向左行的平面；⑧通过第 2 胸肋关节，为计数肋的标志性平面。

3. 剑突　剑胸结合平面，后方平对第 9 胸椎；剑突上端两侧与第 7 肋骨相接。

4. 肋和肋间隙　根据肋骨及其间隙的标志可定位显示心脏的结构：①平第 2 肋间断面，可见二腔（右心房、右心室）、一口（肺动脉口）；②平第 3 肋断面，可见三腔（左、右心房与右心室）、二口（主、肺动脉口）；③平第 3 肋间断面，可见四腔（左、右心房与左、右心室）、一口（主动脉口）；④平第 4 肋至第 4 肋间断面，可见四腔（左、右心房和左、右心室）、二口（左、右房室口）；⑤平第 5 肋断面，可见三腔（右心房、左、右心室）；⑥平第 5 肋间断面，可见二腔（左、右心室）。

三、胸部结构的配布特点

胸部由胸壁、胸腔及其内容物组成。胸壁以胸廓为支架，外部覆以皮肤、筋膜和肌肉等软组织，内面衬胸内筋膜。胸壁和膈围成胸腔。胸腔两侧部容纳肺和胸膜囊，中部为纵隔，有心、出入心的大血管、食管和气管等组织结构。

（黄　飞　纪长伟）

第二节　胸部影像表现特点

一、X 线表现特点

胸部肺组织内含丰富气体，使肺脏与邻近组织形成良好的天然对比，以及致密的骨骼与周邻组织对比明显，因而常规 X 线胸部检查是肺部和胸部骨骼病变的首选检查方法。但胸部 X 线平片是重叠的影像，是三维物体的二维平面投影，有大约 20% 区域的病变被遮挡容易漏诊，尤其纵隔内结构相互重叠难以分辨。

二、CT 表现特点

在 CT 显示的层面上，组织器官不重叠，对 X 线平片不易显示的区域，可以清楚显示。如可以显示细小血管等肺内结构，增强检查还可对血管、心腔和其他结构进行明确区分。

三、MRI 表现特点

目前常规磁共振平扫和增强在肺实质的成像尚不理想，整个肺实质的影像基本上呈无信号的图像。气管与主支气管内为流动的气体，质子密度很低，因而无 MRI 信号；而管腔周围由脂肪衬托，故能较好地显示出气管与主支气管的形态和走行。心脏大血管的流空效应及脂肪组织所特有的信号强度，使 MRI 在显示纵隔结构上具有明显的优势。此外，科学家正在积极探索超级化氙 -129 肺部磁共振成像技术，用于改善肺实质成像和提供肺部气 - 气交换和气 - 血交换功能指标。

（周志刚）

第三节　胸　部　解　剖

一、纵　　隔

（一）概述

1. 位置与境界　纵隔（mediastinum）是左、右纵隔胸膜之间的器官、结构及结缔组织的总称。位于胸腔正中偏左，分隔左、右胸膜腔。纵隔前界为胸骨和肋软骨内侧部，后界为脊柱胸段，两侧为纵隔胸膜，上为胸廓上口，下为膈。

2. 分区　四分法最常用，以胸骨角至第 4 胸椎体下缘的平面为界，将纵隔分为上纵隔和下纵隔。下纵隔又以心包的前、后壁为界分为前、中、后纵隔。胸骨与心包前壁之间为前纵隔，心包后壁与脊柱之间为后纵隔，心包、出入心的大血管和心所占据的区域为中纵隔（图 3-1）。

（二）上纵隔

上纵隔（superior mediastinum）由前至后大致分为三层。前层（胸腺 - 静脉层）主要有胸腺，左、右头臂静脉和上腔静脉；中层（动脉层）有主动脉弓及其三大分支、膈神经和迷走神经；后层有食管、气管、胸导管和左喉返神经等（图 3-2）。

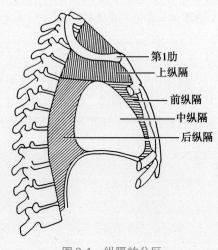

第1肋
上纵隔
前纵隔
中纵隔
后纵隔

图 3-1　纵隔的分区

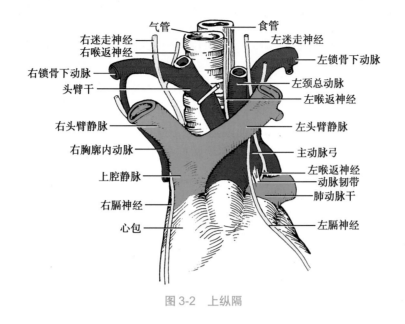

图 3-2　上纵隔

（三）下纵隔

下纵隔（inferior mediastinum）分为前、中、后纵隔。

1. 前纵隔　前纵隔（anterior mediastinum）位于心包前壁与胸骨体之间的窄隙，内有胸膜囊前部、胸腺或胸腺遗迹下部、纵隔前淋巴结、疏松结缔组织以及胸骨心包韧带。

2. 中纵隔　中纵隔（middle mediastinum）是以心包前、后壁为界的区域，内含心、心包、出入心的大血管根部、膈神经、心包膈血管、奇静脉弓、心神经丛及淋巴结等（图 3-3）。

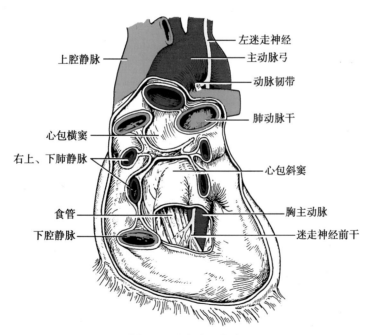

图 3-3　心包和心包窦

心包内近心底处出入心的大血管有起始左心室的升主动脉、右心室的肺动脉干以及汇入右心房的上腔静脉和下腔静脉、汇入左心房的肺上静脉和肺下静脉。升主动脉居中，其左前方有肺动脉，右侧为上腔静脉，右后下方为下腔静脉。右肺上、下静脉位于上腔静脉和右心房的后方，左肺上、下静脉在胸主动脉的前方向内行，汇入左心房。

3. 后纵隔 后纵隔（posterior mediastinum）是指位于胸骨角平面以下、膈以上、心包后壁与下部胸椎之间的部分。在后纵隔内，上、下纵行排列的器官有食管、胸导管、胸主动脉、奇静脉、半奇静脉、副半奇静脉、迷走神经、内脏大小神经、胸交感干以及纵隔后淋巴结。

食管全长有三个生理性狭窄，狭窄范围约为 1.5～1.7cm，除第 1 狭窄位于颈部（咽和食管交界处）外，其余 2 个狭窄均位于胸部，即与左主支气管相交处（第 2 个狭窄）和穿膈的食管裂孔处（第 3 个狭窄）。第 2 狭窄位于胸骨角平面或第 4、5 胸椎间水平，由于主动脉弓从其左壁和左主支气管从其前方跨过所致，故又称支气管 - 主动脉狭窄。

二、肺

肺（lung）位于胸腔内、纵隔两侧，左右各一，借肺根和肺韧带与纵隔相连。左肺由斜裂（oblique fissure）将左肺分为上、下二叶。右肺由斜裂和水平裂（horizontal fissure）将右肺分为上、中、下三叶。

（一）肺门

肺门（hilum of lung）为两肺纵隔面中部的凹陷，又称第一肺门，有主支气管、肺动静脉、支气管动静脉、淋巴管和肺丛等出入。各肺叶的叶气支管和肺血管的分支或属支等结构出入肺叶处，称第二肺门（图 3-4）。

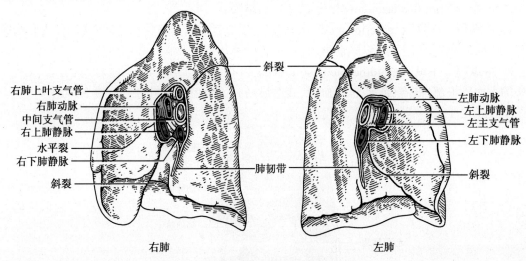

图 3-4　肺与肺门结构

（二）肺根

肺根（root of lung）为出入肺门各结构的总称，外包以胸膜。肺根主要结构的位置关系有一定规律，由前向后为肺上静脉、肺动脉、主支气管和肺下静脉；自上而下，左肺根依次为肺动脉、主支气管、肺上静脉和肺下静脉；右肺根为上叶支气管、肺动脉、中下叶支气管、肺上静脉和肺下静脉。此外，两肺门处尚有数个支气管肺门淋巴结（bronchopulmonary hilar lymph nodes），也称肺门淋巴结。

（三）肺段

每个肺段支气管的分支与其所属的肺组织构成一个肺段，亦称支气管肺段（bronchopulmonary segments）。依肺段支气管的分布，左、右肺通常各有 10 个段。左肺上叶的尖段和后段支气管以及下叶内侧底段和前底段支气管常共干，因此左肺也可分为 8 个肺段（图 3-5、表 3-1）。

1. 右肺肺段 比较恒定，可分为 10 个段。上叶 3 个段：尖段（S1）为右肺尖的部分，常以第一肋压迹和尖前切迹的平面与前段和后段分界；后段（S2）位于右肺尖下方的后外侧部；前段（S3）位于右肺尖下方的前内侧部。中叶 2 个段：外侧段（S4）位于中叶的外侧部；内侧段（S5）位于中叶内侧部。下叶 5 个段：上段（S6）位于下叶的上部，为下叶中最大的一段；内侧底段（S7）位于下叶的内下部；前底段（S8）位于下叶的前下部；外侧底段（S9）位于下叶下部的后外侧；后底段（S10）位于下叶的后下部。

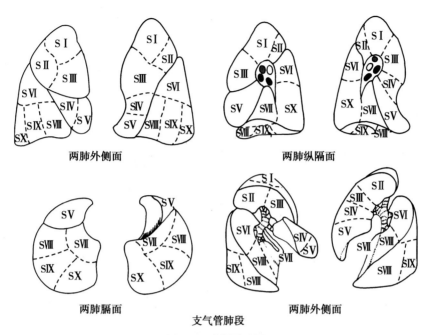

两肺外侧面　　　　　　　　两肺纵隔面

两肺膈面

支气管肺段

两肺外侧面

图 3-5　肺段模式图

表 3-1　肺段的名称

	右肺	左肺
上叶	尖段（S1）	尖后段（S1＋2）
	后段（S2）	前段（S3）
	前段（S3）	上舌段（S4）
		下舌段（S5）
中叶	外侧段（S4）	
	内侧段（S5）	
下叶	上段（S6）	上段（S6）
	内侧底段（S7）	内前底段（S7＋8）
	前底段（S8）	外侧底段（S9）
	外侧底段（S9）	后底段（S10）
	后底段（S10）	

2. 左肺肺段　左肺常分为 8 个肺段。上叶分 4 个段：尖后段（S1＋2）包括肺尖及上叶的后上部；前段（S3）位于上叶上部的前下部、尖后部的前下方，为尖前切迹与第一心切迹之间的区域；上舌段（S4）位于上叶下部（舌叶）的上半部；下舌段（S5）位于上叶的最下部。下叶分 4 个段：上段（S6）位于下叶的上部；内前底段（S7＋8）位于下叶下部的前内侧部；外侧底段（S9）位于下叶基底的后外侧部；后底段（S10）位于下叶的后下部。

（四）肺内管道

支气管、肺动脉和肺静脉是肺内的主要管道结构。

1. 支气管　气管分为左、右主支气管。右主支气管较短粗，与气管方向较为一致，入右肺门后，发出短的上叶支气管，本干下行进入斜裂称中间支气管。中间支气管又分为右肺中、下叶支气管。左主支气管较细长，入左肺门后，分为上、下叶支气管而分别进入左肺上、下叶（图 3-6）。

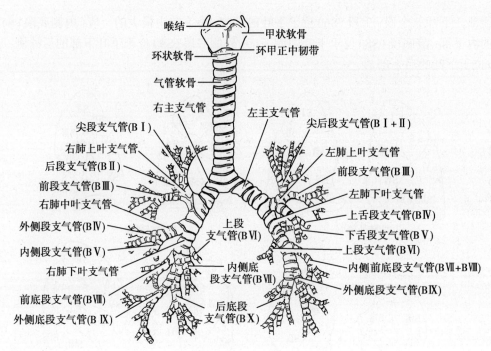

图3-6 支气管树

（1）右肺上叶支气管（right superior lobar bronchus）：入上叶后向外上方发出尖段支气管（B1），分布于右肺尖段（S1）；向后外上方发出后段支气管（B2），分布于右肺后段（S2）；向前下方发出前段支气管（B3），分布于右肺前段（S3）。

（2）右肺中叶支气管（right middle lobar bronchus）：分为外侧支气管（B4）和内侧段支气管（B5），分别分布于右肺中叶的外侧段（S4）和内侧段（S5）。

（3）右肺下叶支气管（right inferior lobar bronchus）：先发出上段支气管（B6），分布于右肺下叶上段（S6），再发四个底段支气管分别分布于右肺下叶底部的内侧、前、外侧和后底段。

（4）左肺上叶支气管（left superior lobar bronchus）：首先分为上、下两干，上干分为尖后段支气管（B1＋2）和前段支气管（B3）。尖后段支气管（B1＋2）再分为尖段支气管（B1）和后段支气管（B2），分布于左肺上叶的尖段（S1）和后段（S2）。前段支气管（B3）近水平方向走行，分布于前段（S3）。下干亦称舌干（或舌叶支气管），行向前下方分为上舌段支气管（B4）和下舌段支气管（B5），分布于上舌段（S4）和下舌段（S5）。

（5）左肺下叶支气管（left inferior lobar bronchus）：先向后外侧发出上段支气管（B6），分布于左肺下叶的上段（S6）；本干行向下后外，分为各底段支气管，但内侧底段与前底段支气管共干，外侧底段和后底段支气管共干者较多。

2. 肺动脉 肺动脉干由右心室发出后，在主动脉弓下方分为左、右肺动脉（图3-7）。

（1）右肺动脉（right pulmonary artery）：入肺门后立即分出右肺上叶动脉（前干），本干继续向右下行称叶间动脉，叶间动脉在斜裂处分为右肺中叶动脉和下叶动脉。

1）右肺上叶动脉：右肺上叶动脉分为3支肺段动脉，与支气管基本相互伴行。即尖段动脉（A1）、后段动脉（A2）、前段动脉（A3）。

2）右肺中叶动脉：右肺中叶动脉分为外侧段动脉（A4）和内侧段动脉（A5），分布于同名肺段即外侧段（S4）和内侧段（S5）。

3）右肺下叶动脉：右肺下叶动脉首先发出上段动脉（A6），本干继续下行并转向同名支气管的外后方，称为基底动脉干。由基底动脉干呈辐射状依次分出内侧底段动脉（A7）、前底段动脉

（A8）、外侧底段动脉（A9）和后底段动脉（A10），它们与相应的肺段支气管伴行，分别分布于各同名肺段。

（2）左肺动脉（left pulmonary artery）：左肺动脉进入肺门后，即呈弓形（左肺动脉弓）从左主支气管的前上方绕至上叶支气管的后下方，易名为左肺下叶动脉。左肺下叶动脉至叶间裂处分出舌动脉干，然后沿舌叶支气管的后方降入左肺下叶。

1）左肺上叶动脉：左肺动脉在绕上叶支气管前发出前段动脉（A3），在绕上叶支气管处发出尖后段动脉（A1＋2）。在上叶支气管后外侧发出舌动脉干，然后发出上、下舌段动脉（A4、A5），分别进入上、下舌段（S4、S5）。

2）左肺下叶动脉：左肺下叶动脉发出上段动脉（A6），在上段支气管（B6）的上方进入上段（S6）。左肺下叶动脉进入下叶后，一般立即分为内前底段动脉（A7＋8）和外后底段动脉，前者分布于内前底段，后者再分为外侧底段动脉（A9）和后底段动脉（A10），于相应支气管的外侧进入同名肺段。

3. 肺静脉　肺静脉有段内支和段间支两种属支，段内支常行于亚段间或更细支气管间，段间支行于肺段之间，引流相邻两肺段的静脉血。两肺的静脉最后汇集成四条肺静脉，出肺门后均位于肺根的前下部，从两侧穿过心包进入左心房（图3-8）。

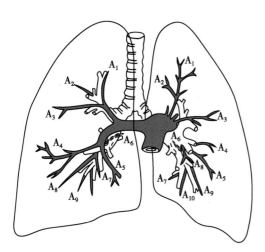

图3-7　肺动脉与支气管的位置关系

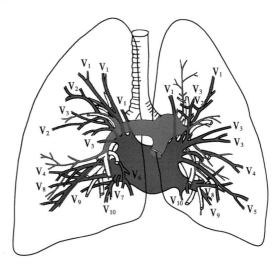

图3-8　支气管、肺动脉和肺静脉的分布

（1）右上肺静脉（right superior pulmonary vein）：右肺上、中叶的静脉汇入右上肺静脉（图3-8）。上叶静脉分别汇集成尖段静脉（V1）、后段静脉（V2）和前段静脉（V3），它们与支气管的分支形式不相一致。尖段静脉（V1）有上、下两支，上支为段内静脉，下支为段间静脉，分隔尖段和前段。后段静脉（V2）有段间静脉、段内静脉和叶间静脉三种属支，其中段间静脉有两支，一支称尖支，分隔尖段和后段，另一支称后段间支，分隔后段和前段。中叶的静脉汇集成外侧段静脉（V4）和内侧段静脉（V5），并均有段间静脉属支。

（2）右下肺静脉（right inferior pulmonary vein）：引流右肺下叶的血流。右肺下叶的肺静脉先汇集成上段静脉（V6）、上底段静脉和下底段静脉，上、下底段静脉汇合成总底段静脉，总底段静脉再与上段静脉合成右下肺静脉。上底段静脉由前底段静脉（V8）和外侧底段静脉（V9）形成，下底段静脉由后底段静脉（V10）形成；或由V8形成上底段静脉，V9＋V10形成下底段静脉。内侧底段静脉（V7）为最细小的底段静脉，可汇入总底段静脉、右下肺静脉、上、下底段静脉中的任何一支。

（3）左上肺静脉（left superior pulmonary vein）：由尖后段静脉（V1＋V2）、前段静脉（V3）和由上、下舌段静脉合成的舌静脉干共同汇成。尖后段静脉（V1＋V2）有走在尖后段和前段之间的段间支，其他均为段内支。前段静脉（V3）有上、下两支，上支为段内支，下支为段间静脉，分隔前段和上舌段。上舌段静脉（V4）居上、下舌段之间，下舌段静脉（V5）位于下舌段的下方，为段内静脉。

（4）左下肺静脉（left inferior pulmonary vein）：大致同右下肺静脉。上段静脉（V6）有三个属支，即内侧支、上支及外侧支，内、外侧支经肺段间，为上段与基底段之间的段间静脉。内前底段静脉形成上底段静脉，有上支和基底支两个属支，基底支是重要的段间静脉，分隔内前底段与外侧底段。外侧底段静脉（V9）属段间静脉，多汇入上底段静脉。后底段静脉（V10）分为外侧支与内侧支，均为段内静脉，多汇入下底段静脉。

三、胸腔脏器淋巴结

（一）纵隔前淋巴结

纵隔前淋巴结（anterior mediastinal lymph nodes）位于上纵隔前部前纵隔内，沿出入心的大血管、动脉韧带和心包前方排列。可分为上、下两群，上群位于大血管前方，称纵隔前上淋巴结。下群位于心包前面，称纵隔前下淋巴结或心包前淋巴结。纵隔前淋巴结收纳胸腺、心包前部、心、纵隔胸膜、膈前部和肝上面的淋巴，其输出管注入支气管纵隔干。其中位于主动脉弓周围和动脉韧带周围的淋巴结分别称为主动脉弓淋巴结（lymph node of aortic arch）和动脉韧带淋巴结（lymph node of arterial ligament），它们与左迷走神经、左膈神经和左喉返神经关系密切，若淋巴结肿大，可压迫这些神经，引起膈活动异常和喉返神经麻痹症状。左肺上叶肺癌常转移到动脉韧带淋巴结（图3-9）。

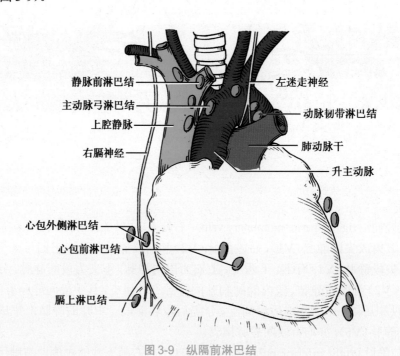

图 3-9　纵隔前淋巴结

（二）纵隔后淋巴结

纵隔后淋巴结（posterior mediastinal lymph nodes）位于上纵隔后部和后纵隔内。其中肺食管旁淋巴结（pulmonary juxtaesophageal lymph nodes）位于食管两侧，心包后方，胸主动脉前方，收纳食管胸部、心包后部、膈后部和肝的部分淋巴，其输出管多注入胸导管（图3-10）。

（三）心包外侧淋巴结和肺韧带淋巴结

心包外侧淋巴结（lateral pericardial lymph nodes）位于心包与纵隔胸膜之间，沿心包膈血管

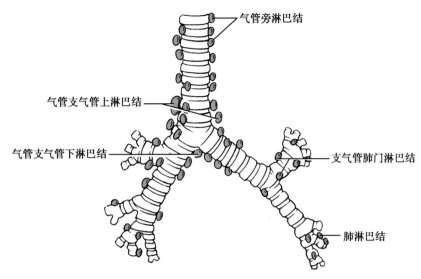

气管旁淋巴结

气管支气管上淋巴结

气管支气管下淋巴结

支气管肺门淋巴结

肺淋巴结

图 3-10 纵隔后淋巴结

排列,收纳心包和纵隔胸膜的淋巴。肺韧带淋巴结(lymph node of pulmonary ligament)位于肺韧带两层胸膜之间,接纳肺下叶底部的淋巴,其输出管注入气管支气管淋巴结。肺下叶肿瘤可转移到此淋巴结。

(四)气管支气管淋巴结

气管支气管淋巴结(tracheobronchial lymph nodes)位于气管杈和主支气管周围,收纳肺、主支气管、气管杈和食管的淋巴,其输出管注入气管旁淋巴结。

(五)气管旁淋巴结

气管旁淋巴结(paratracheal lymph nodes)位于气管周围,收纳气管胸部和食管的部分淋巴,其输出管注入支气管纵隔干。

(六)肺的淋巴结

肺有浅、深两组淋巴管。浅淋巴管位于脏胸膜深面,深淋巴管位于各级支气管周围。肺泡壁无淋巴管。浅、深淋巴管在肺内较少吻合,主要在肺门处相互吻合,回流入支气管肺门淋巴结。肺的淋巴结包括位于肺内支气管周围的肺淋巴结和位于肺门的支气管肺门淋巴结。

四、胸膜和胸膜腔

(一)胸膜

胸膜(pleura)属于浆膜,分为脏胸膜和壁胸膜。脏胸膜(visceral pleura)被覆于肺的表面,与肺紧密结合,并伸入叶间裂内。壁胸膜(parietal pleura)贴附在胸内筋膜内面、膈上面和纵隔侧面,并突至颈根部。

(二)胸膜腔

胸膜腔(pleural cavity)为脏、壁胸膜在肺根处相互延续共同围成的密闭窄隙,左右各一,腔内为负压,并有少量浆液。肺根下方壁、壁胸膜的移行部分形成双层的肺韧带(pulmonary ligament),它上连肺根,下部可达肺之下缘,有固定肺的作用。

(三)胸膜隐窝

壁胸膜与脏胸膜之间大部分互相贴近,故胸膜腔是潜在的腔隙,但在某些部位壁胸膜相互转折处,深呼吸时,肺缘也不能伸入其内,这些部位的胸膜腔称为胸膜隐窝(pleural recesses),主要有肋膈隐窝和肋纵隔隐窝。胸膜隐窝部的壁胸膜有时可见含脂肪的突起,称脂肪皱襞。

(黄 飞 纪长伟)

第四节　胸部影像解剖

一、X线影像解剖

充满气体的肺组织与胸廓其他组织有着明显的密度差异,在X线片上形成了鲜明的对比。

(一)胸廓X线解剖

在胸片上胸廓的影像包括软组织和骨骼(图3-11、图3-12)。

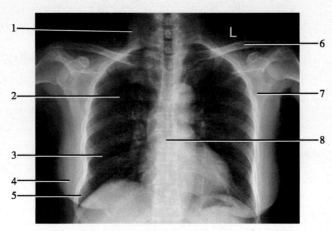

图3-11　女性胸部正位片
1.胸锁乳突肌　2.后肋　3.前肋　4.乳腺
5.乳头　6.锁骨　7.肩胛骨　8.胸椎椎体

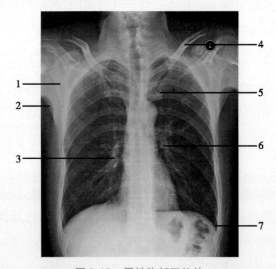

图3-12　男性胸部正位片
1.肩胛骨　2.胸大肌　3.右肺门　4.锁骨
5.第1胸肋关节　6.左肺门　7.肋膈角

1. 软组织X线解剖　胸廓软组织包括皮肤、皮下脂肪和肌肉等。

(1)皮下脂肪(subcutaneous fat):两侧胸壁及肩部皮下脂肪在后前位胸片上和前后壁皮下脂肪在侧位及斜位片上均表现为低密度透亮条状影。

(2)胸锁乳突肌(sternocleidomastoid muscle):胸锁乳突肌为起于两侧乳突,止于锁骨内侧的软组织影。

（3）锁骨上皮肤皱褶：与锁骨平行、宽约 2～5mm 的伴随锁骨上缘的中等密度的软组织阴影，是锁骨上皮肤和皮下组织的投影。

（4）胸大肌：在正位片上两侧中肺野外带显示为扇形的密度均匀的中等密度阴影，其外下缘锐利，呈一斜线与腋前皮肤皱褶相连。

（5）乳房：乳房阴影包括乳腺及乳头。

2. 骨骼 X 线解剖

（1）肋骨：肋骨有 12 对，均由后上往前下倾斜，故肋骨前后段不在同一平面上。第 1～10 肋骨前端与肋软骨相连，肋软骨未钙化时不显影使肋骨呈游离状。25 岁以后肋软骨开始钙化。

（2）锁骨：锁骨横贯于胸腔的前上方、两肺上部，略呈 S 形弯曲，与第 1 肋骨前部影像相重叠，外端与肩峰构成肩锁关节，内端与胸骨构成胸锁关节。

（3）肩胛骨：肩胛骨位于胸廓的后外上方，内缘较直，肩峰与锁骨形成肩锁关节。

（4）胸骨：由胸骨柄、胸骨体和剑突组成。正位胸片上，胸骨大部分与纵隔重叠不易分辨。侧位片上，在前部可见胸骨柄、胸骨体和剑突。

（5）胸椎：正位片上，胸椎位于纵隔阴影之内，第 1～4 胸椎影像清晰可见，其余椎体与心脏及大血管影重叠而不能显示清楚，其横突可突出于纵隔之外。

（二）气管与支气管 X 线解剖

1. 气管　正位片上，一般仅见气管上段，为纵行低密度气柱状阴影，与脊柱重叠，高千伏 X 线片可显示全长及气管分叉部。气管下段左缘稍凹，为主动脉弓压迫所致。侧位片上，气管由前上方斜向后下，前后壁平行，后壁与肺接触形成气管后影带，宽约 5mm，气管分叉部在侧位上不明显。

老年人气管软骨环可以钙化，呈气管边缘虚线样钙化或横行的钙化线。

2. 左右支气管　正位片上，两支支气管从气管下端分出，下缘呈直线或略呈浅弧形，气管分叉部角度影清晰锐利。侧位片上，两主支气管重叠，右主支气管的右上叶支气管轴位像呈圆形透亮环，位于上方；左主支气管的左上叶支气管轴位像呈椭圆形透亮环，位居下方。两环之间的部位相当于气管分叉的侧位影像。

（三）肺 X 线解剖

1. 右肺　正位片上，上、中叶以横裂为界，部分重叠。下叶的上部与上叶的下部重叠，下叶的下部与中叶重叠。肋膈角为下叶所独占。侧位片上，右肺 3 叶不互相重叠。

2. 左肺　左侧斜裂把左肺分为上、下两叶，上叶相当于右肺上、中叶所占的肺野，下叶相当于右肺下叶所占的肺野。

3. 肺纹理　由肺血管、支气管和淋巴管构成。以肺动脉及其分支为主，X 线表现为清晰的高密度条纹影，伴支气管走行。肺静脉较粗，密度较低，而正常支气管及淋巴管不显影。

4. 肺门　又称肺根部的投影，是肺和纵隔的通道。X 线上肺门的结构由肺动脉、肺静脉、支气管及淋巴管组织所组成，以肺动脉及肺静脉为主要成分，尤以肺动脉为主。肺门影位于肺野内带，见图 3-12、图 3-13。

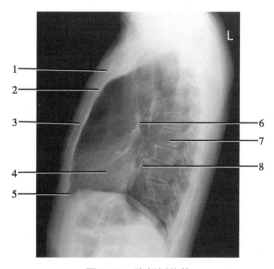

图 3-13　胸部侧位片

1. 胸骨柄　2. 胸骨角　3. 胸骨体　4. 左心室
5. 前肋膈角　6. 左肺门　7. 胸椎椎体　8. 右肺门

（四）纵隔X线解剖

1. 后前位片 后前位片上，纵隔为两肺之间的高密度区，心脏与大血管、气管、食管等与胸骨、胸椎相重叠。胸腺位于前上纵隔，上缘界限不清，下缘凸出纵隔旁并成角现象，为船帆征，深吸气时，纵隔宽度缩小，呼气时复原，胸腺形状亦随呼吸改变而改变。奇静脉影位于气管、右主支气管的角部，为一小圆形致密影，其最大宽径不超过1cm，卧位时奇静脉影较立位时略增大。

2. 侧位片

（1）前纵隔：内含胸腺及前纵隔淋巴结（正常淋巴结一般不显影）。

（2）中纵隔：含心、气管、主动脉弓及其分支、上、下腔静脉、左右肺动脉、肺动脉干、膈神经、迷走神经及胸导管、气管旁淋巴结、肺门淋巴结和肺门结构等。

（3）后纵隔：含食管、降主动脉、胸导管中下段、奇静脉、半奇静脉、交感神经干及后纵隔淋巴结。

二、CT影像解剖

横断面

1. 经第2胸椎椎体层面 该层面通过第2胸椎椎体（图3-14）。

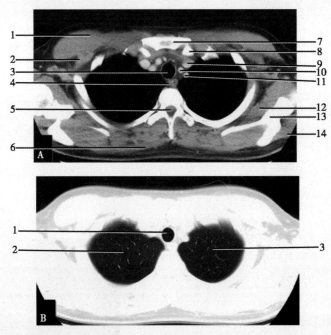

图3-14 经第2胸椎椎体的横断面CT图

A. 纵隔窗：1. 胸大肌　2. 胸小肌　3. 气管　4. 食管　5. 脊髓　6. 斜方肌
7. 胸骨柄　8. 锁骨　9. 左头臂静脉　10. 左颈总动脉　11. 左锁骨下动脉
12. 肩胛下肌　13. 肩胛骨　14. 冈下肌
B. 肺窗：1. 气管　2. 右肺尖　3. 左肺尖

（1）椎体前区：该部仍以气管为中心。左颈总动脉紧靠气管左侧，左头臂静脉在左颈总动脉的前外侧。右颈总动脉位于气管右前方。食管左侧，左肺尖的内前方有锁骨下动、静脉。

（2）胸膜肺区：胸膜肺区内右侧有尖段和左侧有尖后段的层面。胸腔外侧壁有肋骨，肋骨的外面有前锯肌包绕。胸壁最前面的肌肉是胸大肌，胸小肌紧靠胸大肌后面。

2. 经胸肋结合上缘层面 该层面通过第4胸椎椎体（图3-15）。

（1）纵隔区：前方是胸骨柄，后方为第4胸椎椎体，两侧为纵隔胸膜。气管位于纵隔的中间，气管与胸椎间有食管。从气管的前方至气管和食管的左侧，依次有头臂干、左颈总动脉和左锁骨下动脉。头臂干前方有左头臂静脉,左头臂静脉及右颈总动脉右侧有右头臂静脉。

(2)胸膜肺区:胸壁前外侧有胸大肌和胸小肌。两侧胸膜肺区内为肺的断面。右肺断面内侧主要是尖段。左肺断面的后部为尖后段。

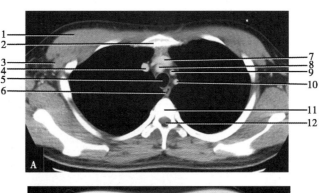

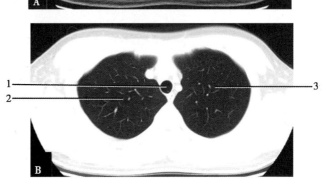

图 3-15 经胸肋结合上缘的横断面 CT 图

A. 纵隔窗:1. 胸大肌 2. 胸骨柄

3. 胸小肌 4. 右头臂静脉 5. 气管

6. 食管 7. 左头臂静脉 8. 头臂干

9. 左颈总动脉 10. 左锁骨下动脉

11. 第 3 胸椎椎体 12. 脊髓

B. 肺窗:1. 气管 2. 右肺上叶尖段

3. 左肺上叶尖后段

3. 经主动脉弓层面 此层面通过第 4 胸椎椎体下部,恰经过主动脉弓(图 3-16)。

(1)纵隔区:前方为胸骨体,后方为第 4 胸椎椎体下部,两侧为纵隔胸膜。气管居于中间,右前方有右头臂静脉。后方为食管,左侧为主动脉弓。气管前间隙位于气管与主动脉弓和右头臂静脉之间。气管后间隙位于气管与第 4 胸椎椎体之间。

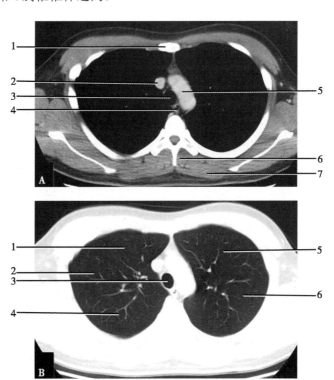

图 3-16 经主动脉弓的横断面 CT 图

A. 纵隔窗:1. 胸骨 2. 上腔静脉

3. 气管 4. 食管 5. 主动脉弓

6. 竖脊肌 7. 斜方肌

B. 肺窗:1. 右肺上叶前段

2. 右肺上叶尖段 3. 气管

4. 右肺上叶后段 5. 左肺上叶前段

6. 左肺上叶尖后段

（2）胸膜肺区：胸膜肺区内有左、右肺的断面，前方为前段，后方为后段或尖后段。肺下叶上段即将出现。

4. 经主肺动脉窗层面　该层面通过第 5 胸椎椎体（图 3-17）。

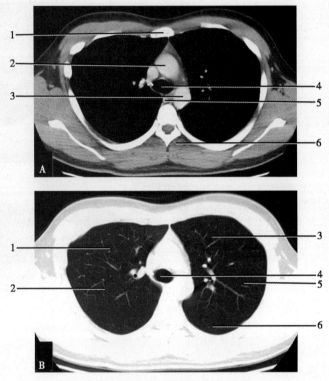

图 3-17　经主肺动脉窗的横断面 CT 图
A. 纵隔窗：1. 胸骨　2. 升主动脉　3. 降主动脉　4. 气管　5. 奇静脉　6. 竖脊肌
B. 肺窗：1. 右肺上叶前段　2. 右肺上叶后段　3. 左肺上叶前段　4. 气管
5. 左肺上叶尖后段　6. 左肺下叶上段

（1）纵隔区：在胸骨体后方有胸腺，胸腺的左后方为主动脉弓下缘，右后方为上腔静脉。此层面以下，升主动脉与胸主动脉之间至纵隔左缘，在 CT 图像上为一低密度区域，称为主肺动脉窗。

（2）胸膜肺区：胸膜肺区内肺尖段已消失，肺断面的前部为前段，后部为后段。食管右侧有一扁的血管为奇静脉，位于纵隔右侧。其后方有一凹窝为奇静脉食管隐窝（奇食隐窝）。

5. 经肺动脉杈层面　此层面通过第 6 胸椎椎体上部及其上方的椎间盘（图 3-18）。

（1）纵隔区：前方为胸骨，后方为第 6 胸椎椎体上部及其上方的椎间盘，两侧有纵隔胸膜。胸骨后方有三角形的胸腺。升主动脉右侧有上腔静脉，左后方是肺动脉干分叉处。在右肺动脉后方有左、右主支气管。左主支气管左侧有左肺动脉。

（2）胸膜肺区：右肺区可见上叶支气管断面。斜裂后方为上段，斜裂的内前方、上叶支气管后方有右上肺静脉。左肺区显示在左肺动脉的外侧，肺门处可见有左上肺静脉及其后方的尖后段支气管和前段支气管。

6. 经左肺上叶支气管层面　此层面经过左肺上叶支气管和右肺动脉（图 3-19）。

（1）纵隔区：肺动脉干和右肺动脉呈弧形于左后方包绕升主动脉，右肺动脉由左向右横行入右肺门。右主支气管在肺门处位于右肺动脉的后方。左主支气管分为左肺上、下叶支气管。

（2）胸膜肺区：右胸膜肺区可见右肺上叶的前段和下叶的上段。左胸膜肺区可见左肺主支气管分叉的前方有左上肺静脉横行。

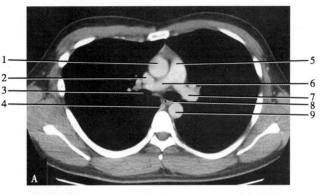

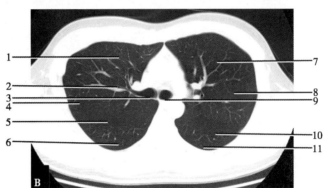

图 3-18　经肺动脉权的横断面 CT 图

A. 纵隔窗：1. 升主动脉　2. 上腔静脉
3. 右主支气管　4. 奇静脉　5. 肺动脉干
6. 右肺动脉　7. 左肺动脉　8. 食管
9. 降主动脉
B. 肺窗：1. 右肺上叶前段
2. 右肺上叶前段支气管　3. 右主支气管
4. 右肺上叶后段　5. 右肺斜裂
6. 右肺下叶上段　7. 左肺上叶前段
8. 左肺上叶尖后段　9. 左主支气管
10. 左肺斜裂　11. 左肺下叶上段

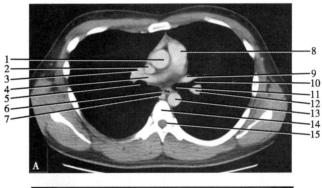

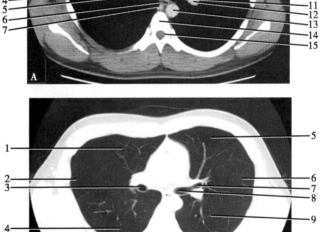

图 3-19　经左肺上叶支气管的横断面 CT 图

A. 纵隔窗：1. 升主动脉　2. 上腔静脉
3. 右上肺静脉　4. 右肺动脉
5. 中间支气管　6. 食管　7. 奇静脉
8. 肺动脉干　9. 左上肺静脉
10. 左上肺支气管　11. 左主支气管
12. 左肺下叶动脉　13. 胸主动脉
14. 胸椎椎体　15. 脊髓
B. 肺窗：1. 右肺上叶前段
2. 右肺上叶后段　3. 中间支气管
4. 右肺下叶上段　5. 左肺上叶前段
6. 左肺上叶尖后段　7. 左肺上叶支气管
8. 左主支气管　9. 左肺下叶上段

7. 经主动脉窦层面　此层面经过主动脉窦（图 3-20）。

（1）纵隔区：该层面以心包为界又分为前、中、后纵隔。心前部为右心室（动脉圆锥部），后部的横行腔隙为左心房，位于食管的前方。左心房与右心室之间有升主动脉根部，右侧为右心房。

（2）胸膜肺区：胸壁前部有胸大肌，后外侧壁有前锯肌和背阔肌。右肺断面上可见上、中、下三叶。前部为上叶的前段,中部为中叶的内、外侧段,后部主要为下叶的上段。左肺断面的前半部为前段和上舌段,后半部为上段。斜裂后方为下叶各段支气管的根部,上段即将消失。

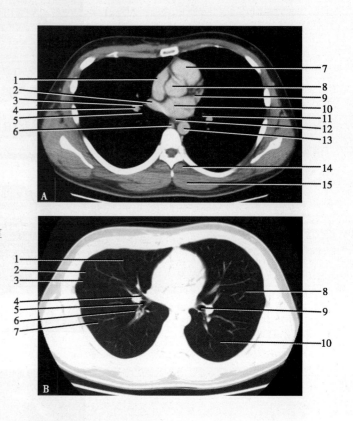

图 3-20 经主动脉窦的横断面 CT 图

A. 纵隔窗:1. 右心房 2. 右上肺静脉

3. 右肺中叶支气管 4. 右肺下叶动脉

5. 右肺下叶支气管 6. 奇静脉 7. 右心室

8. 升主动脉 9. 左上肺静脉 10. 左心房

11. 左肺下叶支气管 12. 食管

13. 胸主动脉 14. 竖脊肌 15. 斜方肌

B. 肺窗:1. 右肺上叶前段

2. 右肺中叶外侧段 3. 斜裂

4. 右肺中叶支气管 5. 右肺下叶支气管

6. 右肺下叶上段支气管 7. 右肺上叶上段

8. 左肺上叶舌段 9. 左肺下叶支气管

10. 左肺下叶上段

8. 经左、右下肺静脉层面 该层面显示四腔心的上份(图 3-21)。

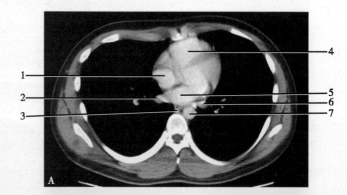

图 3-21 经左、右下肺静脉的横断面 CT 图

A. 纵隔窗:1. 右心房 2. 右下肺静脉

3. 奇静脉 4. 右心室 5. 左心房

6. 左下肺静脉 7. 胸主动脉

B. 肺窗:1. 右肺中叶内侧段

2. 右肺中叶外侧段 3. 右肺下叶前基底段

4. 右肺右肺下叶基底段支气管

5. 右肺下叶外底段 6. 右肺下叶后底段

7. 左肺上叶舌段 8. 左肺下叶内前底段

9. 左肺下叶基底段支气管

10. 左肺下叶外底段 11. 左肺下叶后底段

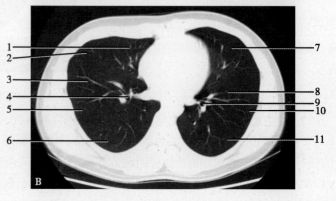

（1）纵隔区：中纵隔内心包包绕四腔心。右心房和右心室位于右前方；左心房与左心室位于左后方。左心房两侧可见左、右下肺静脉。

（2）胸膜肺区：右肺断面的前部为前段，呈尖向前内的三角形，与中叶之间有水平相隔。中叶呈楔形，后外的部分为外侧段，前内的部分为内侧段。下叶与中叶之间有横行的斜裂分隔，下叶可见基底段支气管，外侧部为外侧底段，后部为后底段，斜裂后方为前底段，进入奇食隐窝的肺嵴为内侧底段。左肺断面前份的小部分为前段，与斜裂之间的大部分为舌叶。斜裂后方为下叶断面，可见4个基底段支气管断面。

9. 经四腔心层面　此层面四腔心的下份（图3-22）。

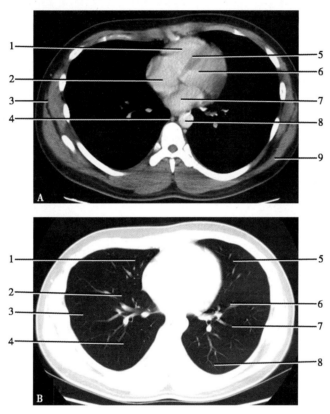

图 3-22　经四腔心的横断面 CT 图

A. 纵隔窗：1. 右心室　2. 右心房　3. 前锯肌　4. 奇静脉　5. 室间隔　6. 左心室　7. 左心房　8. 胸主动脉　9. 背阔肌

B. 肺窗：1. 右肺中叶内侧段　2. 右肺下叶前底段　3. 右肺下叶外侧底段　4. 右肺下叶后底段　5. 左肺上叶下舌段　6. 左肺下叶内侧前底段　7. 左肺下叶外侧底段　8. 左肺下叶后底段

（1）纵隔区：右房室口处可见三尖瓣；左房室口处可见二尖瓣。食管与胸主动脉由左、右关系逐渐变为右前、左后关系。

（2）胸膜肺区：右肺下叶面积逐渐增大。肺嵴及其周围的肺组织为内侧底段，下叶后方为后底段，外侧为外侧底段，斜裂后方的外侧部为前底段。左肺下叶断面的后内侧部为后底段，外侧部为外侧底段，斜裂后方、左心室左侧的部分为内侧前底段。

10. 经膈腔静脉孔层面　此层面通过第9胸椎椎体的上部（图3-23）。

（1）纵隔区：中纵隔心包仍为三腔心，其右后方为下腔静脉口。胸主动脉与食管的位置关系由左、右排列变为食管在前，主动脉在后。食管右前方为下腔静脉。

（2）胸膜肺区：右肺断面上的右肺上叶消失；中叶的外侧段和内侧段面积增大；下叶各肺段同上一层面。左肺下叶各段同上一层面。

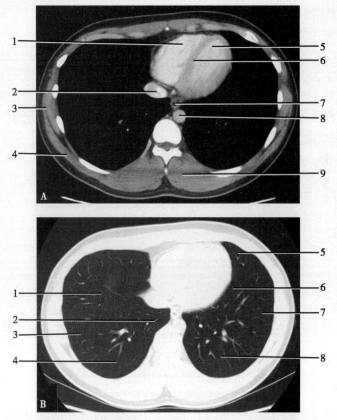

图 3-23 经膈腔静脉孔的横断面 CT 图

A. 纵隔窗：1. 右心室 2. 下腔静脉 3. 前锯肌 4. 背阔肌 5. 左心室 6. 室间隔 7. 食管
8. 胸主动脉 9. 竖脊肌

B. 肺窗：1. 右肺下叶前底段 2. 右肺下叶内底段 3. 右肺下叶外底段 4. 右肺下叶后底段
5. 左肺上叶下舌段 6. 左肺下叶内前底段 7. 左肺下叶外底段 8. 左肺下叶后底段

三、MRI 影像解剖

胸部 MRI 影像解剖与 CT 解剖基本一致。

（一）横断面

1. 经主动脉弓的层面 MRI 图（图 3-24）

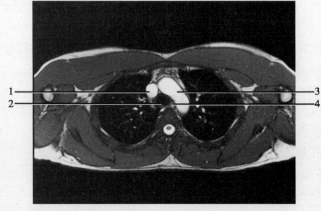

图 3-24 经主动脉弓的横断面 MRI 图

1. 上腔静脉 2. 气管 3. 主动脉弓 4. 食管

2. 经主肺动脉窗的横断层面 **MRI** 图（图 3-25）

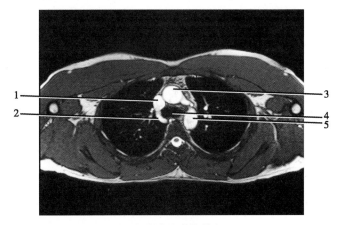

图 3-25　经主肺动脉窗的横断面 MRI 图
1. 上腔静脉　2. 奇静脉　3. 升主动脉　4. 气管　5. 降主动脉

3. 经肺动脉杈的横断层面 **MRI** 图（图 3-26）

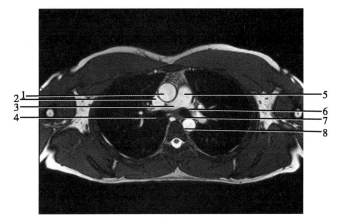

图 3-26　经肺动脉杈的横断面 MRI 图
1. 升主动脉　2. 上腔静脉　3. 右肺动脉　4. 右主支气管
5. 肺动脉干　6. 左肺动脉　7. 左主支气管　8. 降主动脉

4. 经主动脉窦的横断层面 **MRI** 图（图 3-27）

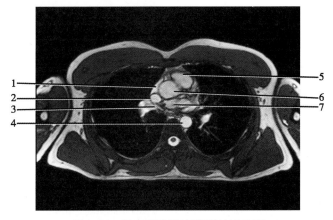

图 3-27　经主动脉窦的横断面 MRI 图
1. 右心房　2. 上腔静脉　3. 右上肺静脉　4. 降主动脉
5. 右心室　6. 升主动脉　7. 左心房

（二）冠状面

1. 经主动脉口的冠状层面（图 3-28）

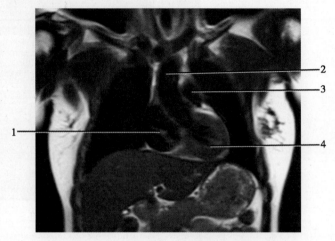

图 3-28　经主动脉口的冠状面 MRI 图
1. 右心房　2. 升主动脉　3. 肺动脉干
4. 左心室

2. 经气管杈的冠状层面（图 3-29）

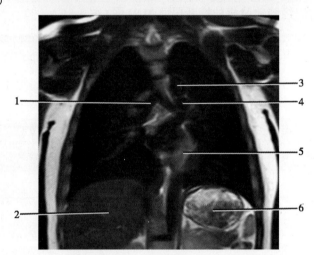

图 3-29　经气管杈的冠状面 MRI 图
1. 右主支气管　2. 肝脏　3. 主动脉弓
4. 左肺动脉　5. 左心房　6. 胃腔

（三）矢状面

经肺动脉干的矢状层面（图 3-30）

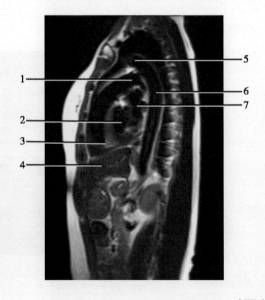

图 3-30　经肺动脉干的矢状面 MRI 图
1. 左肺动脉　2. 升主动脉　3. 右心室
4. 肝脏　5. 主动脉弓　6. 胸主动脉
7. 左心房

（周志刚）

第五节　胸部血管影像解剖

　　胸部的大血管主要是出入心的血管,它主要包括入心的上、下腔静脉、肺静脉和出心的肺动脉、主动脉及其分支(图3-31～图3-33)。

　　升主动脉起始左心室,在主动脉弓发出头臂干,于第4胸椎下缘延续于胸主动脉(thoracic aorta)(图3-30),沿脊柱左侧下行,至第7胸椎平面以下逐渐沿中线行于脊柱前方,于第12胸椎处穿过膈的主动脉裂孔则移行为腹主动脉。

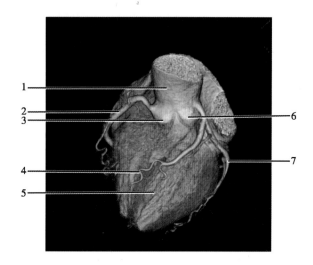

图3-31　心脏CTA
1.升主动脉　2.右冠主干　3.右冠窦
4.前降支　5.对角支　6.左冠窦
7.回旋支

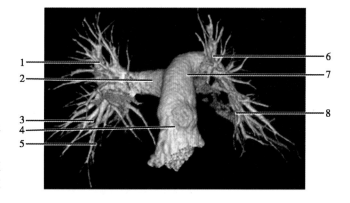

图3-32　肺动脉CTA
1.右肺动脉上支　2.右肺动脉主干
3.右肺动脉中支　4.肺动脉主干
5.右肺动脉下支　6.左肺动脉上支
7.左肺动脉主干　8.左肺动脉下支

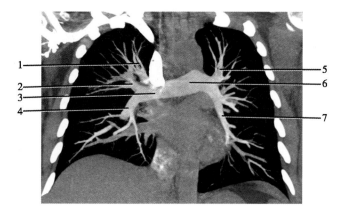

图3-33　肺动脉MIP像
1.右肺动脉上支　2.右肺动脉中支
3.右肺动脉主干　4.右肺动脉下支
5.左肺动脉上支　6.左肺动脉主干
7.左肺动脉下支

　　心脏本身的心肌血供则由主动脉窦发出的左、右冠状动脉供应。左、右冠状动脉的主要分支如下（图 3-34～图 3-36）。

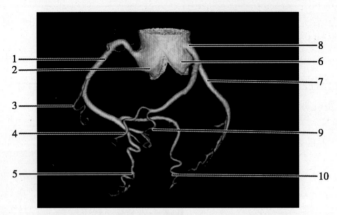

图 3-34　冠状动脉 CTA

1. 右冠主干　2. 右冠窦　3. 锐缘支　4. 前降支　5. 后降支
6. 左冠窦　7. 回旋支　8. 左主干　9. 对角支　10. 左室后支

1. 左冠状动脉（图 3-35）

　　（1）左主干：自左后窦发出，走行于肺动脉干与左心耳之间的房肺沟内，包埋于心外膜深面脂肪中，向左行走于肺动脉与左心房之间；总干的长度不一，成人在 0.1～2.8cm 之间。当到达左冠状沟部时，分成前降支和回旋支。

　　（2）前降支：其主要分支有：①左室前支：又称对角支或斜角支；②右室前支：分布到右心室前壁者，其第 1 分支约在肺动脉瓣水平分出，分布于肺动脉漏斗部，称左漏斗支和圆锥支，此支大部分比右冠状动脉发出的右圆锥支细短，左右圆锥支相互吻合形成动脉环，称为 Vieussens 环，是常见的侧支循环；③前室间隔支。

　　（3）回旋支：其分支有：①左室前支（anterior branch of left ventricle）；②钝缘支（left marginal branch）：又称左缘支；③左室后支（posterior branch of left ventricle）；④左房支（left atrial branch）；⑤ Kugel 动脉：此支由左冠脉发出，由回旋支发出者经房间隔基部向后走行到达房室结，与房室结动脉吻合，为冠脉侧支循环之一。

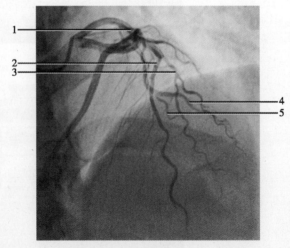

图 3-35　左冠状动脉

1. 左主干　2. 回旋支　3. 钝缘支　4. 前降支　5. 对角支

2. 右冠状动脉（图 3-36） 右冠状动脉（right coronary artery）发自右冠状窦外侧壁，开口距窦底约 1.5～2.0cm，沿右侧冠状沟内走行，至房室交界区附近发出后降支。多数心脏的右冠脉自主干发出后降支前仍然在冠状沟行走，并向左心室膈面发出左室后支。

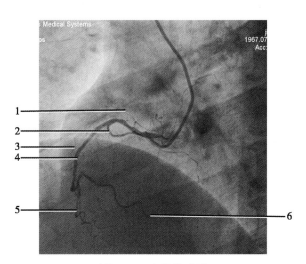

图 3-36 右冠状动脉
1. 右圆锥支 2. 右室前支 3. 窦房结动脉 4. 右旋支
5. 后降支 6. 左室后支

（1）右圆锥支（right conus branch）：为右冠脉发出的第 1 分支，分布到动脉圆锥。该支可直接起源于主动脉右窦称为副冠脉或称第三冠脉。分布在动脉圆锥是上方，相当于肺动脉瓣的高度，可见左、右冠脉圆锥支相互吻合形成动脉环（Vieussens 环），为左、右冠脉重要的侧支循环途径。

（2）右室前支（anterior branch of right ventricle）：分布于右室前壁，多数有 3～7 个分支。第 1 分支常分布于肺动脉漏斗部，也称右漏斗支。分布于心脏右缘称右缘支，此支多粗大，其他至右室前壁的分支统一称为右室前支。

（3）右室后支（posterior branch of right ventricle）：自右主干、右缘支、后降支以及绕过心尖的前降支等分支供应右室后壁。

（4）左室后支（posterior branch of left ventricle）：供应左心室后壁的一部分或全部血运，多数有 2～3 个分支，与后降支平行走行。

（5）后降支（posterior descending branch）：多数为右冠脉发出，为右冠状动脉走行于后室间沟内部分。

（6）窦房结动脉（sinus node artery, SNA）：即窦房结支，有研究显示约 48.1% 的 SNA 起自右冠状动脉，42.5% 起自左冠状动脉回旋支，6.6% 起自回旋支外后段，而各有 0.9% 来自左室后支、右冠状窦口和左冠状动脉主干等。

（7）右缘支（right marginal branch）：又称锐缘支，为一长而粗大的分支，沿后缘向心尖走行，分布于右室膈面。

（8）房室结动脉（atrioventricular node artery）：常发自右冠脉，在房室结交界处呈 U 形弯曲，穿过房间隔，分布于房室结。

（9）右旋支：右冠状动脉走行于冠状沟内部分，为右冠状动脉主干。

左冠状动脉的回旋支和右冠状动脉走行于环形房室沟中构成了冠状动脉"环"。左冠状动脉的前降支和右冠状动脉的后降支走行于前、后室间沟中，由此形成了冠状动脉"袢"。

　　左、右冠状动脉分布都是不均衡的，以"十字交叉"点为界，若右冠状动脉后降支越过此点而分布至另侧，则为"右优势型"；反之，若左冠状动脉回旋支达后室间沟或超越十字交叉供应右侧，则为"左优势型"；居两者之间为"均衡型"。国人以右优势型为主，较少为左优势型。

（周志刚）

第四章

腹　部

第一节　概　述

一、境界与分区

腹部上界为剑胸结合、肋弓、第 11 肋前端、第 12 肋下缘至 T_{12} 棘突的连线；下界为耻骨联合上缘、耻骨嵴、耻骨结节、腹股沟、髂嵴至 L_5 棘突的连线。

腹部的体表境界与腹腔的体表境界不同。腹腔的上界为膈穹，可达第 4、5 肋间隙水平，下方通过骨盆上口与盆腔相通，小肠等腹腔脏器也常位于小骨盆腔内，因此，腹腔范围较腹部体表的境界大。

为了描述和确定腹腔脏器的位置，临床上将腹部进行分区。通常有两种常用的方法（图 4-1）：

1. 四分法　临床上较为常用，即通过脐的垂直线和水平线将腹部分为左、右上腹部及左、右下腹部四个区域。

2. 九分法　用两条水平线及两条垂直线将腹部分为九个区。两条水平线分别经两侧肋弓下缘最低点（相当于第 10 肋）的连线和经两侧髂结节的连线，腹部借两条水平线分为上、中和下腹部，经左、右腹股沟韧带中点的垂直线再将上、中、下腹部又分成九个区：腹上区及左、右季肋区，脐区及左、右外侧（腰）区，腹下区及左、右髂区。九分法因便于描述脏器位置，在解剖学上较为常用。

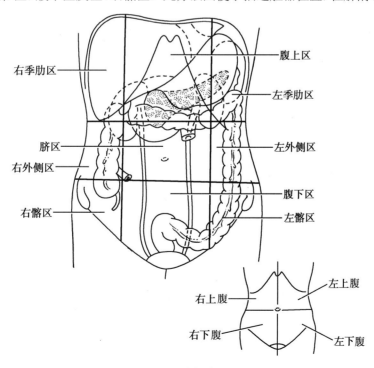

图 4-1　腹部的分区

二、标志性结构

1. 髂嵴　最高点与第4腰椎棘突或第3、4腰椎棘突之间在同一平面,常用于计数椎骨棘突。经两侧髂前上棘的水平面称为棘间平面,此平面经腰骶椎间盘、骶岬或其下方。髂结节在髂前上棘后上方5～7cm处,经两侧髂结节的水平面称为结节间平面,此平面平第5腰椎体近上缘处,是左、右髂总静脉汇合点,也是下腔静脉起始部的标志。

2. 耻骨嵴和耻骨结节　耻骨嵴是自耻骨联合上缘向外侧方延伸的横向骨嵴,长2～3cm,终于耻骨结节。输尿管进入膀胱之点可借耻骨结节来标志。耻骨嵴正上方是腹股沟管浅环内侧份,此环中心点在耻骨结节正上方。通过耻骨嵴的水平面称为耻骨嵴平面,此平面经骶骨下端或尾骨。

3. 脐　成人平躺时,脐位于第3、4腰椎之间的椎间盘水平。腹主动脉分叉位于脐下约2cm处。直立时,儿童和腹下垂的成年人脐的位置较低。

4. 肋弓　为第8～10肋软骨前端依次连于上位肋软骨形成的弓。通过其最低点的水平面称肋下平面,约平对第3腰椎,为十二指肠水平部的标志平面,左肾下端和肠系膜下动脉起点也常位于此平面内。

5. 剑胸平面　在第9胸椎水平横过剑突。随着人体的习惯、姿势和呼吸而有变化。剑胸平面与在肝上缘中央部贲门最高点平齐。

三、腹部结构的配布特点

腹部由腹壁、腹腔及腹腔脏器组成。腹腔借横结肠及其系膜分为结肠上区和结肠下区,结肠上区器官结构较为复杂,主要有肝、胆、脾、胃、胰、十二指肠以及腹膜形成的结构(如小网膜、韧带及间隙)等。肝门平面以上结肠上区的腹腔器官由右至左为肝、胃和脾;肝门平面以下,器官结构逐渐增多,胆囊、左肾、胰体和网膜孔等在此平面首次出现。结肠下区主要有空肠、回肠、盲肠、阑尾、升结肠、降结肠和乙状结肠等,小肠位于腹腔中部,其中空肠位于左上腹,回肠位于右下腹,大肠位于腹腔周围,其中阑尾、盲肠、升结肠位于腹腔的右侧,降结肠位于腹腔的左侧,乙状结肠位于腹腔的左下方。泌尿系统的器官和大血管、神经干、淋巴结等位于腹膜后隙,贴邻腹后壁;消化系统的大部分器官居于前方。

(韦　力　盛瑶环)

第二节　腹部影像表现特点

一、X线表现特点

(一)腹部X线平片表现特点

腹部X线平片在腹部仰卧前后位片主要观察腹腔内肠管的全貌,肾、输尿管及膀胱的形态位置和密度是否异常。腹部立位前后位片,主要用于怀疑有气腹或消化道穿孔的患者,观察游离气体。腹部侧卧后前位片,用于怀疑有气腹的患者,最好左侧在下,右侧在上,有利于观察肝边缘的游离气体。

腹部平片骨骼、钙化则呈明显高密度,软组织与水在平片上密度相似,低于骨骼密度,气体则呈明显低密度,而脂肪密度介于软组织与气体之间,因此各脏器密度只有依靠腹内脂肪层和胃肠内气体的衬托,才能大体显示出各脏器的形状。

(二)消化道造影表现特点

1. 食管钡餐表现特点　一般采用站立位多体位透视下观察(图4-2),站立位对病变显示不满意时，可以采用卧位及头低脚高位（提高10°～15°）进行检查。卧位可以减缓钡剂的下流的速度，有利于病变尤其是食管上段病变、食管静脉曲张或早期食管癌等病变的显示。

食管少量充钡时，管腔内见2～5条纵行的平行细条状透亮影，即为黏膜皱襞。食管的蠕动波不断向下推动环状收缩波。原发蠕动从食管入口开始，下行很快，到达主动脉弓后变慢，为推进食物的主要动力。继发性蠕动，与吞咽动作无关，由食管内食物刺激引起，常始于主动脉弓水平。第三收缩常见于主动脉弓以下，表现为食管下段边缘呈波浪或锯齿状，为食管环状肌的局限性不规则收缩运动所形成。在膈上4～5cm一段的食管，在蠕动波达到时，常暂时性局限性管腔扩大，黏膜边缘光滑，称为食管膈壶腹，属于正常的生理现象。

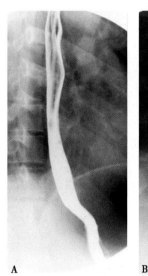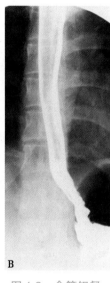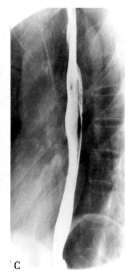

图4-2　食管钡餐
A. 右前斜位；B. 正位；C. 左前斜位

2. 胃钡餐表现特点　一般采用立、卧位和各种斜位观察，有时还需要半立位或头低脚高观察（图4-3）。

（1）胃的轮廓：在充盈相上，胃大、小弯侧显示为光滑、柔软的连续性曲线。

（2）胃的黏膜纹：黏膜相上，皱襞间沟内充以钡剂，呈致密的条纹状影，而皱襞则表现为条纹状的透亮影。正常贲门区的黏膜纹可以与邻近胃底、胃体的黏膜纹连成一片，贲门区向下，胃小弯侧一般可见4～5条平行整齐的黏膜纹，至胃角后，一部分顺小弯走行向胃窦，一部分呈扇形分布斜行向胃大弯；胃体近大弯侧的黏膜纹不似小弯侧规整，可斜行或横行；胃窦在一般状态下，黏膜纹可纵行、斜行或横行，收缩时全为纵行，舒张时以横行为主。胃皱襞纹的宽度受很多因素影响，通常大弯侧黏膜纹较宽，正常为1cm左右，小于0.5cm或高于1.4cm为异常，其余部位其宽度一般不超过5mm。

（3）胃的双对比造影：能显示黏膜皱襞的微小结构胃小沟和胃小区。胃小沟因钡剂充填而显示为条纹状高密度影，而胃小区因表面涂抹钡剂相对甚薄，而表现为相对透光的低密度区。正常胃小沟宽度一般不超过1mm，在胃窦部较易显示；正常胃小区为1～3mm大小。

（4）胃的蠕动：胃的蠕动波来源于胃壁肌层有节律地收缩形成，通常由胃体上部开始向幽门方向推进，波形逐渐加深，一般可同时见到2～3个蠕动波；胃幽门前区没有蠕动波，而是整体的向心性收缩，使幽门前区呈一细管状，胃内压力大时钡餐进入十二指肠，然后幽门前区整体舒张，恢复原来状态。胃排空受很多因素影响，如食物的性质、形状和食物的量，胃的张力、蠕动、幽门功能和精神状态等影响，通常2～4小时排空。

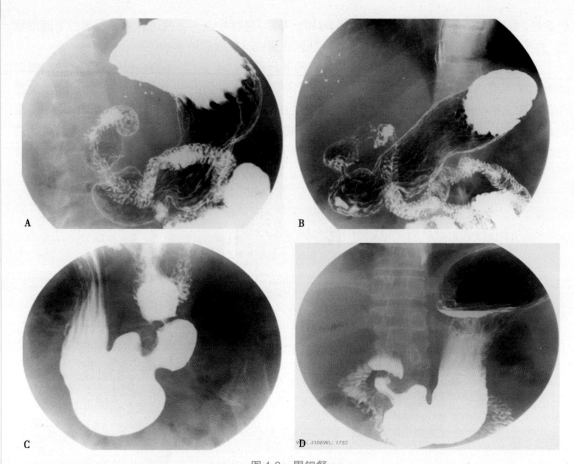

图 4-3 胃钡餐
A. 仰卧位左前斜位；B. 仰卧位右前斜位；C. 俯卧位左后斜位；D. 立位前后位

3. 十二指肠钡餐表现特点 十二指肠钡餐检查多采用立位或俯卧位。立位转动体位可以将十二指肠球部与胃窦分开而清楚显示，有时立位球部充盈不满意时可采用俯卧位，一般采用左后斜位，球部充盈常满意，有利于观察球部的轮廓。

十二指肠球部的黏膜皱襞多为纵行，少数也可横行。当球部不完全充盈时，球轮廓可以稍不规则，这是黏膜皱襞造成的，容易误认为球部溃疡引起的轮廓不规则。在球部与降部间的一段十二指肠，X 线钡餐显示称为球后部，有的人可长至 4～5cm，有的人短到几乎不存在。经球后部向外下方移行为降部，然后通常在第 3 腰椎高度向左内上移行为升部（相当于解剖上的水平部和升部），形成半环形的十二指肠圈。常规造影时，降部以下黏膜皱襞的形态与空肠类似，呈羽毛状。球部的运动为整体性收缩，球部以下十二指肠蠕动波是从上往下波浪式向前推进，有时也可见到逆蠕动。

4. 空肠和回肠钡餐表现特点 空肠黏膜皱襞高凸而密集，常表现为羽毛状，如钡剂较少则表现为雪花状。回肠黏膜皱襞较少且较浅，肠腔充盈饱满，黏膜纹显示不明显，轮廓常光滑。小肠的运动是推进性运动，空肠较回肠蠕动活跃、明显，有时可见小肠的分节运动。服钡后 2～6小时钡的先端可达盲肠，7～9 小时小肠排空。

5. 结直肠钡灌肠表现特点 结直肠钡灌肠常规在透视下观察分段摄片（图 4-4），可根据临床要求和病变的具体情况分别摄片。

充盈相时，当钡剂进入肠腔内，大肠呈粗大管状，边缘光滑，直肠以上的肠管，尤其是盲肠、升结肠、横结肠可出现结肠袋。黏膜相时当钡剂大部分排出后，可观察到黏膜皱襞。盲肠、升结肠及横结肠黏膜皱襞较明显，以横行和斜行为主，降结肠黏膜皱襞以纵行为主。药物可使黏膜皱襞发生改变,如毛果芸香碱使之增多,而阿托品使之减少;皱襞的形态也可随蠕动而改变。在良好的双对比造影中,可显示结肠的微细结构,无名沟和无名小区,同胃小沟和胃小区相似,为结肠早期病变的诊断基础。

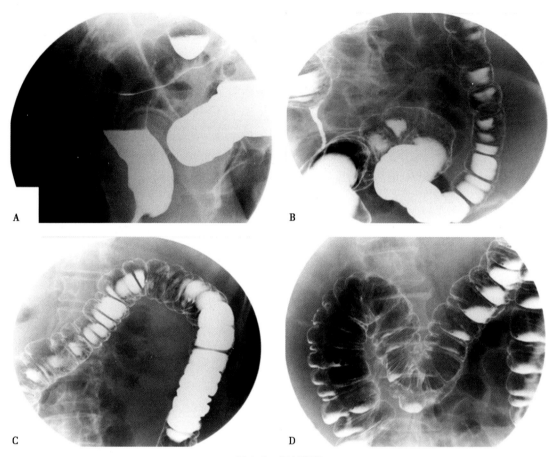

图 4-4　钡剂灌肠
A. 侧位；B. 仰卧前后位；C. 仰卧左前斜位；D. 仰卧右前斜位

二、CT 表现特点

(一)肝、胆、胰和脾正常 CT 表现特点

肝实质 CT 平扫呈均一的软组织密度影,CT 值约 40～70Hu,密度高于同层面的脾及胰,肝内血管为类圆形或管状低密度影。增强后动脉期肝实质密度强化不明显,肝动脉呈明显高密度影;门静脉期肝实质明显强化,门静脉明显强化。胆囊一般位于肝左、右叶间的胆囊窝内,壁厚约 1～2mm,内部胆汁接近水样密度。正常的肝内胆管分支在 CT 上难以显示。胰平扫时,密度稍低于脾,增强后胰实质明显均匀强化。正常脾前后径不超过 10cm,厚度不超过 6cm,上下径不超过 15cm;有的也认为 CT 横断面脾周对应的肋单位超过 5 个或在肝下缘消失层面上还能看到脾,均应考虑脾增大。平扫时,脾密度均匀一致,稍低于肝密度,动脉期脾明显强化不均,称为"花斑脾",门脉期和实质期,脾密度又均匀一致。

(二)肾上腺、肾及输尿管正常 CT 表现特点

肾上腺位于肾筋膜囊内,周围有丰富的低密度脂肪组织,CT 能清楚显示。一般肾上腺侧支厚度小于 10mm,面积小于 150mm²。增强扫描时,肾上腺均匀强化,但仍不能分辨皮、髓质。

肾表现为软组织密度影,肾窦呈脂肪密度影,肾盂呈水样低密度影,肾实质密度均匀,CT 平扫不易分辨皮、髓质;增强检查,肾因扫描时间不同而表现不同。皮质期,肾血管和肾皮质明显

强化，肾髓质强化不明显呈相对低密度，皮、髓质分界清楚；实质期，皮、髓质强化程度相似或髓质密度稍高于皮质，皮、髓质分界欠清；排泄期，肾实质强化程度减低，而肾盂、肾盏因对比剂排入呈高密度。

输尿管自肾盂向下连续追踪显示，输尿管多呈小类圆形或点状软组织密度影，而盆段输尿管通常难以辨认。输尿管于排泄期因腔内充填对比剂，呈点状致密影，有时可观察到全程。

（三）胃肠道 CT 表现特点

胃扩张良好后，胃壁厚度通常不超过 5mm，可有个体差异，但均在 10mm 以下。增强检查时，胃壁常分为三层结构，中间层为低密度，相当于黏膜下层，内层与外层为高密度，内层相当于黏膜层，外层相当于肌层和浆膜层。

十二指肠各部在 CT 图像上显示较清楚，能清楚显示其与周围解剖结构关系，其肠壁厚度与小肠相同。正常的小肠壁厚约 3mm，回肠末端肠壁厚可达 5mm。

大肠壁外脂肪层较厚，正常结肠壁厚约 3～5mm。阑尾位置变异较大，表现为盲肠周围条状软组织影，管径一般不超过 6mm。

三、MRI 表现特点

（一）肝、胆、胰和脾正常 MRI 表现特点

正常肝含丰富的蛋白质，自由水含量较少，因而 T_1 值较短，在 T_1WI 上正常肝实质呈灰白信号，高于脾脏和肌肉，T_2WI 上呈低到中等信号，比脾信号低。肝增强后，强化程度的变化与 CT 相似。

胆汁因含水量很高，在 T_2WI 上胆囊和胆管内胆汁呈明显高信号，在 T_1WI 上一般呈低信号。胆囊内的胆汁化学成分不同，可对信号强度产生影响，T_1WI 上未浓缩的胆汁含水较多呈低信号，浓缩的胆汁胆固醇和胆盐成分浓聚则呈高信号，有时可见胆汁分层现象。T_2WI 上，胆囊壁常不能显示。肝内胆管直径小于 3mm，在正常的肝 MRI 图像上常未显示。肝外胆管在 T_2WI 上表现为点状高信号，T_1WI 上信号则根据胆囊内胆汁成分的不同而改变。动态增强胆管壁和胆囊壁可强化，而腔内胆汁不强化。

胰组织内富含蛋白质和糖原，因此在 T_1WI 上胰呈现较高信号，较肝实质高，部分正常老年人胰逐渐纤维化，其信号可略低于肝实质。胰周围富含脂肪组织呈高信号，可以衬托出胰的轮廓。T_2WI 上胰的信号与肝相似或稍高，胰周围脂肪的信号与胰相似，因此在 T_2WI 上，胰的边界显示不清。

脾在 T_1WI 上信号均匀，脾内的血窦较肝更为丰富，因此较肝信号略低，T_2WI 上则高于肝。

（二）肾的正常 MRI 表现特点

在 T_1WI 上，由于肾皮、髓质含水量不同，导致皮质信号强度略高于髓质，外围稍高信号的肾皮质与肝实质信号强度相仿，与低信号的肾髓质不难鉴别。在 T_2WI 上肾皮质和髓质均呈相似的高信号，通常难以区分。正常肾盏难以显示，肾盂肾盏内的尿液信号类似于游离水，在 T_1WI 上呈低信号和 T_2WI 上呈高信号。

（饶圣祥）

第三节 腹 部 解 剖

一、肝

肝（liver）是人体最大的腺体，成人肝的重量约占体重 2%，左右径×上下径×前后径平均为 258mm×152mm×58mm。新生儿和婴幼儿的肝相对较大，约占体重 5%。

1. 形态、位置与毗邻 肝的上面、前面和右面没有明确的分界，并被膈覆盖，故统称为膈

面,肝借膈面的镰状韧带分为右叶和左叶。肝的下面与腹腔脏器毗邻,又称脏面,有 H 形沟,右纵沟的前部为胆囊窝,后部为腔静脉沟,左纵沟前部有肝圆韧带,后部有静脉韧带,横沟亦称肝门(porta hepatis)或第一肝门,有肝左、右管,肝门静脉左、右支,肝固有动脉左、右支,淋巴管及神经等出入。横沟右缘常有向右下延伸的切迹,称肝门右切迹(right incisure of porta hepatis),其深面有肝右后叶下段鞘系,可用以划分肝段的标志。

出入肝门的结构及其包被的结缔组织称为肝蒂(hepatic pedicle),在肝门处,肝蒂内主要结构排列:肝左、右管在前,肝固有动脉左、右支居中,肝门静脉左、右支居后,三类管道汇合点以肝左、右管的汇合点最高,紧贴横沟,肝门静脉的分叉点次之,肝固有动脉的分叉点最低;在网膜孔处,肝蒂内主要结构排列:胆总管位于右前方,肝固有动脉位于左前方,肝门静脉位于两者间的后方。借 H 形沟,肝分右纵沟右侧的肝右叶,左纵沟左侧的肝左叶。

肝前缘又称下缘,有两个切迹,左侧者称肝圆韧带切迹或脐切迹,内有肝圆韧带通过,右侧者称胆囊切迹,胆囊底位于此处,这些切迹可做肝分叶的标志。肝大部分后缘没有腹膜覆盖,故称为"裸区(bare area)"。肝裸区后方邻右肾上腺,下腔静脉位于肝裸区内腔静脉沟中,腔静脉沟上部为肝左、中间、右静脉汇入下腔静脉处,故称之为第二肝门,腔静脉沟的下部有来自右半肝后部的肝右后下静脉和肝尾状叶的尾状叶静脉汇入下腔静脉,故称之为第三肝门(图 4-5、4-6)。

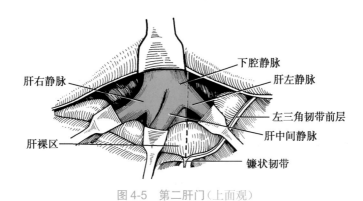

图 4-5　第二肝门(上面观)

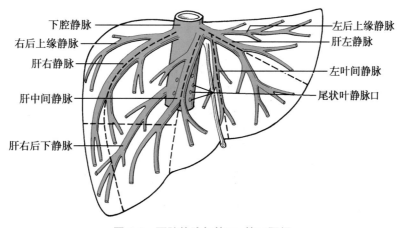

图 4-6　下腔静脉与第二、第三肝门

肝大部分位于右季肋区和腹上区,小部分位于左季肋区,在左、右肋弓间与腹前壁相贴。小儿的肝比成人的相对较大,超出右肋弓下 1.5~2.0cm 或剑突下约 5cm 均属正常范围,7 岁以后肝下界多不超过右肋弓下缘。

肝上方借膈与胸膜腔、右肺、心包和心等相邻,肝脓肿时可穿破膈进入胸膜腔内。肝左叶的下面与胃底和小网膜上部相邻,后上部邻接食管腹部,方叶靠近幽门、十二指肠上部和小网膜下部，横结肠有时候位于十二指肠与方叶之间。在胆囊右侧，肝下面的前部与结肠右曲相接，中部近肝门处邻接十二指肠上曲，后部邻接右肾上腺和右肾。

2. 肝的分叶与分段 传统上肝依外形可分为左叶、右叶、方叶和尾状叶，然而这种分叶方法与肝内管道的分布规律不相符合，不能满足对肝疾病进行较为准确的定位诊断，也不适应肝外科的手术治疗的要求。目前，肝分叶的划分法至今尚无统一的意见，但国际上多采用 Couinaud 肝分叶的划分法，即肝分为左、右半肝，进而再分为五叶和八段（图4-7、表4-1）。Couinaud 肝叶的划分是依据肝内的 Glisson 系统和肝静脉系统进行。

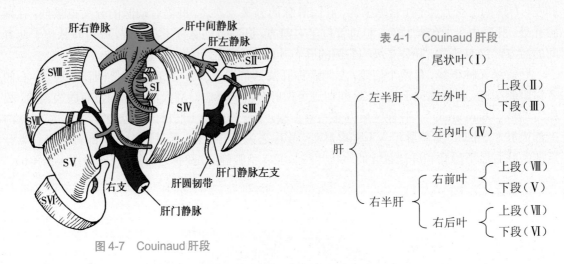

图 4-7 Couinaud 肝段

表 4-1 Couinaud 肝段

肝	左半肝	尾状叶（Ⅰ）	
		左外叶	上段（Ⅱ）
			下段（Ⅲ）
		左内叶（Ⅳ）	
	右半肝	右前叶	上段（Ⅷ）
			下段（Ⅴ）
		右后叶	上段（Ⅶ）
			下段（Ⅵ）

Glisson 系统由肝门静脉、肝动脉、肝管以及包绕它们周围的纤维囊（Glisson囊）构成（图4-8），肝静脉系统引流来自肝实质的血液进入下腔静脉，包括肝右静脉、肝中间静脉、肝左静脉3条大的肝静脉和肝右后下静脉、尾状叶静脉等多条小的肝静脉，见图4-6。Glisson 系统分布于肝段内，而肝静脉行走于肝段之间，肝脏外科可依据这种分段的方式施行半肝、肝叶或肝段切除术。

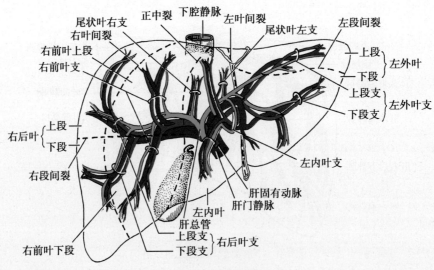

图 4-8 Glisson 系统在肝内分布

3. 肝内管道 包括肝门静脉、肝固有动脉、肝管和肝静脉。肝的血液由肝门静脉和肝固有动脉供给，肝门静脉把肠管吸收的水和含丰富营养物质的静脉血经肝门处输入肝，进行加工，因此称为功能性血管，其供血量占肝的供给血量70%～80%；肝固有动脉供给肝需要氧量和肝本身需要的营养物质，因而称营养性血管。肝静脉收集肝内含营养物质的静脉血，经腔静脉沟处直接注入下腔静脉。

（1）肝门静脉（hepatic portal vein）（图4-9）：在肝横沟处分为左、右两支。左支较为恒定，根据行程可分为横部、角部、矢状部和囊部4部。左支的分支分布于左外叶和左内叶。右支粗而短，位置较左支低，沿横沟右行，分为右前叶支和右后叶支。右前叶支分出数支分别进入右前叶上段和下段。右后叶支分为右后叶上段支、右后叶下段支分别进入右后叶上段和下段。尾状叶接受肝门静脉左支和右支的分布，以发自左支横部为主，而尾状突主要接受肝门静脉右支分布。

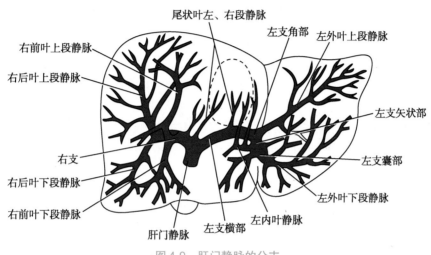

图 4-9　肝门静脉的分支

（2）肝固有动脉（proper hepatic artery）（见图4-8）：入肝前分为肝左动脉、肝右动脉2支，入肝后，其分支与门静脉的分支伴行、同名。尾状叶的动脉可起于肝左动脉、肝右动脉、肝中动脉和右前叶动脉。

（3）肝管（hepatic duct）（见图4-8）：肝管系统起自肝内毛细胆管，逐渐汇集成肝管，其分支与门静脉、肝固有动脉分支伴行、同名，引流范围基本上与肝的分叶及分段相一致。尾状叶肝管可汇入肝左、右管及肝左、右管汇合处，但以汇入肝左管为主。

（4）肝静脉（hepatic veins）（见图4-6）：肝静脉特点是壁薄，无静脉瓣，因被固定于肝实质内，管腔不易收缩，在肝破裂时出血较多，也容易造成空气栓塞。肝静脉包括肝左静脉、肝中间静脉和肝右静脉3条大静脉和肝右后下静脉、尾状叶静脉等多条小静脉。因肝静脉变异较多，致使肝段大小多有变化，故是肝非规则性切除的解剖学基础。

二、胰和肝外胆道

（一）胰

胰（pancreas）是人体内仅次于肝的第二大消化腺，由内、外两个分泌部组成。

1. 形态、位置与毗邻　胰是一个狭长的腺体，质地柔软，位于腹上区和左季肋区，横置于第1～2腰椎体前方。胰的前面隔网膜囊与胃相邻，后方有下腔静脉、胆总管、肝门静脉和腹主动脉等重要结构。其右端被十二指肠环抱，左端抵达脾门。

2. 胰的分部　胰可以分为头、颈、体、尾四部分，各部分之间无明显界限。头、颈部在腹中线右侧，体、尾部在腹中线左侧。胰头为胰右端膨大的部分，位于第2腰椎体的右前方，其上、下方和右侧被十二指肠包绕。在胰头的下部有一向左后上方的钩突。胰颈是位于胰头与胰体之间的狭窄扁薄部分，长2～2.5cm。胰颈的前上方邻接胃幽门，其后面有肠系膜上静脉和肝门静脉起始部通过。胰体位于胰颈与胰尾之间，占胰的大部分。胰体横位于第1腰椎体前方，向前凸起。胰尾较细，行向左上方至左季肋区，在脾门下方与脾的脏面相接触。

3. 胰管 从胰尾经胰体走向胰头，沿途接受许多小叶间导管，最后在十二指肠降部的后内侧壁与胆总管汇合，形成一略膨大的共同管道称肝胰壶腹（hepatopancreatic ampulla）（或称 Vater 壶腹），开口于十二指肠大乳头。在胰头上部常可见一小管，行于胰管上方，称副胰管（accessory pancreatic duct），开口于十二指肠小乳头，主要引流胰头前上部的胰液。

（二）肝外胆道

肝外胆道是肝门之外的胆道，与肝内胆道一起将肝分泌的胆汁输送到十二指肠腔包括胆囊和输胆管道（肝左管、肝右管、肝总管和胆总管）。

1. 胆囊（gallbladder） 为贮存和浓缩胆汁的囊状器官，位于肝下面的胆囊窝内。胆囊分底、体、颈、管四部分，胆囊底是胆囊突向前下方的盲端，常在肝前缘的胆囊切迹处露出。胆囊体是胆囊的主体部分。胆囊颈在肝门右端常以直角起于胆囊体，略做 S 形扭转，即向前上方弯曲，继而转向后下方续为胆囊管。胆囊管比胆囊颈稍细，长约 3～4cm，直径 0.2～0.3cm，在肝十二指肠韧带内与其左侧的肝总管汇合，延续为胆总管。

2. 肝管与肝总管 肝左、右管分别由左、右半肝内的毛细胆管逐渐汇合而成，走出肝门之后即合成肝总管。肝总管（common hepatic duct）长约 3cm，下行于肝十二指肠韧带内，并在韧带内与胆囊管结合成胆总管。

3. 胆总管（common bile duct） 由肝总管与胆囊管汇合而成，长约 4～8cm，直径 6～8mm。胆总管在肝固有动脉的右侧、肝门静脉的前方，与胰管汇合形成肝胰壶腹，开口于十二指肠大乳头。在肝胰壶腹周围有肝胰壶腹括约肌（sphincter of hepatopancreatic ampulla）包绕，在胆总管末段及胰管末段周围亦有少量平滑肌包绕，以上三部分括约肌统称为 Oddi 括约肌。Oddi 括约肌平时保持收缩状态，由肝分泌的胆汁，经肝左、右管、肝总管、胆囊管进入胆囊内贮存。

三、肾、肾上腺和脾

（一）肾

1. 形态、位置和毗邻 肾（kidney）是实质性器官，左右各一，位于腰部脊柱两侧，腹膜后隙内，属腹膜外位器官。肾可分上、下两端，前、后两面，内侧、外侧两缘。其内侧缘中部凹陷，称为肾门（renal hilum），为肾的血管、神经、淋巴管及肾盂（renal pelvis）出入之门户，肾门诸结构被结缔组织包裹在一起，称为肾蒂（renal pedicle），因为下腔静脉靠近右肾，所以右肾蒂较左肾蒂短。肾蒂内各结构自前向后排列顺序为：肾静脉、肾动脉和肾盂末端；自上而下顺序是：肾动脉、肾静脉和肾盂。由肾门向肾实质内伸入，由肾实质围成的腔隙，称为肾窦（renal sinus），内含肾血管、肾小盏、肾大盏、肾盂和脂肪组织等（图 4-10）。

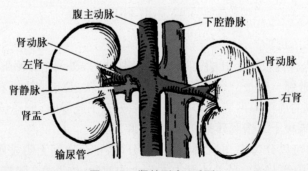

图 4-10 肾的形态（后面）

因受肝的影响，右肾较左肾约低 1～2cm。左肾在第 11 胸椎体下缘至第 2～3 腰椎间盘之间；右肾在第 12 胸椎体上缘至第 3 腰椎体上缘之间。肾门约在第 1 腰椎体平面，距正中线外侧约 5cm。

左肾前上部与胃底后面相毗邻，中部与胰尾和脾血管相接触，下部与空肠和结肠左曲相邻接。右肾前上部与肝相毗邻，下部与结肠右曲相接触，内侧缘与十二指肠降部相毗邻。两肾后面的上 1/3 与膈相毗邻，下部自内侧向外侧分别与腰大肌、腰方肌及腹横肌相毗邻。

2. 肾的结构 肾实质分为位于表层的肾皮质和深层的肾髓质。肾皮质厚约 1～1.5cm，富含血管并可见许多红色点状细小颗粒，由肾小体与肾小管组成。肾髓质约占肾实质厚度的 2/3，可见 15～20 个呈放射状条纹的肾锥体。这些条纹由肾小管和血管平行排列形成。2～3 个肾锥体尖端合并成肾乳头，突入肾小盏，肾乳头顶端有许多小孔称乳头孔，肾产生的终尿就是经乳头孔流入肾小盏内。伸入肾锥体之间的肾皮质称肾柱。肾小盏呈漏斗形，共有 7～8 个，其边缘包绕肾乳头，承接排出的尿液。在肾窦内，2～3 个肾小盏合成一个肾大盏，再由 2～3 个肾大盏汇合成 1 个肾盂。肾盂离开肾门向下弯行，约在第 2 腰椎上缘水平，与输尿管相移行。

3. 肾段血管与肾段 肾动脉的第一级分支在肾门处通常分为两支，即前支和后支。前支较粗，再分出 4 个二级分支与后支一起进入肾实质内。肾动脉的 5 个二级分支在肾内呈节段性分布，称肾段动脉。每支肾段动脉分布到一定区域的肾实质，称为肾段(renal segment)。每个肾分5 个肾段，即上段、上前段、下前段、下段和后段。各肾段由其同名动脉供应，各肾段间有少血管的段间组织分隔，称乏血管带。肾段动脉阻塞可导致肾坏死。肾内静脉无一定节段性，互相间有丰富的吻合支(图 4-11)。

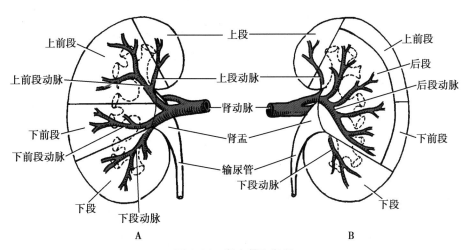

图 4-11 肾血管和肾段
A. 前面；B. 后面

(二)肾上腺

肾上腺(suprarenal gland)是人体重要的内分泌腺，左、右各一，左肾上腺似呈半月形，右肾上腺呈三角形。它们分别位于左、右肾上极的上内方，包裹在肾前、后筋膜围成的肾旁间隙内。肾上腺实质分为皮质和髓质。肾上腺皮质来源于胚胎时期的体腔上皮，新鲜皮质含有大量的脂类；髓质则来源于神经外胚层的神经鞘。

右肾上腺前为下腔静脉，外侧为肝右后叶，后上为右肾上极，内侧为右膈脚。左肾上腺内侧为左膈脚，后外为左肾上极，前面的毗邻则较为复杂，80% 的左肾上腺前面为胰、脾动脉、脾静脉，其余的 20% 为胃、网膜囊、脾。

肾上腺的动脉有三个来源：①由腹主动脉发出的肾上腺中动脉；②由隔下动脉发出的肾上腺上动脉；③由肾动脉发出的肾上腺下动脉。这些动脉的分支互相吻合。肾上腺的静脉：左侧汇入左肾静脉，右侧汇入下腔静脉。

（三）脾

脾（spleen）是人体内最大的淋巴器官。脾位于左季肋部，胃底与膈之间。脾可分为膈、脏两面，前、后两端和上、下两缘。脏面凹陷，中央处有脾门（splenic hilum），是血管、神经和淋巴管出入之处。在脏面，脾与胃底、左肾、左肾上腺、胰尾和结肠左曲相毗邻。

四、腹 膜

腹膜（peritoneum）为覆盖于腹、盆腔壁内和腹、盆腔脏器表面的一层薄而光滑的浆膜。

（一）腹膜形成的结构

腹膜从腹、盆壁内面移行于脏器表面，或从一个脏器移行到另一个脏器的过程中，常形成一些腹膜结构，如网膜、系膜、韧带和皱襞等。

1. 网膜（omentum） 是连于胃小弯和胃大弯的双层腹膜皱襞，两层间有血管、神经、淋巴管和结缔组织等。

（1）小网膜（lesser omentum）：位于肝门至胃小弯和十二指肠上部之间。左侧大部分为肝胃韧带，内有胃左、右血管、淋巴结和神经等；右侧小部分位于肝十二指肠韧带内，右前方为胆总管，左前方为肝固有动脉，两者后方为肝门静脉。其右缘游离，后方为网膜孔。

（2）大网膜（greater omentum）：位于胃大弯与横结肠之间，覆盖于横结肠和大部分空、回肠的前面。含有大网膜血管、胃网膜血管和脂肪组织。

（3）网膜囊和网膜孔：网膜囊（omental bursa）是位于小网膜和胃后方的前后扁窄间隙（图4-12），网膜囊的前壁为小网膜、胃后壁的腹膜和胃结肠韧带；后壁为横结肠及其系膜以及覆盖在胰、左肾、左肾上腺等处的腹膜；上壁为肝尾叶和膈下方的腹膜；下壁为大网膜前、后层的反折处。网膜囊的左侧为脾、胃脾韧带和脾肾韧带；右侧借网膜孔通腹膜腔的其余部分。

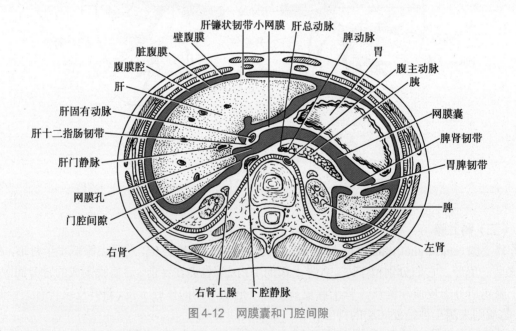

图 4-12 网膜囊和门腔间隙

网膜孔（omental foramen，又称 Winslow 孔）的高度约在第 12 胸椎至第 2 腰椎体的前方，成人可容 1～2 个手指通过。其上界为肝尾状叶，下界为十二指肠上部，前界为肝十二指肠韧带，后界为覆盖在下腔静脉表面的腹膜。

2. 系膜 是将肠管或其他器官连至腹后壁的双层腹膜结构，其内含有血管、淋巴管、淋巴结及神经等。

(1) 肠系膜（mesentery）：是将空肠和回肠系连接固定于腹后壁的双层腹膜结构，面积较大，呈扇形。

(2) 阑尾系膜（mesoappendix）：呈三角形，将阑尾系连于肠系膜下方。

(3) 横结肠系膜（transverse mesocolon）：是将横结肠系连于腹后壁的横位双层腹膜结构，其根部起自结肠右曲，向左跨过右肾中部、十二指肠降部、胰头等器官的前方，沿胰前缘达到左肾前方，直至结肠左曲。

(4) 乙状结肠系膜（sigmoid mesocolon）：是将乙状结肠固定于左下腹的双层腹膜结构，其根部附着于左髂窝和骨盆左后壁。

3. 韧带 是连于腹壁与脏器之间或相邻脏器之间的双层或单层腹膜结构。有肝的韧带、脾的韧带、胃的韧带等。

4. 皱襞、隐窝和陷凹 皱襞位于脏器之间或脏器与腹壁之间，多由血管等结构被腹膜遮盖而形成。在腹膜皱襞之间或皱襞与腹、盆壁之间的小凹陷称隐窝，较大且恒定的隐窝则称陷凹。

（二）腹膜腔分区和间隙

腹膜腔以横结肠及其系膜为界，可分为结肠上区和结肠下区。结肠上区位于横结肠及其系膜与膈之间，又以肝为界分为肝上间隙和肝下间隙。结肠下区以升结肠、降结肠和肠系膜根部为界划分为四个间隙：右结肠旁沟、左结肠旁沟、右肠系膜窦和左肠系膜窦。

五、腹膜后隙和门腔间隙

（一）腹膜后隙

腹膜后隙（retroperitoneal space）位于腹后壁腹膜与腹内筋膜和脊柱腰段之间，上起自膈，下达骶骨岬，两侧连于腹膜下筋膜。以肾筋膜为界可分为三个间隙：肾前间隙、肾周间隙和肾后间隙（图4-13）。

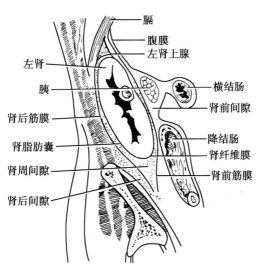

图 4-13　腹膜后隙矢状断面

1. 肾前间隙（anterior pararenal space） 位于壁腹膜与肾前筋膜之间，内有十二指肠、胰、升结肠、降结肠、肠系膜血管、淋巴结以及脂肪组织。肾前筋膜左右延续，两侧间隙越中线潜在连通，但有液体、脓或血时仍多聚积在患侧。积液或积气来自胰者，则可累及双侧肾前间隙。在胰水平以下，肾前间隙呈底边朝外、近中线处变尖的三角形间隙。

2. 肾周间隙（perirenal space） 位于肾前筋膜与肾后筋膜之间，内有肾、肾上腺、肾血管、肾盂、输尿管和肾脂肪囊等。肾前筋膜在肾前方向内侧经腹主动脉、下腔静脉的前面与对侧肾前筋膜相移行，肾后筋膜与覆盖腰方肌和腰大肌的筋膜融合，两侧肾周间隙是否连通尚存争议。

肾前、后筋膜在肾周间隙的头侧合二为一，续于膈下筋膜；在外侧融合形成侧锥筋膜，后者向外侧经升、降结肠后方附着于结肠旁沟的腹膜，而致间隙外侧被封闭；在肾的下方，前、后筋膜互不融合，肾前筋膜消失于腹膜外筋膜中，肾后筋膜向下至髂嵴与髂筋膜融合。因此，肾周间隙向下与直肠后隙相通（图4-14）。

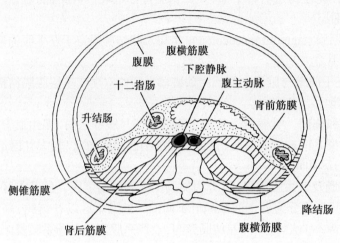

图4-14　腹膜后隙横断面

3. 肾后间隙（posterior pararenal space）　位于肾后筋膜、侧锥筋膜与腹内筋膜之间，内无任何器官，仅有脂肪组织、血管和淋巴结等。

（二）门腔间隙

肝门静脉与下腔静脉之间的空隙称为门腔间隙（portocaval space）（图4-12），其上界为肝门静脉分叉处，下界为肝门静脉起始部。

1. 门腔间隙内的结构　门腔间隙内有许多解剖结构，自上而下依次为肝尾状突、网膜孔、门腔淋巴结、门腔血管、肝外胆管和胰钩突等，结构多且常变异。

2. 门腔间隙的临床意义　在正常情况下，门腔间隙内可有肝尾状突和乳头突，CT和MRI图像上显示为孤立的卵圆形结节影，易误认为胰头、门腔淋巴结或肝外病变。在异常情况下，某些解剖结构的病变可引起门腔间隙改变，如尾状突肿瘤、网膜囊积液和门腔淋巴结肿大等，邻近脏器如肝、胰、右肾等的病变也可侵犯到门腔间隙。门腔间隙内结构多，且常见变异，是影像学诊断中易误诊处。

（盛瑶环　韦　力）

第四节　腹部影像解剖

一、X线影像解剖

（一）腹部X线平片

肝位于右上腹部，呈密度均匀的稍高密度影，脾位于左上腹，可显示为一略呈新月形的软组织密度影。肾通常能够被显示，但容易受到肠道气体等的干扰。胰、肾上腺、输尿管在平片上难以显示。

胃肠道内常常会有少量气体，胃内有时积气较多，仰卧位积于胃体或胃窦，立位在胃底可形成气液平。小肠内气体较少，常仅有少量积气影。结肠内常有积气，在气体的衬托下显示粪便影（图4-15）。

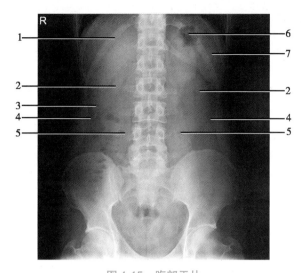

图 4-15　腹部平片
1. 肝脏　2. 肾脏　3. 肝角　4. 腹脂线　5. 腰大肌　6. 胃底　7. 脾脏

（二）消化道造影

1. 食管钡餐造影（图 4-16）　正常情况下，可显示食管的左前缘的三个正常的压迹，主动脉弓压迹、左主气管压迹、左心房压迹。

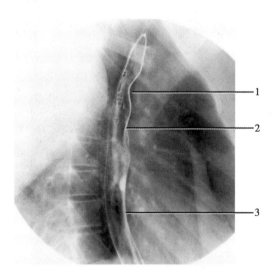

图 4-16　食管钡餐造影
1. 主动脉弓压迹　2. 左主气管压迹　3. 左心房压迹

2. 胃钡餐造影（图 4-17）　胃部 X 线解剖通常分为胃底、胃体、胃窦三个部分。胃与食道连接的开口叫贲门，位于贲门水平线以上的部分叫胃底；胃贲门与胃角的一段称胃体；连接胃与十二指肠的长约 5mm 的管状结构，称为幽门或幽门管；胃窦为胃角至幽门的区域。胃的右上侧缘为胃小弯，左缘称胃大弯。

胃的形态分为以下四种类型：①牛角型多见于矮胖的人。张力高，呈横位，角切迹不太明显，胃下缘位置高，上宽下窄，形如牛角。②长钩型又称无力型，常见于瘦长或瘦弱的人。肌张力低，角切迹明显，胃下缘位置低，位于髂嵴水平以下，胃体中部较细，胃腔上窄下宽如水袋状。③钩型常见于中间体型的人。肌张力中等，角切迹明显，立位时胃下缘与髂嵴水平大致同高，形似鱼钩。④瀑布型胃底宽大倾向后下方，胃体较细，张力高，立位时钡餐先进入后倾的胃底，充满后再溢向胃体，形如瀑布。

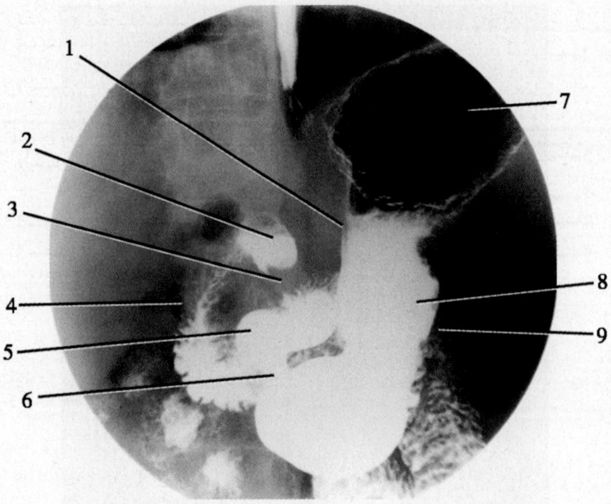

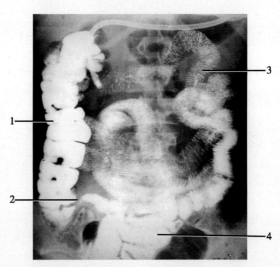

图 4-17　胃钡餐造影
1. 胃小弯　2. 十二指肠球部　3. 幽门　4. 十二指肠降部
5. 胃角切迹　6. 胃　7. 胃底　8. 胃体　9. 胃大弯

3. 小肠钡餐造影（图 4-18）　十二指肠通常全程呈 C 形,上连胃幽门,下与空肠连接,通常分为球部、降部、水平部和升部。球部呈边缘对称整齐的三角形,尖部指向右上后方,底部两侧称为隐窝或穹窿,幽门开口于底部中央。空肠和回肠之间无明显分界,空肠多位于左中上腹,而回肠多位于右下腹和盆腔。空肠管径较回肠稍大。

图 4-18　小肠造影
1. 升结肠　2. 回肠末端　3. 空肠　4. 回肠

4. 结直肠钡灌肠造影（图 4-19）

（三）静脉肾盂造影（intravenous pyelography, IVP）（图 4-20）

静脉快速注入对比剂 1～2 分钟后摄片,正常肾实质显影,称为肾实质期;15～30 分钟摄片,肾盏和肾盂显影。肾盂多呈边缘光整的喇叭状,上连肾大盏,下接输尿管,大部分位于肾窦内,少数可完全位于肾门之外称为肾外肾盂。当静脉注入对比剂 30 分钟后,肾盏、肾盂显影满意,去除腹部压迫带,双侧输尿管即显影。输尿管全长约 25cm,宽约 3～7mm,通常分为腹段、盆段和壁内段。腹段起自肾盂,在腹膜后隙脊柱两侧走行,越过骨盆缘而为盆段,盆段先向外行,后

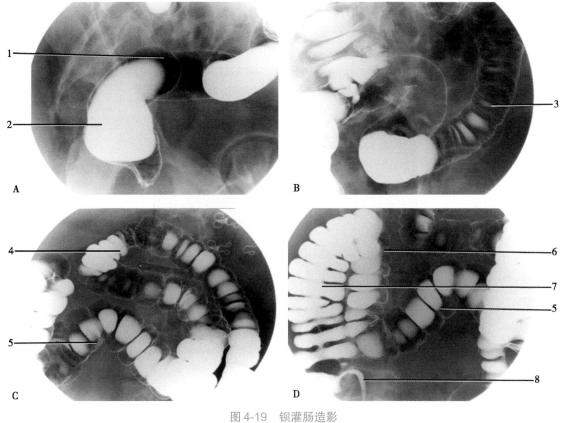

图 4-19　钡灌肠造影

1. 乙状结肠　2. 直肠　3. 降结肠　4. 脾曲　5. 横结肠　6. 肝曲　7. 升结肠　8. 阑尾

转向前内进入膀胱而为壁内段，长约 1.5cm。输尿管具有 3 个生理性狭窄区，即与肾盂连接处，越过骨盆缘处和膀胱入口处。膀胱大小和形态主要取决于充盈程度，膀胱边缘光滑，密度多均匀一致，位于耻骨联合上方。

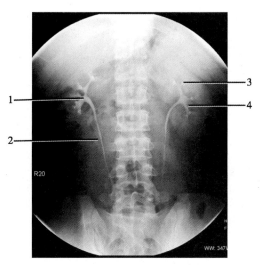

图 4-20　静脉肾盂造影

1. 肾盂　2. 输尿管　3. 肾小盏　4. 肾大盏

二、CT 影像解剖

（一）CT 横断面

1. 经肝膈顶 CT 平扫横断面 腹腔内结构由右向左依次肝、胃底和脾，脾的位置略低。肝实质内可出现肝左、中、右静脉汇入下腔静脉（图 4-21）。

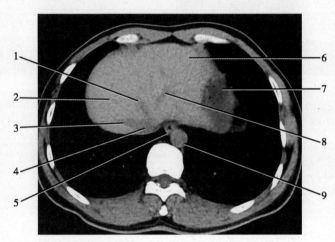

图 4-21 经第二肝门 CT 平扫横断面图
1. 肝中静脉 2. 肝右叶 3. 肝右静脉 4. 下腔静脉
5. 食管 6. 肝左叶 7. 胃底 8. 肝左静脉 9. 主动脉

2. 经肝门 - 胰体尾 CT 平扫横断面 CT 横断面上，肝总管在肝门部表现为类圆形的低密度影，一般位于门脉主干前外侧，与胆囊管汇合成胆总管向下走行，经胰头内及十二指肠降段，止于十二指肠乳头。肝内显现门静脉左右分支并汇合至肝门。胰表现为呈长条形的软组织密度影，胰头部膨大，包绕在十二指肠圈内，胰头向左下延伸的部分称为钩突。正常主胰管从尾部至头部逐渐变粗，宽 2mm（图 4-22、4-23）。

3. 经肾门水平 CT 平扫横断面 双侧肾脏及血管显示、胰头及钩突显示，肝、脾较小（图 4-24）。

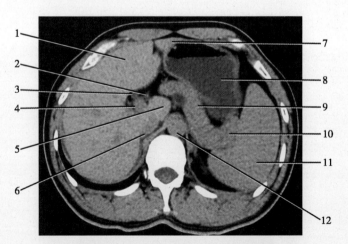

图 4-22 经肝门水平 CT 平扫横断面图
1. 肝左内叶 2. 肝固有动脉 3. 肝总管 4. 门静脉主干
5. 尾状叶 6. 下腔静脉 7. 肝左外叶 8. 胃体 9. 胰体
10. 胰尾 11. 脾 12. 主动脉

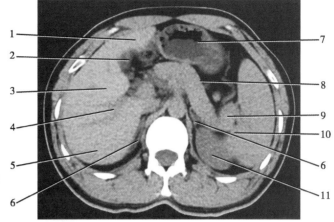

图 4-23　经胰体中心 CT 平扫横断面图
1. 肝左内叶　2. 胆囊　3. 肝右前叶
4. 门静脉右支　5. 肝右后叶　6. 肾上腺
7. 胃体　8. 胰体　9. 胰尾　10. 脾脏
11. 肾脏

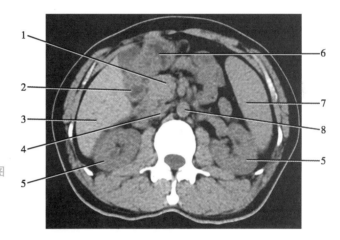

图 4-24　经左侧肾门水平 CT 平扫横断面图
1. 胰头　2. 十二指肠降部　3. 肝右叶
4. 下腔静脉　5. 肾脏　6. 胃窦　7. 脾
8. 主动脉

（二）CT 冠状面

1. **显示肝、胃和横结肠的关系**（图 4-25）

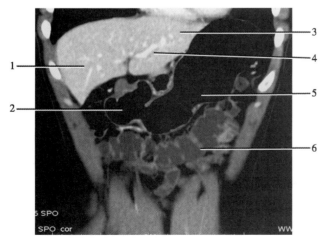

图 4-25　经胃体 CT 增强冠状面图
1. 肝右叶　2. 胃窦　3. 肝左外叶
4. 门静脉左支　5. 胃体　6. 横结肠

2. 显示肝、胃、胰腺及脾脏的关系（图 4-26、4-27）

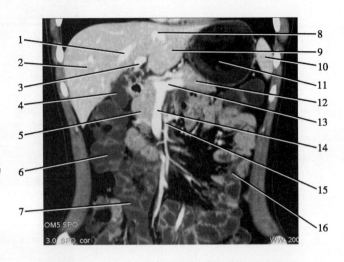

图 4-26　经肠系膜上静脉与脾静脉汇合处
CT 增强冠状面图

1. 肝中静脉　2. 肝右叶　3. 门静脉左支
4. 结肠肝曲　5. 胰头　6. 升结肠　7. 回肠
8. 肝左静脉　9. 肝左叶　10. 脾脏
11. 胃底　12. 胰体　13. 脾静脉
14. 肠系膜上静脉　15. 肠系膜上动脉
16. 空肠

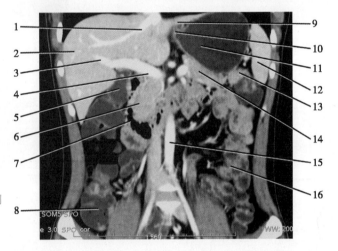

图 4-27　经十二指肠圈冠状位 CT 增强

1. 肝中静脉　2. 肝右叶　3. 门静脉右支
4. 门静脉主干　5. 结肠肝曲　6. 胰头
7. 十二指肠　8. 盲肠　9. 肝左叶　10. 贲门
11. 胃底　12. 脾脏　13. 胰尾　14. 胰体
15. 主动脉　16. 空肠

3. 显示肝、脾、双肾及与肾上腺的关系（图 4-28、图 4-29）

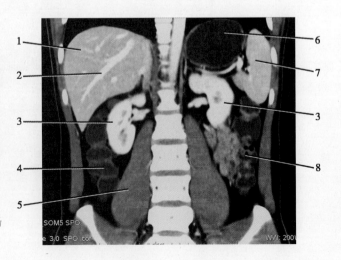

图 4-28　经双肾前部 CT 增强冠状面图

1. 肝右叶　2. 肝中静脉　3. 肾脏　4. 升结肠
5. 腰大肌　6. 胃底　7. 脾脏　8. 降结肠

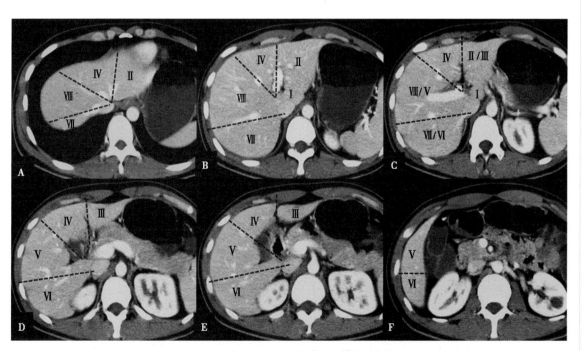

图 4-29　经双肾门 CT 增强冠状面图
1. 肝右叶　2. 肾上腺　3. 肾脏　4. 升结肠
5. 腰大肌　6. 胃底　7. 脾脏　8. 降结肠

（三）肝脏解剖分段（图 4-30）

图 4-30　肝 Couinaud 肝段 CT 横断面解剖

（四）CT尿路造影重建（图4-31）

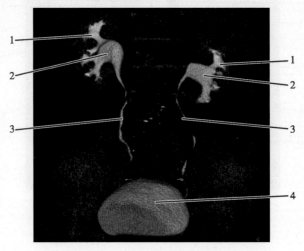

图4-31　CT尿路造影VR重建
1. 肾盏　2. 肾盂　3. 输尿管　4. 膀胱

（五）肾脏实质强化（图4-32）

　　皮质期，肾皮质明显强化，皮、髓质分界清楚；实质期，皮、髓质强化程度相似；排泄期，造影剂排入肾盂、肾盏呈高密度。

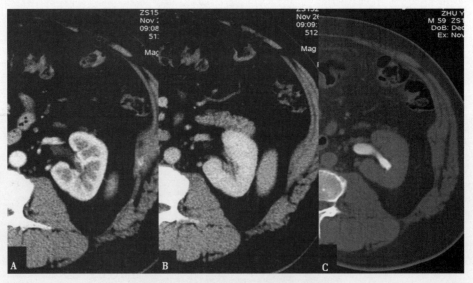

图4-32　CT肾皮质期、实质期和排泄期
A. 皮质期；B. 实质期；C. 排泄期

（六）正常肾周间隙 CT 解剖（图 4-33）

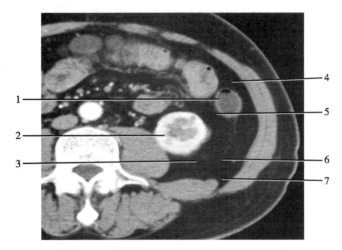

图 4-33　左侧肾周间隙的 CT 增强横断面图
1. 降结肠　2. 肾脏　3. 肾周间隙　4. 腹膜
5. 肾前筋膜　6. 肾后筋膜　7. 肾后间隙

三、MRI 影像解剖

（一）横断面

1. 经肝膈顶层面横断面（图 4-34）

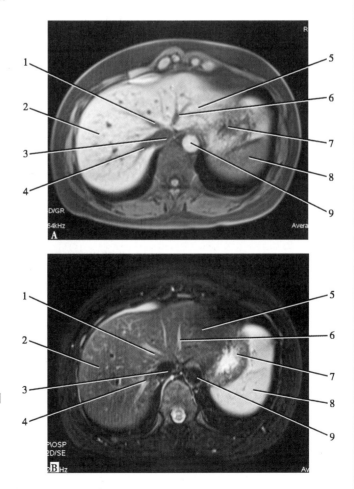

图 4-34　经第二肝门水平横断面 MRI 图
A. T₁WI；B. T₂WI
1. 肝中静脉　2. 肝右叶　3. 下腔静脉
4. 肝右静脉　5. 肝左叶　6. 肝左静脉
7. 胃底　8. 脾脏　9. 主动脉

2. 经肝门 - 胰体尾层面横断面（图 4-35、4-36）

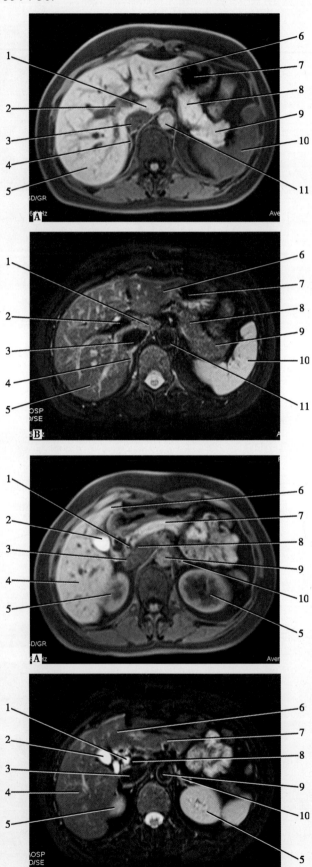

图 4-35　经胰尾水平横断面 MRI 图

A. T$_1$WI；B. T$_2$WI

1. 尾状叶　2. 门静脉右支　3. 下腔静脉
4. 肾上腺　5. 肝右叶　6. 肝左叶　7. 胃体
8. 胰体　9. 胰尾　10. 脾脏　11. 主动脉

图 4-36　经胰体水平横断面 MRI 图

A. T$_1$WI；B. T$_2$WI

1. 胆总管　2. 胆囊　3. 下腔静脉
4. 肝右叶　5. 肾脏　6. 肝左叶　7. 胰体
8. 门静脉主干　9. 主动脉　10. 肾上腺

3. 经肾脏层面横断位（图 4-37、4-38）

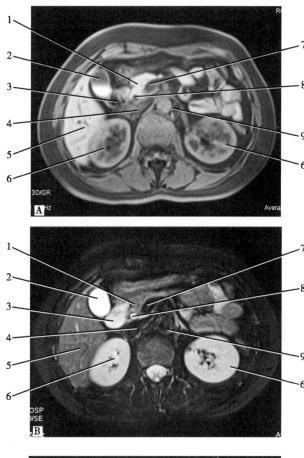

图 4-37 经肾上极水平横断面 MRI 图
　　　　A. T$_1$WI；B. T$_2$WI
1. 胰头　2. 胆囊　3. 十二指肠
4. 下腔静脉　5. 肝右叶　6. 肾脏
7. 门静脉主干　8. 胆总管　9. 主动脉

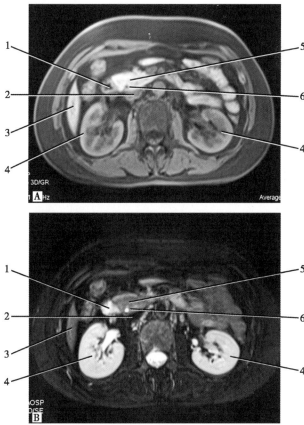

图 4-38 经肾门水平横断面 MRI 图
　　　　A. T$_1$WI；B. T$_2$WI
1. 十二指肠　2. 下腔静脉　3. 肝右叶
4. 肾脏　5. 胰头　6. 胆总管

（二）冠状面

1. 经胃体层面冠状面（图 4-39）

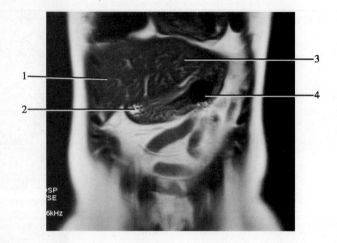

图 4-39　经胃体 T$_2$WI 冠状面图
1. 肝右叶　2. 胃窦　3. 肝左叶　4. 胃体

2. 经门静脉左右支汇合处层面冠状面（图 4-40）

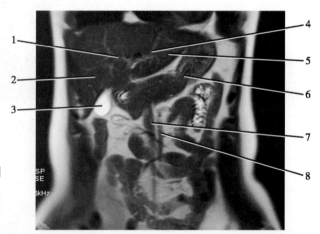

图 4-40　经门静脉左右支汇合处 T$_2$WI 冠状面图
1. 门静脉右支　2. 肝右叶　3. 胆囊
4. 门静脉左支　5. 肝左叶　6. 胃体
7. 肠系膜上静脉　8. 肠系膜上动脉

3. 经胆总管层面冠状面（图 4-41）

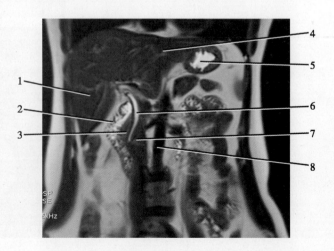

图 4-41　经胆总管 T$_2$WI 冠状面图
1. 肝右叶　2. 十二指肠　3. 胰头
4. 肝左叶　5. 胃底　6. 胆总管　7. 胰管
8. 主动脉

4. 经贲门层面冠状面（图 4-42）

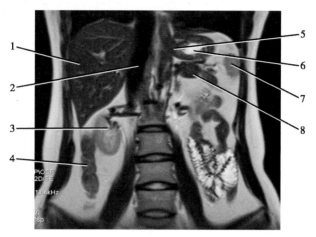

图 4-42　经贲门 T$_2$WI 冠状面图
1. 肝右叶　2. 下腔静脉　3. 肾脏　4. 升结肠
5. 贲门　6. 胃底　7. 脾脏　8. 胰体

5. 经肾门层面冠状面（图 4-43）

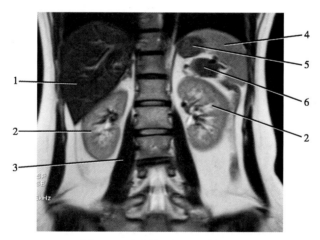

图 4-43　经肾门 T$_2$WI 冠状面图
1. 肝右叶　2. 肾脏　3. 腰大肌　4. 脾脏　5. 胃底　6. 胰尾

（三）磁共振胰胆管造影（magnetic resonance cholangiopancreatography，MRCP）的正常解剖表现

MRCP 的成像基础是利用胆管和胰管内的液体处于静止状态，T$_2$ 弛豫时间很长，在 T$_2$WI 上，这些结构呈明显高信号，肝实质及周围软组织呈低信号，血管由于流空呈低或无信号，从而显示胆管和胰管系统的全貌。与传统的内窥镜逆行胆胰管造影相比，MRCP 具有无创和多方位观察等优点。正常 MRCP 显示正常管径的光滑的胆总管、胰管、胆囊和均匀变细的肝内胆管（图 4-44）。

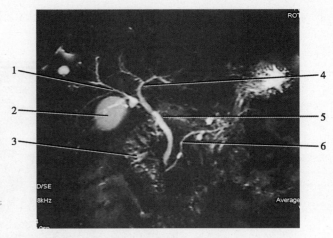

图 4-44　厚层冠状面 MRCP
1.左肝管　2.胆囊　3十二指肠　4.右肝管
5.胆总管　6.胰管

（四）肝周间隙解剖

正常情况下肝周间隙不能显示。腹水患者，肝周间隙才会显示（图 4-45）。

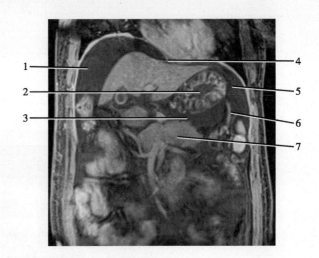

图 4-45　冠状面 MRI 增强显示肝周间隙
1.右膈下间隙　2.胃　3.小网膜囊
4.镰状韧带　5.左膈下间隙　6.脾胃韧带
7.胰腺

（饶圣祥）

第五节　腹部血管影像解剖

（一）腹主动脉及其分支的血管影像解剖（图 4-46）

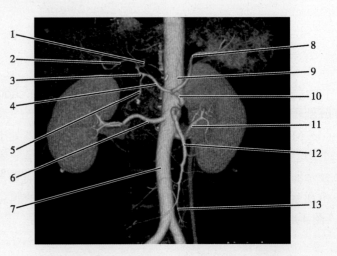

图 4-46　CT 血管容积重现整体显示腹主动
脉及分支
1.肝左动脉　2.肝右动脉　3.肝固有动脉
4.肝总动脉　5.胃十二指肠动脉
6.右肾动脉　7.腹主动脉　8.脾动脉
9.胃左动脉　10.腹腔干　11.左肾动脉
12.肠系膜上动脉　13.肠系膜下动脉

（二）腹腔干、肠系膜上动脉及其分支的血管影像解剖（图 4-47、4-48）

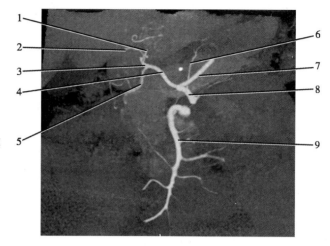

图 4-47　CT 多平面重建显示腹腔干、肠系膜
上动脉

1. 肝左动脉　2. 肝右动脉　3. 肝固有动脉
4. 肝总动脉　5. 胃十二指肠动脉
6. 胃左动脉　7. 脾动脉　8. 腹腔干
9. 肠系膜上动脉

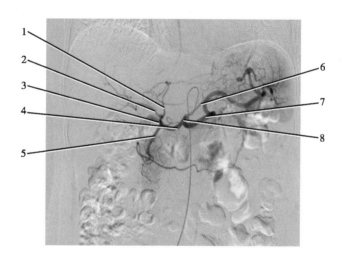

图 4-48　DSA 腹腔干造影
1. 肝左动脉　2. 肝右动脉　3. 肝固有动脉
4. 肝总动脉　5. 胃十二指肠动脉
6. 胃左动脉　7. 脾动脉　8. 腹腔干

（三）门静脉和肝静脉及其分支的血管影像解剖（图 4-49、图 4-50）

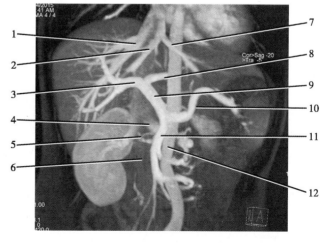

图 4-49　MRI 最大密度重建显示门静脉和肝
静脉关系

1. 肝右静脉　2. 肝中静脉　3. 门静脉右支
4. 左肾静脉　5. 右肾静脉　6. 下腔静脉
7. 肝左静脉　8. 门静脉左支
9. 门静脉主干　10. 脾静脉
11. 肠系膜上静脉　12. 腹主动脉

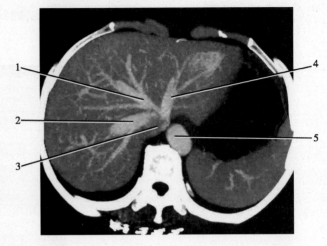

图 4-50　CT薄层最大密度重建显示肝静脉
1. 肝中静脉　2. 肝右静脉　3. 下腔静脉
4. 肝左静脉　5. 主动脉

（四）肾动脉及其分支的血管影像解剖（图 4-51）

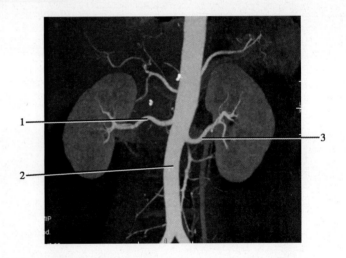

图 4-51　CT最大密度重建显示肾动脉
1. 右肾动脉　2. 腹主动脉　3. 左肾动脉

（五）肾静脉及其分支与下腔静脉的血管影像解剖（图 4-52）

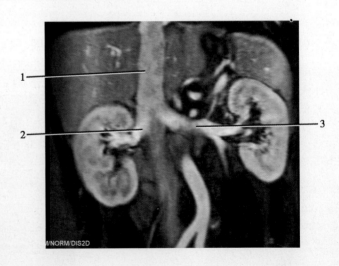

图 4-52　MRI多平面重建显示肾静脉
1. 下腔静脉　2. 右肾静脉　3. 左肾静脉

（饶圣祥）

第五章

盆部与会阴

第一节 概　　述

一、境界与分区

盆部和会阴位于躯干的下部,盆部由骨盆、盆壁、盆膈及盆腔内的器官等组成。会阴是指盆膈以下封闭骨盆出口的全部软组织。

盆部的前面以耻骨联合上缘、耻骨结节、腹股沟和髂嵴前份的连线与腹部分界,后面以髂嵴后份和髂后上棘至尾骨尖的连线与脊柱区的腰部和骶尾部分界。会阴略呈菱形,前为耻骨联合下缘,后为尾骨尖,前外侧为耻骨下支及坐骨支,后外侧为骶结节韧带,两侧为坐骨结节。左、右坐骨结节间的连线将会阴分为前部的尿生殖区(urogenital region)和后部的肛区(anal region)。

二、标志性结构

1. 髂嵴(iliac crest)　是髂骨翼的游离上缘。两侧髂嵴最高点连线平对第4腰椎棘突,经此处的横断层面为嵴间平面,是腹主动脉分叉的标志平面。

2. 髂前上棘(anterior superior iliac spine)**和髂后上棘**(posterior superior iliac spine)　髂嵴的前端为髂前上棘,后端为髂后上棘。两髂后上棘连线,平对第2骶椎中部,标志着蛛网膜下腔下端平面。

3. 髂结节(tubercle of iliac crest)　髂前上棘后方5～7cm处,髂嵴外唇向外突起。结节间平面约平对第5腰椎棘突。

4. 耻骨联合上缘(upper border of pubic symphysis)　位于腹前正中线的下端,经此处的横断层面是显示精囊的最佳层面。

5. 坐骨结节(ischial tuberosity)　坐骨体与坐骨支移行处的后部的粗糙隆起,是坐骨最低部。

6. 尾骨(coccyx)　位于肛门的后方正中线上,稍有活动性。

三、盆部结构的配布特点

盆壁以骨盆为基础,覆以肌、筋膜、血管和神经等软组织而构成;盆底由盆底肌及其筋膜形成盆膈而封闭骨盆下口。盆壁、盆底围成盆腔,容纳消化、泌尿器官的下段和内生殖器等。盆腔器官自前向后排成前、中、后3列。男性前列为膀胱、前列腺和尿道;中列为输精管壶腹和精囊;后列为直肠和肛管。女性前列为膀胱、尿道;中列为子宫、阴道、输卵管和卵巢;后列为直肠和肛管。此外,还有沿盆壁下降的输尿管。

会阴构成体腔的下壁,由肌、筋膜等形成的板层样结构,以及其间的腔隙和泌尿器官、生殖器官、消化管末端开口的括约装置等构成,有承托、保护盆腔脏器和控制管道的开闭等功能。

(王　羽)

第二节　盆部与会阴影像表现特点

一、X 线表现特点

骨盆 X 线能显示骨盆的骨质及钙盐沉积情况以及异常密度影,但对软组织密度对比分辨差。如膀胱、输尿管、尿道以及子宫和输卵管在普通 X 线缺乏良好的天然对比,需要通过人工对比剂显示其形态结构。

二、CT 表现特点

CT 的密度分辨率高,能显示盆腔不同密度的组织和器官的影像表现,且能进行二维、三维重建及后处理,显示组织和器官的解剖特点,但是平扫 CT 对软组织层次显示有限,有时需要辅助增强检查提高组织对比。

(一)膀胱

充盈良好的膀胱呈圆形和椭圆形,膀胱壁呈薄且均匀的软组织密度影,膀胱腔内为均匀水样密度影,增强扫描膀胱壁均匀强化。

(二)前列腺及精囊腺

前列腺呈均匀软组织密度影,增强扫描呈中度强化。精囊腺位于前列腺后方呈八字形软组织密度影,精囊周围静脉丛显示为点条状的软组织影,增强扫描呈中度强化。

(三)睾丸及附属结构

平扫阴囊内脂肪组织呈低密度影,睾丸位于阴囊内呈卵圆形软组织密度影,边缘光整,增强扫描无明显强化。

(四)子宫及附件

横断位子宫呈梭形或椭圆形软组织密度影,边缘光滑,密度均匀,增强扫描呈明显强化。卵巢呈软组织密度影,卵泡成熟期由于卵巢内有滤泡形成,密度可不均匀,增强扫描强化不明显。

(五)阴道

横断面显示类圆形软组织密度影,冠状面及矢状面可较为清楚显示阴道,以矢状面显示位置最好,增强扫描呈中度强化。

三、MRI 表现特点

(一)膀胱

膀胱壁信号与肌肉信号相似,在 T_1WI 和 T_2WI 上呈等信号影。增强扫描膀胱壁 T_1WI 呈均匀强化。

(二)男性生殖系统

1. 前列腺及精囊腺　前列腺分为中央叶和外围叶,于 T_1WI 上均呈低信号影,T_2WI 上前列腺各解剖区呈不同的信号强度,前列腺移行带呈低信号,中央叶呈低信号,外围叶呈高信号,前列腺包膜呈环形线状低信号。前列腺在矢状面和冠状面上呈三角形。中央叶在冠状面上显示较清楚。横轴面显示前列腺的周围叶、移行带、前列腺与尿道膜部的解剖关系最好;冠状面显示中央叶及周围叶关系最好;矢状面显示前列腺与精囊、前列腺与直肠,前列腺与膀胱底部的关系最好。精囊腺位于前列腺后上方,呈对称性卵圆形,在 T_1WI 上呈均匀低信号,T_2WI 上呈高信号。前列腺增强扫描呈轻到中度强化,精囊腺增强扫描无明显强化。

2. 睾丸及附属结构　阴囊在 T_1WI 上呈高信号,睾丸在 T_1WI 上呈等或稍低信号,T_2WI 上呈高信号,输精管呈管状,与睾丸信号相类似;精索呈扭曲管状向腹股沟管方向延伸。

（三）女性生殖系统

1. 子宫及宫颈　子宫在矢状面和冠状面显示最好，在 T_1WI 上子宫肌层为中等偏低信号，子宫内膜为稍低信号；T_2WI 上子宫肌层为等信号，子宫内膜为高信号。子宫颈在矢状面 T_2WI 上显示最好。子宫颈内膜在 T_1WI 上呈中等强度信号，其内的黏膜在 T_2WI 上呈高信号影。子宫颈下段因不含平滑肌组织，信号最低，很容易显示。子宫体和宫颈呈稍低信号影，T_2WI 上子宫体和宫颈呈分层表现且呈稍高信号，宫旁脂肪组织 T_1WI 和 T_2WI 上呈高信号；增强扫描子宫体及宫颈呈明显强化。

2. 输卵管及卵巢　输卵管不扩张和不积水时在 MRI 上不易显示，卵巢在 T_1WI 上呈均匀稍低信号，与盆腔肠管影不易区分，与周围脂肪组织可以区分。T_2WI 上纤维基质呈稍低信号影，卵泡呈高信号，增强扫描卵巢无明显强化。

3. 阴道　在 T_2WI 矢状面上显示阴道与周围结构关系较佳，膀胱内的尿液和直肠内气体为显示阴道提供了对比。在 T_1WI 上阴道壁呈低信号，阴道上皮组织和黏液为高信号，阴道周围脂肪组织为高信号，T_1WI 上不能区分阴道壁，T_2WI 上为稍高信号。增强扫描阴道壁呈均匀强化。

（向辉华）

第三节　盆部与会阴解剖

一、盆 部 解 剖

（一）盆壁及盆膈

盆壁以骨盆为支架，辅以盆壁肌、盆膈及其筋膜构成（图 5-1）。

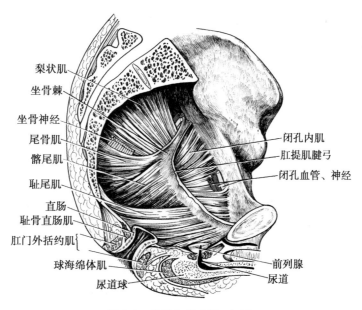

梨状肌
坐骨棘
坐骨神经
尾骨肌
髂尾肌
耻尾肌
直肠
耻骨直肠肌
肛门外括约肌
球海绵体肌
尿道球

闭孔内肌
肛提肌腱弓
闭孔血管、神经
前列腺
尿道

图 5-1　盆壁与盆底肌（左侧）

骨盆由两侧的髋骨及后方的骶骨、尾骨借骨连结构成。借由骶骨岬、弓状线、耻骨梳、耻骨嵴及耻骨联合上缘共同围成的界线，分为前上方的大骨盆和后下方的小骨盆。大骨盆又称假骨盆，属于腹腔的一部分。小骨盆又称真骨盆，上口即界线，下口为会阴菱形境界，两者之间为骨盆腔。骨盆前壁为耻骨和耻骨联合；后壁为骶骨、尾骨及骶尾关节等；侧壁为髂骨、坐骨、骶结节韧带与骶棘韧带。

（二）盆筋膜

盆筋膜分为盆壁筋膜、盆膈筋膜和盆脏筋膜3部（图5-2）。

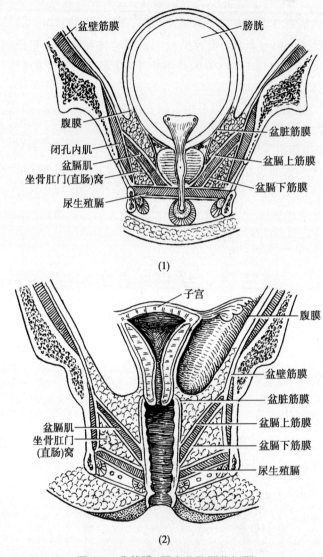

图 5-2　盆筋膜（男女盆腔冠状切面）
（1）男性；（2）女性

1. 盆壁筋膜（parietal pelvic fascia）　覆盖于骨盆腔前、后及两侧壁的盆面，上与腹内筋膜相延续。从耻骨联合后面至坐骨棘之间的筋膜显著增厚，形成肛提肌腱弓。盆壁筋膜覆盖于闭孔内肌和梨状肌盆面的，分别称闭孔筋膜和梨状筋膜；覆盖于骶骨前面的称骶前筋膜（又称Waldeyer筋膜）。

2. 盆膈上、下筋膜　盆膈上筋膜为盆壁筋膜的向下延续，覆盖于肛提肌与尾骨肌上面，并向盆内器官周围移行为盆脏筋膜。盆膈下筋膜，覆盖于肛提肌与尾骨肌下面。

3. 盆脏筋膜（visceral pelvic fascia）　是盆腔腹膜之外、盆膈之上和盆壁筋膜之间的结缔组织膜，包裹在盆腔内各器官及血管、神经的表面，有些形成了器官的鞘，如前列腺鞘和直肠筋膜鞘等；有些则增厚形成韧带，如耻骨前列腺韧带、子宫主韧带、骶子宫韧带等，这些韧带起维持脏器正常位置的作用。盆脏筋膜在直肠与阴道之间形成直肠阴道隔；在直肠与膀胱、前列腺、精囊及输精管壶腹之间形成直肠膀胱隔；在阴道与膀胱和尿道之间形成膀胱（尿道）阴道隔（图5-3、5-4）。

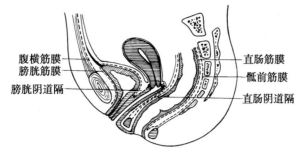

图 5-3　女盆部矢状切面（示盆筋膜）

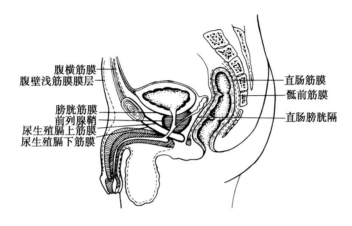

图 5-4　男盆部矢状切面（示盆筋膜）

（三）盆筋膜间隙

1. 耻骨后间隙（retropubic space）　也称膀胱前隙，位于耻骨盆面与膀胱之间，内含疏松结缔组织和静脉丛等（图 5-3、5-4）。

2. 骨盆直肠间隙（pelvirectal space）　又称直肠旁间隙（pararectal space），位于盆底腹膜与盆膈之间，后方为直肠和直肠侧韧带，前方男性为膀胱和前列腺，女性为子宫和阴道上部。

3. 直肠后间隙（retrorectal space）　也称骶前间隙，位于直肠筋膜与骶前筋膜之间，向下至盆膈，向上与腹膜后隙相通，两侧借直肠侧韧带与骨盆直肠间隙相隔。

（四）盆腔内器官

1. 膀胱（urinary bladder）　位于耻骨联合及耻骨支的后方（图 5-3、5-4）。膀胱空虚时位于骨盆腔内，充盈时则上升至耻骨联合上缘以上（图 5-5）。婴儿的膀胱位于腹腔内，儿童的膀胱空虚时也达耻骨联合上缘以上。膀胱可分为膀胱尖、膀胱体、膀胱底和膀胱颈 4 部。尖指向前上方，底朝向后下方，尖底之间为体，体下部与前列腺（或尿生殖膈）接触处为颈，各部之间无明显界

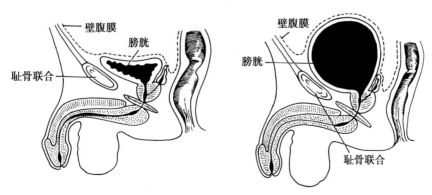

图 5-5　膀胱的位置变化

线。男性膀胱底上部借直肠膀胱陷凹与直肠相邻，下部与精囊和输精管壶腹相贴。女性膀胱底与子宫颈和阴道前壁直接相贴。男性膀胱颈与前列腺相邻，女性膀胱颈则与尿生殖膈相邻。膀胱体的上面有腹膜覆盖，下外侧面紧贴耻骨后隙内的疏松结缔组织，以及肛提肌和闭孔内肌。膀胱底内面有一三角形区称膀胱三角（trigone of bladder）（图 5-6）。膀胱无论盈虚，此区都很平滑。此三角的两侧角为左、右输尿管口，下角为尿道内口。两输尿管口之间有横行的黏膜皱襞，称输尿管间襞，为寻找输尿管口的标志。膀胱三角为结核和肿瘤的好发部位。

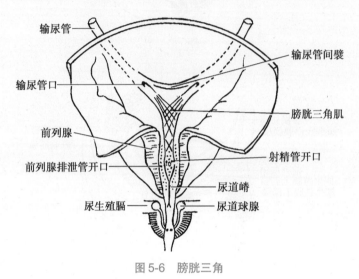

图 5-6　膀胱三角

2. 输尿管盆部与壁内部

（1）输尿管盆部：左、右输尿管（ureter）在骨盆上口处分别越过左髂总动脉末段和右髂外动脉起始部的前面进入盆腔，与输尿管盆部相延续。

输尿管盆部位于盆侧壁的腹膜下，行经髂内血管、腰骶干和骶髂关节前方，向后下走行，继而经过脐动脉起始段和闭孔血管、神经的内侧，在坐骨棘平面，转向前内穿入膀胱底的外上角。男性输尿管盆部到达膀胱外上角之前有输精管在其前上方由外侧向内侧越过，然后输尿管经输精管壶腹与精囊之间到达膀胱底。女性输尿管盆部位于卵巢的后下方，在经子宫阔韧带基底部行至于宫颈外侧约 2cm 处时，有子宫动脉从前上方跨过（图 5-7）。

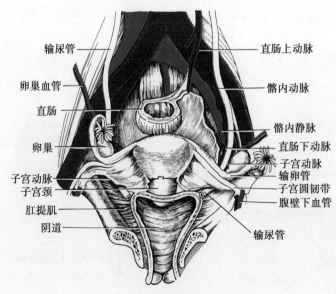

图 5-7　输尿管盆部与子宫动脉的关系

（2）壁内部：输尿管行至膀胱底外上角处，向内下斜穿膀胱壁，开口于膀胱三角的输尿管口。此段长约 1.5cm，即壁内部，是输尿管最狭窄处，也是常见的结石滞留部位。膀胱充盈时，压迫输尿管壁内部，可阻止膀胱内的尿液向输尿管逆流。

3. 前列腺（prostate）　上部宽大为前列腺底，与膀胱颈邻接，其前部有尿道穿入，后部则有双侧射精管向前下穿入；下端尖细，为前列腺尖，向下与尿生殖膈上面接触，两侧有前列腺提肌绕过，尿道从尖穿出。尖与底之间为前列腺体，体有前面、后面和两外侧面。前面有耻骨前列腺韧带使前列腺筋膜（鞘）与耻骨后面相连。后面平坦，正中有一纵形浅沟，名前列腺沟。后面借直肠膀胱隔与直肠壶腹相隔（图 5-8）。直肠指检时，向前可扪及前列腺的大小、形态、硬度及前列腺沟。前列腺沟消失，提示前列腺增大。

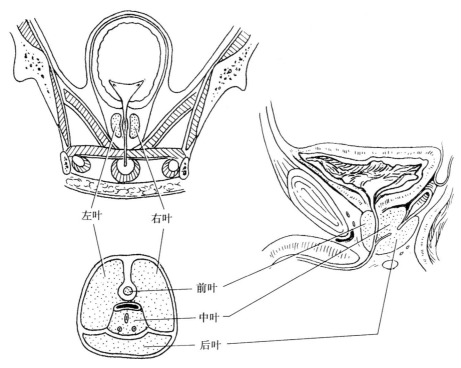

图 5-8　前列腺位置和分叶

有以下前列腺分区法：

（1）传统的前列腺分区法：Lowsley 依据前列腺胚胎学的研究，将前列腺分为五叶，即前叶、中叶、后叶和左、右侧叶（图 5-8）。前叶细小，缺乏腺组织，介于尿道和左、右叶之间。中叶在尿道后方、两侧叶及射精管之间，又称前列腺峡。左、右叶位于后叶前方，在前叶和中叶的两侧，紧贴尿道侧壁。后叶位于中叶及左、右叶的后面，射精管的后下方。

（2）内腺和外腺分区法：Franks 依据前列腺的组织结构，指出前列腺的组织并不呈分叶状，但可分为两个明显的腺组，即内腺和外腺，两腺之间有一层纤维组织相分开（图 5-9）。内腺又称为尿道周围腺，较小，约占前列腺的 25%，由较长的黏膜下腺和位于黏膜层较小的黏膜腺组成，相当于中叶和前叶。外腺称为固有前列腺，较厚，约占前列腺的 75%，是前列腺的主要部分，含有长且分支的主腺，相当于后叶和左、右侧叶。内腺对雄、雌性激素均敏感，是良性前列腺增生的好发部位。外腺对雄性激素敏感，是前列腺癌和前列腺炎症的好发部位。

（3）带区解剖分区法：McNeal 依据前列腺的断面观察，提出了前列腺的带区解剖分区法，即将前列腺分为前区、中央区、周缘区和前纤维肌肉基质区（图 5-10）。①前区：相当于内腺，包括尿道周围组织和移行区，此腺区的体积小，仅占前列腺腺性组织的 5%，是良性前列腺增生的好发部位。移行区位于尿道周围组织近侧段的两旁，呈对称性分布。②中央区：位于前列腺基底部和膀胱颈的下方，呈锥形，尖端到达精阜。输精管和精囊的排泄管穿过中央区后汇合成射精管，开口于尿道。此区的腺体较大，约占前列腺腺性组织的25%。③周缘区：主要位于前列腺的后方、左右侧及尖部，其上面呈凹面状，包围中央区、移行区和尿道前列腺部远侧段；腺体分布均匀，腺管开口于精阜以下的尿道后外侧面。此区约占前列腺腺性组织的70%。④前纤维肌肉基质区：位于前列腺的前方，呈盾形薄板状，约占前列腺的1/3。

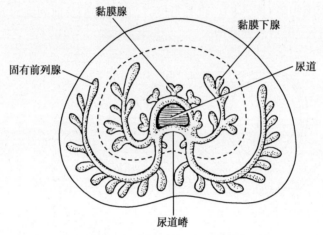

图 5-9　前列腺内腺和外腺分区法

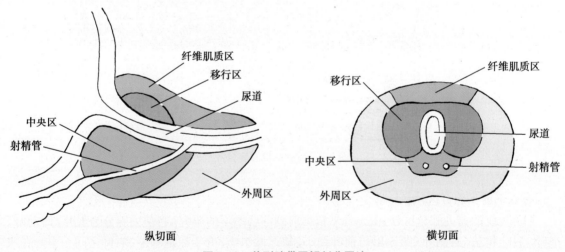

纵切面　　　　　　　　横切面

图 5-10　前列腺带区解剖分区法

4. 输精管盆部、射精管及精囊　输精管盆部自腹股沟管深环处接腹股沟部，从外侧绕腹壁下动脉的起始部，急转向内下方，越过髂外动、静脉的前方进入盆腔。沿盆侧壁行向后下，跨过膀胱上血管和闭孔血管，然后从前内侧与输尿管交叉，继而转至膀胱底（图5-11）。输精管约在精囊上端平面以下膨大为输精管壶腹（ampulla of ductus deferens），行于精囊的内侧，在前列腺底稍上方，与精囊的排泄管以锐角的形式汇合成射精管（ejaculatory duct）。射精管长约2cm，向前下穿前列腺底的后部，开口于尿道的前列腺部。精囊（seminal vesicle）为一对长椭圆形的囊状腺体，位于前列腺底的后上方（图5-11）。

5. 子宫　子宫有前面、后面及两侧缘，又分为底、体、峡、颈4部（图5-12）。子宫前面隔膀胱子宫陷凹与膀胱上面为邻。子宫颈和阴道上部的前面则借疏松结缔组织与膀胱底相邻。子宫后面为直肠子宫陷凹，子宫颈和阴道穹后部隔此陷凹与直肠相邻。陷凹底适对阴道穹后部，故直肠指检可扪到子宫颈和子宫体下部。子宫两侧有输卵管、子宫阔韧带和卵巢固有韧带；子宫颈外侧，在阴道穹侧部上方有子宫主韧带。子宫阔韧带基部内有子宫血管。

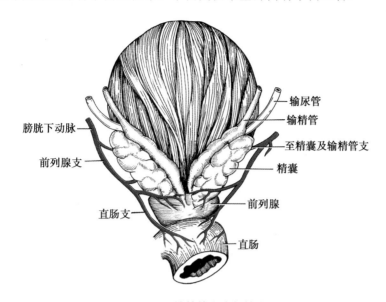

图 5-11　输精管壶腹与精囊

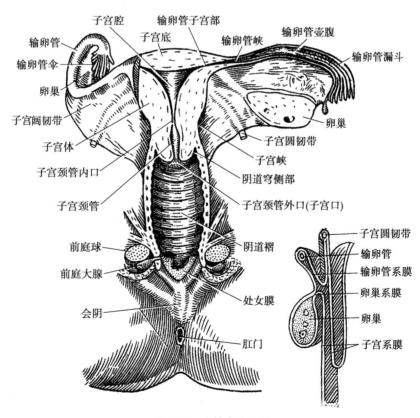

图 5-12　女性内生殖器

6. 子宫附件　子宫附件（uterine appendage）包括子宫外后方的卵巢及输卵管，临床上的子宫附件炎主要指输卵管炎和卵巢炎。

（1）卵巢（ovary）：位于髂内、外动脉分叉处的卵巢窝内，窝的前界为脐动脉，后界为髂内动脉和输尿管。卵巢的后缘游离，前缘中部血管神经出入处称卵巢门，并借卵巢系膜连于子宫阔韧带的后叶。卵巢下端借卵巢固有韧带与子宫角相连，其上端以卵巢悬韧带（骨盆漏斗韧带）连于盆侧壁，此韧带为隆起的腹膜皱襞，内有卵巢血管、淋巴管及卵巢神经丛等。

（2）输卵管（uterine tube）：位于子宫阔韧带的上缘内，长 8～12cm。子宫底外侧短而细直的输卵管峡，为输卵管结扎术的部位，炎症可能导致此部管腔堵塞。输卵管外侧端呈漏斗状膨大，输卵管漏斗由输卵管腹腔口，通向腹膜腔。借卵子的运送途径，女性腹膜腔经输卵管腹腔口、输卵管、子宫腔以及阴道与外界相通，故有感染的可能。

7. 阴道　阴道（vagina）上端环绕子宫颈，下端开口于阴道前庭。子宫颈与阴道壁之间形成的环形腔隙，称阴道穹。阴道穹后部较深，与直肠子宫陷凹紧邻。

阴道前壁短，长 6～7cm，上部借膀胱阴道隔与膀胱底、颈相邻，下部与尿道后壁直接相贴，也有学者提出部分女性尿道完全包埋在阴道前壁内。阴道后壁较长，长 7.5～9cm，上部与直肠子宫陷凹相邻，中部借直肠阴道隔与直肠壶腹相邻，下部与肛管之间有会阴中心腱。

8. 直肠　直肠（rectum）位于盆腔后部，骶骨和尾骨前方（图 5-3、图 5-4）。在第 3 骶椎平面接乙状结肠，向下穿盆膈延续为肛管，全长约 12cm。直肠在矢状面上有两个弯曲，上部的弯曲与骶骨的曲度一致，称骶曲（sacral flexure）；下部绕尾骨尖时形成凸向前的会阴曲（perineal flexure）。在冠状面上，直肠还有 3 个侧曲，从上到下依次凸向右、左、右，中侧曲是 3 个侧曲中最显著的一个。直肠腔内一般有 3 条由黏膜和环行平滑肌形成的半月形横向皱襞，称直肠横襞（transverse folds of rectum）。横襞的位置与 3 个侧曲相对，上、中、下直肠横襞分别距肛门约 13cm、11cm 和 8cm（图 5-13）。直肠后面借疏松结缔组织与骶骨、尾骨和梨状肌相邻，在疏松结缔组织内有骶正中血管、骶外侧血管、骶静脉丛、骶丛、骶交感干和奇神经节等。直肠两侧的上部为腹膜腔的直肠旁窝，两侧下部与盆丛、直肠上血管、直肠下血管及肛提肌等相邻。男性直肠前面隔直肠膀胱陷凹和直肠膀胱隔与膀胱底、精囊、输精管壶腹、前列腺、输尿管盆部毗邻（图 5-3）。女性直肠前面隔着直肠子宫陷凹和直肠阴道隔与子宫、阴道相邻（图 5-4）。

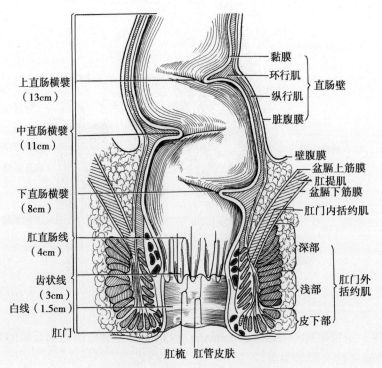

图 5-13　直肠和肛管的冠状切面

二、会阴解剖

会阴（perineum）位于两侧股部上端之间，其境界与骨盆下口（骨盆出口）基本一致。会阴前端为耻骨联合；后端为尾骨尖。两侧为坐骨结节，前外侧为耻骨下支和坐骨下支，体表以股沟和股部分界；后外侧为骶结节韧带，体表以臀大肌下缘与臀部分界。女性骨盆下口由于较男性者大，故会阴也较大。

在两侧坐骨结节之间作一连线，可将菱形的会阴分成前、后两个三角形区。前者有尿道和阴道（女性）通过，并为外生殖器所占据，为尿生殖区，又称为尿生殖三角（urogenital triangle）；后者有肛管通过，为肛区，又称为肛门三角（anal triangle）。肛门三角内主要有肛管、坐骨肛门窝和经过的神经、血管。

（一）肛门三角

1. 肛管（anal canal）　成人肛管长3～4cm，为位于盆膈以下的大肠终段，绕尾骨尖的前方行向后下，开口于肛门。

2. 坐骨肛门窝（ischioanal fossa）　又称坐骨直肠窝（ischiorectal fossa），位于肛管和坐骨之间。窝的内侧壁为肛门、肛门外括约肌、肛提肌、尾骨肌及盆膈下筋膜；外侧壁为坐骨结节、骶结节韧带、闭孔内肌及闭孔筋膜；顶为内、外侧壁的盆膈下筋膜与闭孔筋膜相交处；底为皮肤和浅筋膜。窝的后界为臀大肌及部分骶结节韧带，在肛管后方可左右相通；前界为尿生殖膈后缘。窝前、后端分别伸入尿生殖膈上方和臀大肌深面，形成前、后隐窝。在坐骨肛门窝的外侧壁上，于闭孔内肌表面的闭孔筋膜内，有一矢状位的管状裂隙，称阴部管（pudendal canal），亦称Alcock管，其中有阴部内动、静脉及阴部神经通过（图5-14）。坐骨肛门窝内充填有大量脂肪，称坐骨肛门窝脂体，活体起弹性垫的作用，使肛管在排便时能充分扩张。

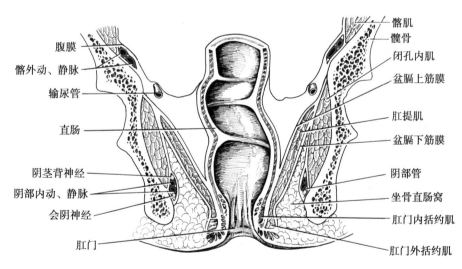

左侧标注（从上到下）：腹膜、髂外动、静脉、输尿管、直肠、阴茎背神经、阴部内动、静脉、会阴神经、肛门

右侧标注（从上到下）：髂肌、髋骨、闭孔内肌、盆膈上筋膜、肛提肌、盆膈下筋膜、阴部管、坐骨直肠窝、肛门内括约肌、肛门外括约肌

图5-14　坐骨直肠窝

（二）尿生殖

尿生殖三角的会阴浅筋膜分浅、深两层。深层为膜样层，又称浅会阴筋膜（Colles筋膜），男性向前与阴囊肉膜、阴茎浅筋膜及腹壁浅筋膜深层（Scarpa筋膜）相续。会阴深筋膜也分为浅、深两层。浅层为尿生殖膈下筋膜（inferior fascia of urogenital diaphragm），深层为尿生殖膈上筋膜（superior fascia of urogenital diaphragm）。浅会阴筋膜与尿生殖膈上、下筋膜的侧缘均附着于耻骨弓，并在尿生殖膈后缘处彼此愈合，从而在3层筋膜之间形成会阴浅隙与会阴深隙两个间

隙。尿生殖膈由尿生殖膈上、下筋膜和会阴深横肌、尿道括约肌共同构成,其前份形成会阴横韧带。

1. 男性外生殖器和尿道

(1)阴囊(scrotum):位于阴茎根和会阴之间,悬于耻骨联合下方。阴囊容纳睾丸、附睾和精索下部。

(2)睾丸(testis):是微扁的椭圆体,表面光滑,分前、后缘、上、下端和内、外侧面。前缘游离;后缘有血管、神经和淋巴管出入,并与附睾和输精管睾丸部相接触。上端被附睾头遮盖,下端游离。外侧面较隆凸,与阴囊壁相贴;内侧面较平坦,与阴囊隔相依。

(3)附睾(epididymis):呈新月形,紧贴睾丸的上端和后缘而略偏外侧。上端膨大为附睾头,中部为附睾体,下端为附睾尾。睾丸输出小管进入附睾后,弯曲盘绕形成膨大的附睾头,末端汇合成一条附睾管。附睾管迂曲盘回而成附睾体和尾,附睾尾向上弯曲移行为输精管。

(4)精索(spermatic cord):由输精管、睾丸动脉、蔓状静脉丛、淋巴管和神经组成。始于腹股沟管深环,止于睾丸后缘,其上部位于腹股沟管内,下部位于阴囊内。在阴囊侧壁近阴茎根部易于摸及输精管,光滑坚韧。

(5)阴茎(penis):主要由两条阴茎海绵体和一条尿道海绵体组成,分为阴茎头、阴茎体和阴茎根3部分。阴茎的皮肤薄软,皮下无脂肪组织,仅有疏松的结缔组织,称阴茎浅筋膜。阴茎的被膜由浅至深依次为阴茎浅筋膜(续于 Colles 筋膜),阴茎深筋膜(又称 Buck 筋膜)及白膜(tunica albuginea)。阴茎深筋膜包被所有海绵体;白膜只分别包绕着每个海绵体,并在两个阴茎海绵体之间形成阴茎中隔。

(6)男尿道(male urethra):成人男尿道全长 16~20cm,从内口到外口可分为前列腺部、膜部和海绵体部3部。尿道全程有耻骨下弯和耻骨前弯两个弯曲。尿道有3个膨大部,即舟状窝、尿道球部及前列腺部。尿道还有3个狭窄处,即尿道外口、尿道膜部及尿道内口。

2. 女性外生殖器和尿道 女性外生殖器又称女阴,最外部为大阴唇,左、右大阴唇的前端合成唇前连合,向上移行于阴阜;后端合成唇后连合,组成狭义会阴的前界。阴阜为耻骨联合前的皮肤隆起。大阴唇之间的裂隙名女阴裂。小阴唇位于女阴裂内,在尿道外口和阴道口的两侧。两侧小阴唇的前端形成包被阴蒂头的阴蒂包皮及阴蒂系带;后端则左、右连合形成阴唇系带。阴蒂与阴唇系带之间,由小阴唇围成的裂隙称为阴道前庭。尿道外口位于阴道前庭偏前,后部有阴道口。

女尿道(female urethra)较短,全长 3~5cm,比男尿道易于扩张,尿道起始部低于男性,约相当于耻骨联合下缘的高度。尿道始于尿道内口,走向前下方,穿过尿生殖膈,开口于阴道前庭,几乎呈直线而无弯曲。尿道下段两侧附近有尿道旁腺,其导管开口于尿道外口近侧的后壁上,此处易引起感染,形成囊肿,阻塞尿道。

(王 羽 纪长伟)

第四节 盆部与会阴影像解剖

一、X 线影像解剖

(一)骨盆平片

骨盆前后位片上,骶骨中线应通过耻骨联合。骶髂关节左右对称,关节间隙下半部分可以显示,上半部常投影出模糊双线影。髂嵴连线影正好通过第4、5腰椎间隙。由髂嵴影向外可追踪到髂前上、下棘,由髂前下棘到股骨颈外上缘的连线称髂颈线,用以判定髋关节是否正常。正位片上,可以测量耻骨下角,男性为锐角,女性为钝角(图5-15)。

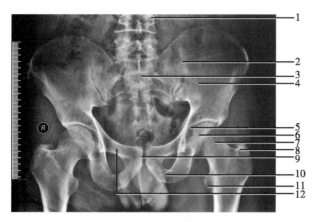

图 5-15　骨盆 X 线片

1. 腰椎　2. 骶髂关节　3. 骶骨　4. 髂骨　5. 髋臼
6. 股骨头　7. 股骨颈　8. 大转子　9. 耻骨联合
10. 坐骨　11. 小转子　12. 耻骨

（二）膀胱和尿道

注入碘对比剂后显示充盈良好的膀胱，位于盆腔正中央呈类椭圆形影，边缘光整。男性尿道既管排尿，又司排精，具有双重功能。男性尿道可分海绵体部、球部、膜部和前列腺部，呈管状结构（图 5-16）。女性尿道较短。

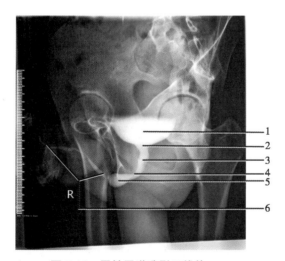

图 5-16　男性尿道造影 X 线片

1. 膀胱　2. 尿道内口　3. 尿道前列腺部
4. 尿道膜部　5. 尿道球部　6. 尿道海绵体部

（三）子宫输卵管造影

经导管向子宫腔推注碘对比剂后使子宫腔充盈，呈高密度影。因在盆腔的位置和屈曲度不同而形态各异，常见呈倒三角形，底边在上，为子宫底，上方两角为子宫角，通向输卵管。双侧输卵管向外并稍向下走形，呈迂曲柔软的线条状影，输卵管在子宫壁的部分为间质部；双侧输卵管近子宫的一段细而直，为峡部；其远端粗大，为壶腹部；壶腹部末端呈漏斗状扩大，为输卵管漏斗部；漏斗部远端指状突起称输卵管伞端；输卵管有蠕动，因而充盈可不连续（图 5-17）。

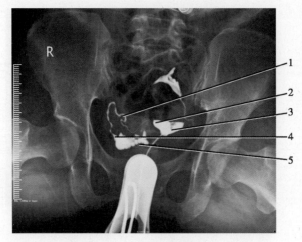

图 5-17　子宫输卵管造影片

1. 输卵管峡部　2. 输卵管间质部　3. 子宫腔
4. 输卵管壶腹部　5. 输卵管漏斗部

二、CT 影像解剖

（一）男性盆部与会阴

1. 横断面

（1）经膀胱层面（图 5-18）

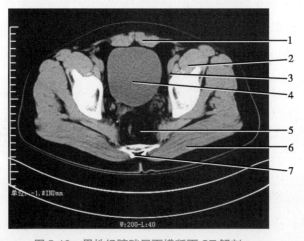

图 5-18　男性经膀胱层面横断面 CT 解剖

1. 腹直肌　2. 髂肌　3. 髂血管　4. 膀胱
5. 直肠　6. 臀肌　7. 骶骨

　　（2）经精囊腺层面：该层面精囊腺位于前列腺上方，膀胱后方，呈对称性卵圆形影，长约 6cm 左右，与膀胱后壁间有低密度的脂肪组织间隔，形成膀胱精囊三角，约 30° 左右（图 5-19）。

　　（3）经前列腺层面（图 5-20）

　　2. 矢状面　经盆部正中央的矢状层面：该层面前部为耻骨联合，耻骨联合后方为膀胱，膀胱下方为前列腺，前列腺下方紧邻尿道及海绵体，膀胱及前列腺后方为直肠（图 5-21）。

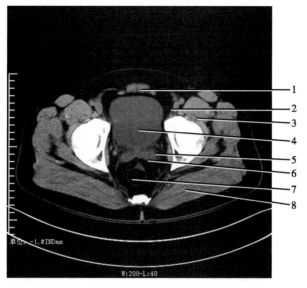

图 5-19　经精囊腺层面横断面 CT 解剖
1. 腹直肌　2. 髂血管　3. 髂肌　4. 膀胱
5. 精囊三角　6. 精囊腺　7. 直肠　8. 臀肌

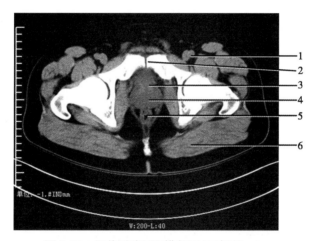

图 5-20　经前列腺层面横断面 CT 解剖
1. 髂血管　2. 耻骨联合　3. 尿道　4. 前列腺　5. 直肠　6. 臀肌

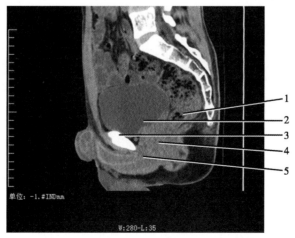

图 5-21　男性经盆腔正中矢状面 CT 解剖
1. 直肠　2. 膀胱　3. 耻骨联合　4. 前列腺　5. 尿道及海绵体

（二）女性盆部与会阴

1. 横断面

（1）经卵巢层面：该层面双侧卵巢位于盆腔中央偏外两侧，呈扁卵圆形软组织密度影，卵巢靠外侧从前向后依次为髂外动脉、静脉，输尿管，髂内动脉、静脉（图5-22）。

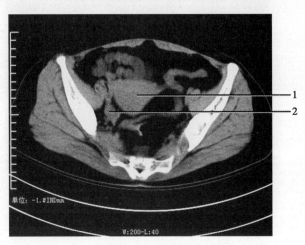

图5-22　经卵巢层面横断面CT解剖
1. 子宫　2. 卵巢

（2）经子宫体层面：该层面子宫体位于盆腔中央，呈梭形或椭圆形软组织密度影，其内可见低密度的子宫腔，子宫前方为膀胱；后方为直肠，直肠和子宫之间以直肠子宫陷凹相隔，又称陶氏腔（图5-23）。

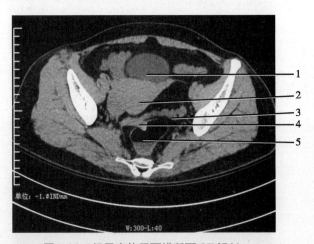

图5-23　经子宫体层面横断面CT解剖
1. 膀胱　2. 子宫体　3. 乙状结肠　4. 陶氏腔　5. 直肠

（3）经阴道层面（图5-24）

2. 矢状面　经盆部正中央的矢状层面：该层面前部为耻骨联合，耻骨联合后方为膀胱，膀胱后方为阴道及宫颈，宫颈上方为子宫，子宫及阴道后方为直肠，直肠后方为肛门括约肌（图5-25）。

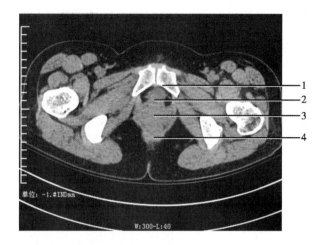

图 5-24　经阴道层面横断面 CT 解剖
1. 耻骨联合　2. 尿道　3. 阴道　4. 直肠

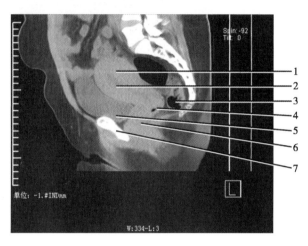

图 5-25　女性经盆腔正中矢状面 CT 解剖
1. 子宫　2. 子宫腔　3. 直肠　4. 宫颈
5. 膀胱　6. 阴道　7. 耻骨联合

三、MRI 影像解剖

（一）男性盆部与会阴

1. 横断面

（1）经膀胱层面：该层面充盈良好的膀胱位于正中央，呈类圆形、类椭圆形，在 T_1WI 上呈低信号影，T_2WI 上呈高信号影（图 5-26）。

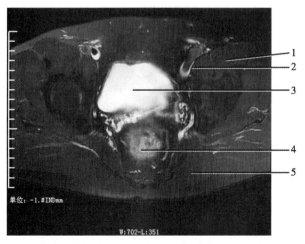

图 5-26　男性经膀胱层面 MRI 横断面图
1. 髂肌　2. 髂血管　3. 膀胱　4. 直肠　5. 臀肌

（2）经精囊腺层面：该层面精囊腺位于前列腺上方，膀胱后方，呈对称性卵圆形影，长约6cm左右，在T_1WI上呈中等信号，T_2WI上呈高信号影，膀胱后壁间有脂肪组织信号影间隔，形成膀胱精囊三角（图5-27）。

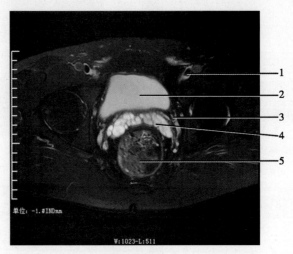

图5-27 男性经精囊腺层面MRI横断面图
1. 髂血管 2. 膀胱 3. 精囊腺三角 4. 精囊腺 5. 直肠

（3）经前列腺层面：该层面前列腺呈栗子形或倒锥形，T_1WI上呈较低信号，信号较均匀，T_2WI上可清楚显示中央区、移行区和周围区（图5-28）。

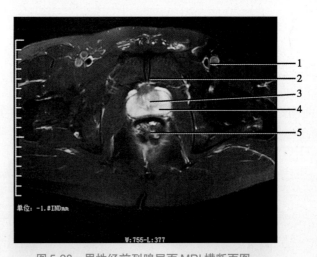

图5-28 男性经前列腺层面MRI横断面图
1. 髂血管 2. 耻骨联合 3. 前列腺中央叶
4. 前列腺周围叶 5. 直肠

2. 矢状面 经盆部正中的矢状层面（图5-29）。

3. 冠状面 经前列腺正中的冠状层面：该层面正中有膀胱，在T_1WI上呈低信号影，T_2WI上呈高信号影，下方有前列腺，前列腺的两侧为闭孔内肌和耻骨下支。耻骨下支的下方有尿道球部（图5-30）。

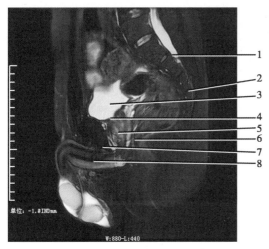
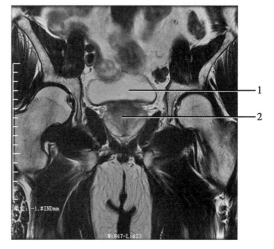

图 5-29　男性经盆腔正中矢状层面 MRI 图
1. 椎管　2. 骶椎　3. 膀胱　4. 尿道内口
5. 前列腺　6. 直肠　7. 耻骨联合　8. 海绵体

图 5-30　男性经盆腔正中冠状层面 MRI 图
1. 膀胱　2. 前列腺

（二）女性盆部与会阴

1. 横断面

（1）经卵巢层面：该层面双侧卵巢位于盆腔中央偏外两侧，呈扁卵圆形，T_1WI 上呈稍低信号影，T_2WI 上呈高信号影（图 5-31）。

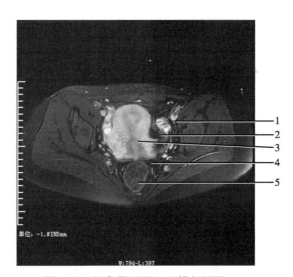

图 5-31　经卵巢层面 MRI 横断面图
1. 髂血管　2. 卵巢　3. 子宫　4. 陶氏腔　5. 直肠

（2）经子宫体层面（图 5-32）。

（3）经阴道层面：该层面阴道位于正中心，呈类环形软组织信号影，阴道前部为尿道，尿道前方为耻骨联合；阴道后部为直肠（图 5-33）。

2. 矢状面　经盆部正中央的矢状层面（图 5-34）

3. 冠状面　经盆部正中冠状层面：盆腔正中可见子宫体的断面，子宫的外上方有输卵管和卵巢，子宫的上方有回肠和乙状结肠，下方可见直肠断面。直肠两侧有肛提肌和闭孔内肌，两肌之间为坐骨肛门窝（图 5-35）。

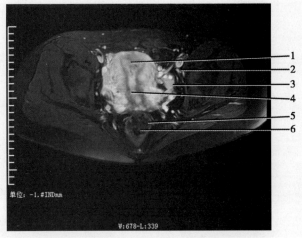

图 5-32　经子宫体层面 MRI 横断面图
1. 子宫底部　2. 髂血管　3. 卵巢
4. 子宫腔　5. 陶氏腔　6. 直肠

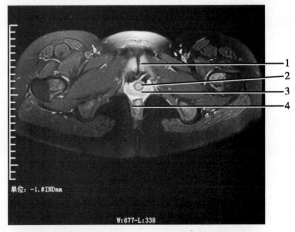

图 5-33　经阴道层面 MRI 横断面图
1. 耻骨联合　2. 尿道　3. 阴道　4. 直肠

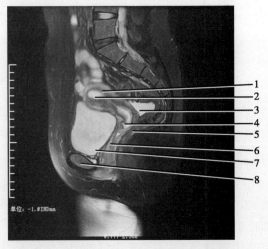

图 5-34　女性经盆腔正中矢状层面 MRI 图
1. 子宫肌层　2. 子宫腔　3. 陶氏腔　4. 宫颈
5. 直肠　6. 阴道　7. 膀胱　8. 耻骨联合

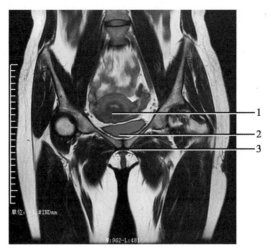

图 5-35　女性经盆腔正中冠状层面 MRI 图
1. 子宫　2. 膀胱　3. 耻骨联合

（向辉华）

第五节　盆部与会阴血管影像解剖

了解和掌握盆腔血管影像解剖对盆腔的手术治疗尤为重要，常采用 CTA、增强 MRA、DSA 检查盆腔及会阴部血管。

腹主动脉于第 4 腰椎体水平分成左右髂总动脉，它们下行到骶髂关节处分为髂内、外动脉。髂外动脉是髂总动脉的延续，到腹股沟以下成为股总动脉，继续向下分为股深动脉和股浅动脉，髂外动脉分支还有腹壁下动脉和旋髂深动脉。髂内动脉是盆腔动脉的主干，髂内动脉分为脏支动脉和壁支动脉，女性脏支动脉沿盆腔侧壁下行发出子宫动脉、阴道支、输卵管支和卵巢支动脉；男性脏支动脉发出前列腺及精囊腺动脉。阴部内动脉在臀下动脉前方下行，发出肛动脉、会阴动脉，膀胱下动脉。壁支发出闭孔动脉、臀上动脉、臀下动脉（图 5-36、5-37）。

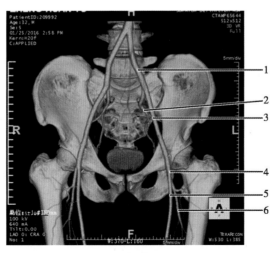

图 5-36　盆腔 CTA
1. 髂总动脉　2. 髂内动脉　3. 髂外动脉
4. 股总动脉　5. 股浅动脉　6. 股深动脉

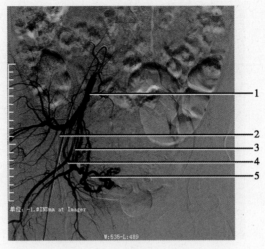

图 5-37　髂内动脉 DSA
1. 髂内动脉　2. 臀上动脉　3. 阴部内动脉
4. 臀下动脉　5. 子宫动脉

（向辉华）

第六章

四　肢

第一节　概　　述

一、境界与分区

上肢（upper limb）连于胸廓外上部，与颈、胸、背部相接，以锁骨上缘外侧段、肩峰至第7颈椎棘突的连线与颈部分界，以三角肌前、后缘上端与腋前、后襞下缘中点的连线与胸、背部分界。上肢可分为肩、臂、肘、前臂、腕和手部。

下肢（lower limb）与躯干部直接相连，前方以腹股沟与腹部分界，外侧和后方以髂嵴与腰、骶部分界，内侧上端毗邻会阴部。下肢可分为臀、股、膝、小腿、踝和足部。

二、标志性结构

（一）上肢

1. 肩部　肩峰在肩关节上方，是肩部最突出的骨性标志。肱骨大结节突出于肩峰的下外侧，是肩部最外侧的骨性标志。

2. 臂部　屈肩、屈肘时，前面可见肱二头肌形成的隆起，其两侧有肱二头肌内、外侧沟。

3. 肘部　在两侧可触及肱骨内、外上髁，后面可触及尺骨鹰嘴，前面可触及肱二头肌腱，半屈肘时明显。肘后内侧沟位于肱骨内上髁与尺骨鹰嘴之间，深面恰为肱骨的尺神经沟。

4. 前臂部　皮下可触及尺骨全长和桡骨下部。

5. 腕部　两侧可触及尺、桡骨茎突，尺骨茎突的近侧有尺骨头。腕背面中点外侧可触及向后突出的桡骨背侧结节（Lister 结节），桡骨下端骨折时，可经此结节行髓内针固定。腕前区有3条横行的皮纹，腕近侧纹约平尺骨头，腕中纹不恒定，腕远侧纹平对屈肌支持带近侧缘。握拳屈腕时，腕前区有3条纵行隆起的肌腱，近中线者为掌长肌腱，深面有正中神经通过；两侧分别为尺、桡侧腕屈肌腱，后者与桡骨茎突间有桡动脉通过，是临床上常用的切脉点。

解剖学"鼻烟窝（anatomical snuffbox）"是位于腕和手背桡侧的浅凹，拇指充分外展并后伸时更为明显。其近侧界为桡骨茎突，尺侧界为拇长伸肌腱，桡侧界为拇长展肌腱和拇短伸肌腱，窝底为手舟骨和大多角骨。窝内可扪及桡动脉搏动。

6. 手部　全部掌骨和指骨均可触及。在手掌两侧，分别有大鱼际和小鱼际构成的肌性隆起，其间的凹陷称掌心。鱼际纹斜行于鱼际的尺侧；掌中纹略斜行于掌中部，桡侧端与鱼际纹重叠；掌远纹恰对第3～5掌指关节的连线，桡侧端弯向第2指蹼处。伸腕、伸指时，手背皮下可见伸指肌腱。

（二）下肢

1. 臀部　上界可触及髂嵴全长及其前、后端的髂前上棘和髂后上棘。两侧髂嵴最高点的连线约平第4腰椎棘突。髂前上棘后上方约5cm处可触及髂结节，后者下方约10cm处可扪及股骨大转子。屈髋时，臀下部内侧可触及坐骨结节。

2. 股部 腹股沟为股前区与腹前外侧壁之间的斜行浅沟,其内侧端的前上内侧可触及耻骨结节,由此向内侧为耻骨嵴。在髂前上棘与耻骨结节连线的深面为腹股沟韧带。

3. 膝部 前面可触及髌骨、胫骨粗隆和两者间的髌韧带。髌骨两侧可分别触及上方的股骨内、外侧髁和下方的胫骨内、外侧髁,股骨内、外上髁分别为股骨内、外侧髁的最突出部。屈膝时,在后面可触及内侧的半腱肌腱和半膜肌腱以及外侧的股二头肌腱。

4. 小腿部 前面可触及纵行的胫骨前缘。腓骨头为股二头肌腱止点,位于胫骨粗隆后外侧,其下方为腓骨颈。小腿部下 1/3 段的外侧面可触及腓骨下段。

5. 踝部 在两侧可见明显突起的内踝和外踝,后面可见跟腱,向下止于跟骨结节。

6. 足部 在内、外侧缘中部附近可分别触及足舟骨粗隆和第五跖骨粗隆。

三、四肢结构的配布特点

在人类进化过程中,上、下肢因功能不同而在形态结构上产生差异。上肢是重要的劳动器官,其骨骼轻巧,关节形态各异,关节囊薄而松弛,韧带相对薄弱,骨骼肌数目较多,形态较小且细长。这些是上肢运动灵活的形态学基础,其中手作为劳动和触觉器官,结构更为复杂。下肢可使身体直立、支持体重,并有行走和运动的功能。与之相适应,下肢骨粗壮;骨连结构造复杂,具有发达的结构稳固的骨性连结和韧带连结,辅助结构众多且坚韧,使得下肢骨连结的稳固性大于灵活性;下肢肌亦较上肢肌更强大有力,但数目较少。

四肢以骨、关节和骨骼肌为主,一般可分为非关节区和关节区。非关节区包括近侧的臂部和股部以及中间的前臂部和小腿部,均以长骨为中轴,周围配布的长肌与骨的长轴走行一致。相同功能的骨骼肌位于同一骨筋膜鞘内。关节区包括四肢各部连接处的关节,较大且结构亦较复杂,肌腱常跨过关节,在其周围有腱鞘或滑膜囊等结构。

(庞　刚)

第二节　四肢影像表现特点

一、X线表现特点

骨组织本身的皮质、松质和骨髓腔之间具有足够的对比度,同时骨组织与周围软组织也有良好的对比度,由于骨关节的 X 线平片具有较高的空间分辨率,可以用来发现病变,明确病变范围和程度,并可对许多病变能作出定性诊断。X 线检查是骨骼系统影像学检查中的首选方法。

(一)管状骨的X线表现特点

1. 骨膜 正常骨膜和骨周围的软组织密度相同,在 X 线片上不能辨认。

2. 骨皮质 骨皮质为密质骨,密度均匀致密,在骨干中段最厚,向两端不断变薄。骨的滋养动脉穿过骨皮质时形成一条纤细的隧道,在 X 线片上可因投影位置不同而显示为圆形、卵圆形或细条状低密度影,勿将后者误为骨折线。

3. 骨松质 其影像由骨小梁和其间的骨髓所构成,在 X 线片上显示为网格样骨纹理,密度低于骨皮质。骨小梁的排列、粗细和数量因人和部位而异;其排列方向与负重、肌肉张力及特殊功能有关。在压力作用下,一部分骨小梁排列与压力方向一致,称压力曲线;另一部分与张力方向一致,称张力曲线。在股骨近端和跟骨的 X 线片上可清楚见到这种不同方向的骨小梁。

4. 骨髓腔 骨髓腔的骨干段可显示为边界不清、较为透亮的带状区。

(二)滑膜关节的X线表现特点

X 线片上滑膜关节由骨性关节面、关节间隙及关节囊构成。

1. 骨性关节面 X 线所见的关节面实际是关节面深层的菲薄钙化带和其下的薄层密质骨,

可称为骨性关节面。X线上表现为边缘锐利光滑的线状致密影。

2. 关节间隙　为两个相对骨端的骨性关节面之间的透亮间隙,X线片上显示的关节间隙实际上代表关节组成骨骨端的关节软骨和解剖学上真正的关节腔。

3. 关节囊　由于其密度与周围软组织相同,一般平片上不能显示。

4. 关节附属结构　某些大关节,如膝、髋和踝关节周围的韧带,可在邻近的脂肪组织的对比下被显示,如髌韧带,关节内脂肪位于关节囊内外层之间,见于大关节,如肘关节囊前后两个脂肪垫及膝关节的髌下脂肪垫。

(三)软组织的X线表现

骨骼肌肉系统中的肌肉、肌腱、韧带、关节囊、关节软骨、血管和神经等组织之间的密度差别不大,缺乏明确的天然对比,在X线片上无法显示各自的形态和结构,观察受到较大的限制。

(四)儿童骨骼的X线特点

四肢躯干骨是软骨原基中出现初级骨化中心和从骺软骨内出现继发骨化中心发展而来,因此骨的正常X线表现随着骨的生长发育而有变化。儿童发育期其管状骨与成人不同,可分为骨干、干骺端、骨骺线(板)和骨骺四部分。

1. 骨干　主要由致密的骨皮质构成,X线表现为高密度中空的长管状影。儿童骨皮质较成人薄,骨干细而短。骨皮质随年龄增长而逐渐变厚,骨干也随之增粗增长,直到成人厚度。

2. 干骺端　骨干增宽的端部称干骺端,主要由骨松质构成,是骨骼生长最活跃的部位。X线表现为网状骨纹理,密度低于骨皮质。干骺端侧可见不规则致密影,即先期钙化带,由钙化的软骨基质和初级骨小梁构成。

3. 骨骺　也称继发骨化中心,位于长骨两端或突出部。在胎儿及儿童时期多为软骨,随年龄的增长逐渐增大并具有特定的形状,其内为松质骨,表面为薄层骨皮质,边缘由不规则逐渐变为光整,最后与骨干愈合。若为多个骨化中心则先彼此相互融合,然后再与骨干愈合。

4. 骨骺线和骨骺板　为干骺端与骨骺之间的软骨。X线表现为透明的带状或线状影。儿童期显示为较宽的带状影称为骨骺板,随年龄增大逐渐变窄,显示为一线状影,称为骨骺线。

5. 关节间隙　X线片上,由于软骨、关节囊都是软组织密度,不能显示,所以,相对于骨端之骨性关节面呈半透明间隙,称之为关节间隙。因此,X线所见关节间隙包括了关节软骨及其间的真正微小间隙和少量积液。

6. 骨龄　继发骨化中心出现和完全与干骺端愈合的年龄称骨龄。

(五)成人四肢骨关节

成人骨骼的外形与小儿骨骼相似,但骨已发育完全。骨骺与干骺端结合,骺线消失,只有骨干和由骨松质构成的骨端。骨性关节面外方覆盖的一层软骨,即关节软骨,X线上不能显示。

二、CT表现特点

CT成像避免了各种解剖结构的重叠,能清楚显示各种骨结构,而且密度分辨力高,可以显示X线难以发现的淡薄骨化和钙化影。

(一)软组织

CT可以分辨密度不同的脂肪、肌肉和血管等软组织。四肢的外层是线样中等密度的皮肤,其深部为厚薄不一的低密度的皮下脂肪层,其内侧和骨的四周是中等密度的肌肉。由于肌肉之间有脂肪性低密度的间隔存在,因此根据各肌肉的解剖位置和相互关系,不难将它们辨认。关节囊和关节附近的肌腱和韧带亦可为其周围的脂肪所衬托而得以显示。增强扫描中血管呈高密度影,易与平行的神经区别。

(二)骨骼

骨皮质呈极高密度影,CT值达数百至1000Hu。骨髓腔内为骨小梁呈纵横交错的网格状高密度。骨髓的脂肪含量较高，呈位于骨小梁之间均匀低密度区。

（三）关节

关节腔显示为低密度间隙，关节面为高密度结构，关节软骨在 CT 上不能显影。关节周围韧带与肌肉密度相仿。正常关节腔内的少量液体在 CT 上难以辨认。

三、MRI 表现特点

骨骼肌肉系统的各种组织有不同的弛豫时间和质子密度，因而 MRI 图像具有良好的组织对比，能很好地显示骨、关节和软组织的解剖形态，且能获得各种方向的断层图像，故能显示 X 线照片甚至 CT 不能显示或显示不佳的一些组织或结构，如关节软骨、关节囊内外韧带、椎间盘和骨髓等。

（一）骨髓

骨髓由造血细胞及脂肪组成，可以分为红骨髓和黄骨髓两类，正常情况下，T_1WI 上黄骨髓表现为与皮下脂肪相似的高信号，红骨髓信号介于皮下脂肪与肌肉之间；T_2WI 上，红、黄骨髓信号相似，其信号高于肌肉而低于水。

红骨髓多见于新生儿，后随着生长发育的进行，四肢骨骨髓自远端向近端顺序转化为黄骨髓。儿童期，骨髓中脂肪与造血细胞混合分布，T_1WI 信号可不均匀，呈斑片状高低混杂信号。青春期，仅中轴骨及股骨、肱骨近端有红骨髓分布。成年人，上述部位的红骨髓均可转换为黄骨髓。

（二）骨皮质、骨膜和关节软骨

骨皮质在任何序列上均表现为低信号。正常情况下，MRI 不能显示骨膜。T_1WI 上，关节软骨呈介于肌肉和脂肪之间的中等信号强度，T_2WI 上关节软骨为相对低信号，与高信号关节内液体形成对比。

（三）滑膜

正常滑膜通常很薄，常规 MRI 上难以识别。正常滑膜在增强扫描图像上不会发生强化或者仅有轻度强化。

（四）纤维软骨、肌腱和韧带

正常纤维软骨在绝大多数序列上呈低信号，尚有一定的形态特征。

正常肌腱表现为均匀一致的低信号影，边缘光整。在肌腱 - 骨连接处，信号可以变得不均匀，局部组织成分为肌腱、纤维软骨的混合。绝大多数韧带与肌腱的组成成分相似，表现为低信号影。

（五）肌肉

T_1WI 上高信号的脂肪间隔与低信号肌肉形成自然对比，可以辨认不同的肌肉，肌肉两端往往与低信号的肌腱相延续。

（高万春）

第三节　四肢解剖

根据人体影像解剖学的需求，本节着重介绍四肢大关节区，即上肢的肩、肘、腕部和下肢的髋、膝、踝部的应用解剖。

一、上　肢

（一）肩部

肩部是指以肩关节为中心的区域，周围被上肢带肌和胸上肢肌等包裹；上起自肩峰，下至腋前、后襞下缘水平。

1. 肩关节（shoulder joint） 由肱骨头和肩胛骨关节盂组成，表面均被覆有关节软骨。关节囊薄而松弛，肩胛骨端附于关节盂周缘，肱骨端附于肱骨解剖颈，在内侧可达肱骨外科颈。关节囊内有肱二头肌长头腱通过。关节囊的上壁有喙肱韧带，前壁有盂肱上、中、下韧带加强。

2. 肌腱袖（muscle tendinous stuff） 又称肩袖。止于肱骨大、小结节的冈上肌、冈下肌、小圆肌和肩胛下肌的肌腱彼此连接成腱板，包绕肩关节的上方、后方和前方，并与关节囊纤维交织而形成肌腱袖，可增强肩关节的稳固性（图 6-1）。当肩关节扭伤或脱位时，肌腱袖可被撕裂或发生肱骨大结节骨折等。

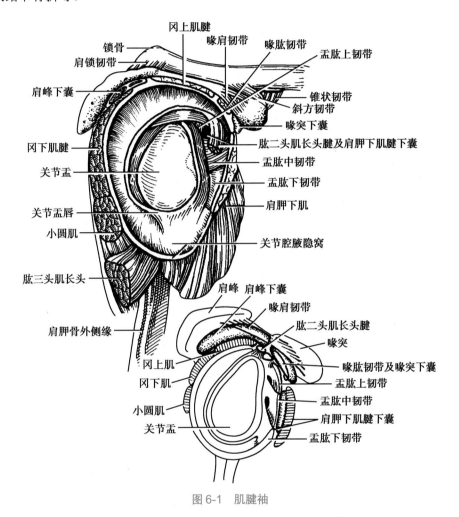

图 6-1 肌腱袖

3. 腋区（axillary region） 位于肩关节下方、臂上部与胸上部之间。腋区深面四棱锥形的腔隙称腋窝（axillary fossa），是颈、胸部与上肢间血管、神经等的通路。腋窝内主要有腋动脉及其分支、腋静脉及其属支、臂丛锁骨下部及其分支和腋淋巴结等。

（二）肘部

肘部是指以肘关节为中心的区域，上、下界分别为肱骨内、外上髁连线上、下各两横指处的环行线。肘部前份为肘窝，后份为肘关节。

肘关节（elbow joint）由肱骨下端与尺、桡骨上端构成，包括肱骨滑车与尺骨滑车切迹构成的肱尺关节、肱骨小头与桡骨头关节凹构成的肱桡关节以及桡骨头环状关节面与尺骨桡切迹构成的桡尺近侧关节。这 3 个关节包在一个关节囊内。

（三）腕部

腕部是指以桡腕关节为中心的区域，前、后方有肌腱、血管和神经等通过；上界为尺、桡骨茎突近侧基部的环行线,下界为第 1 掌骨底平面,相当于屈肌支持带下缘水平。

1. 桡腕关节(radiocarpal joint) 又称腕关节(wrist joint),桡骨下端的腕关节面和尺骨头下方的关节盘构成关节窝,手舟骨、月骨和三角骨的近侧关节面构成关节头。

2. 腕管(carpal canal) 由屈肌支持带与腕骨沟共同围成,内有指浅、深屈肌腱及屈肌总腱鞘(尺侧囊)、拇长屈肌腱及其腱鞘(桡侧囊)和正中神经通过(图 6-2)。腕骨骨折时可压迫正中神经导致腕管综合征。

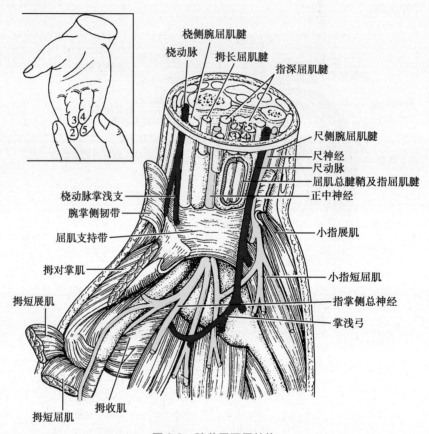

图 6-2 腕前区深层结构

二、下 肢

(一)髋部

髋部是指以髋关节为中心的局部区域。髋部的后面为臀区,上起自髂嵴,下至臀沟;前面为腹股沟周围的区域,包括腹股沟区、腹股沟下区和转子区;内侧借阴股沟与会阴相邻。

髋关节(hip joint)由髋臼和股骨头构成。髋肌和大腿肌起始部从四周包绕着髋关节。下肢血管、神经的主干在肌与肌之间,经髋关节前、后方下行至股部。在髋关节前方,股神经、股动脉和股静脉自外侧向内侧依次排列,借髂腰肌和耻骨肌与髋关节相分隔;在髋关节后内侧,坐骨神经穿臀大肌深面的臀大肌下间隙,经坐骨结节与股骨大转子之间进入股后区,坐骨神经与髋关节之间有上、下孖肌和闭孔内肌腱。

(二)膝部

膝部是指以膝关节为中心的区域,自髌骨上缘上方两横指至胫骨粗隆高度。膝部前份为膝关节,后份为腘窝。

1. 膝关节(knee joint) 是人体最大、最复杂的关节,由股骨下端、胫骨上端和髌骨构成。

(1)半月板(meniscus):位于股骨与胫骨相对的关节面之间,由纤维软骨构成。内侧半月板较大，呈 C 形，前窄后宽，外缘与关节囊及胫侧副韧带紧密相连；外侧半月板较小，近似 O 形，中间宽、前后角较窄，外缘亦连于关节囊，但关节囊与腓侧副韧带间隔以腘肌肌腱（图 6-3）。

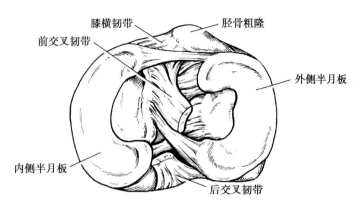

图 6-3 膝关节内韧带和软骨（上面）

（2）韧带：呈网状，限制并指导关节运动，以增加关节的稳固性。主要有：①髌韧带（patellar ligament），自髌骨下缘和后面下部向下止于胫骨粗隆，其浅层纤维越过髌骨连于股四头肌腱；②胫侧副韧带（tibial collateral ligament），位于膝关节后内侧，自股骨内上髁向下止于胫骨内侧髁及相邻骨体，与关节囊和内侧半月板紧密结合；③腓侧副韧带（fibular collateral ligament），自股骨外上髁向下至腓骨头，表面大部分被股二头肌腱遮盖，与外侧半月板不直接相连；④髌支持带（patellar retinaculum），包括髌内、外侧支持带，位于髌骨和髌韧带两侧，分布自股四头肌腱两侧向下止于胫骨两侧面；⑤膝交叉韧带（cruciate ligament of knee），位于囊内，分前、后两条。前交叉韧带起自胫骨髁间隆起的前内侧，并与内侧半月板前角愈着，斜向后上外侧，呈扇形附着于股骨外侧髁的内侧面后部；后交叉韧带粗短，起自胫骨髁间隆起后方，并与外侧半月板后角愈着，斜向前上内侧，附着于股骨内侧髁的外侧面后部。

膝关节其他韧带还有囊后方的腘斜韧带，内、外侧半月板前角间的膝横韧带，后交叉韧带前、后方的板股韧带。此外，囊内还有冠状韧带等。

（3）滑膜囊和滑膜襞：膝关节囊的滑膜层在全身关节中最宽阔、最复杂，附于各关节面周缘，覆盖除关节软骨和半月板以外的关节内所有结构。滑膜自髌骨上缘向上突入股四头肌腱与股骨体下部之间，形成髌上囊（suprapatellar bursa），多与关节腔相通，长 6～7cm，是膝部最大的滑膜囊。此外，在关节前面还有髌前皮下囊、髌下囊和髌下深囊等，多不与关节腔相通。

脂肪垫是膝关节囊的滑膜层与纤维层之间的脂肪组织，填充多余空间，其中最主要的是髌下脂垫（infrapatellar fat pad），其连同表面的滑膜向关节腔内突出，形成滑膜襞，包括：①翼状襞（alar fold），位于髌骨下部和髌韧带的深面，呈翼状向两侧突出，填充关节腔前部空隙；②髌下滑膜襞（infrapatellar synovial fold），位于髌骨下缘与股骨髁间窝之间。

2. 腘窝（popliteal fossa） 为膝后区的菱形凹陷，上外侧界为股二头肌腱，上内侧界为半腱肌和半膜肌，下内、外侧界分别为腓肠肌的内、外侧头；顶为腘筋膜，底为股骨腘面、膝关节囊后部及腘斜韧带、腘肌及其筋膜。在腘窝中线处，由浅入深依次为胫神经、腘静脉和腘动脉，腓总神经沿上外侧界走行，血管周围还有腘深淋巴结。

（三）踝部

踝部是指以踝关节为中心的区域，前、后方有肌腱、血管和神经等通过；上界为平内、外踝基底的环行线，下界为平内、外踝尖的环行线。

1. 距小腿关节（talocrural joint） 又称踝关节（ankle joint），由胫、腓骨下端与距骨滑车构成。胫骨下关节面与内、外踝关节面构成踝穴；距骨滑车构成关节头。关节囊附于各关节面的周围，两侧有内、外侧韧带增厚加强。①内侧韧带（medial ligament），又称三角韧带（deltoid ligament），自内踝下缘向下呈扇形止于跗骨,根据附着部位可分为胫跟韧带、胫舟韧带和胫距前、后韧带 4 部;②外侧韧带(lateral ligament),由不连续的三条独立韧带组成,即外踝前缘与距骨前外侧面之间的距腓前韧带(anterior talofibular ligament)、外踝后缘与距骨后突之间的距腓后韧带(posterior talofibular ligament)和外踝尖与跟骨外侧面中部之间的跟腓韧带(calcaneofibular ligament)。

2. 踝管(malleolar canal) 内踝与跟骨结节内侧面之间的深筋膜增厚形成屈肌支持带,又称分裂韧带。其与内踝、三角韧带、距骨和跟骨内侧面围成踝管,是小腿后区与足底间的重要通道。支持带向深面发出 3 个纤维隔,将踝管分为 4 个通道,其内通过的结构由前向后依次为①胫骨后肌腱及腱鞘;②趾长屈肌腱及腱鞘;③胫后血管和胫神经;④长屈肌腱及腱鞘(图 6-4)。当踝管通道变狭窄时,可能压迫其内容物,发生"踝管综合征"。

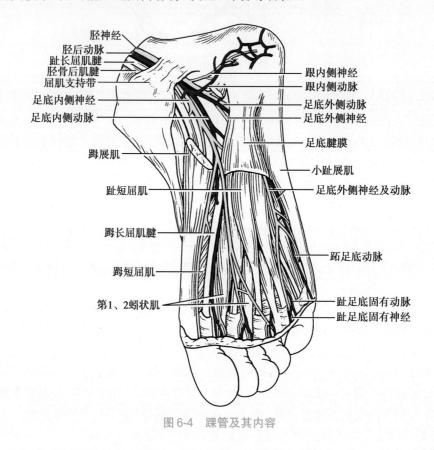

图 6-4 踝管及其内容

(庞 刚)

第四节 上肢影像解剖

一、X 线影像解剖

(一)肩关节

肩肱关节由肩胛骨的关节盂与肱骨头组成,正位 X 线片上,关节盂皮质呈纵向环形线影,前缘在内,后缘在外。后缘与肱骨头内侧部分重叠。肩锁关节由肩胛骨与锁骨的肩峰端构成,肩胛骨体部为倒置三角形,骨小梁稀疏,阴影较淡。

(二)锁骨

锁骨呈 S 形弯曲,两弯曲相邻部位是锁骨骨折最易发生的部位。近内 1/3 下缘见一粗面或凹陷,称菱形窝(肋粗隆),近外 1/3 下缘常见到一锥形突起,叫喙突粗隆(锥状结节)。

（三）肱骨

肱骨在标准的前后位 X 线片上（图 6-5），肱骨大结节总是位于肱骨头外侧，肱骨小结节因与肱骨上端重叠显示不清。肱骨上端与体交界处稍细部分称外科颈（surgical neck）。肱骨下端除内上髁（medial epicondyle）、外上髁（lateral epicondyle）外，内下方为肱骨滑车（trochlea of humerus），外下方有半球形的肱骨小头（capitulum of humerus），肱骨下端中央密度减低，呈卵圆形透亮区，为冠状窝和鹰嘴窝重叠所致，有时为圆形透亮区，称滑车上孔。

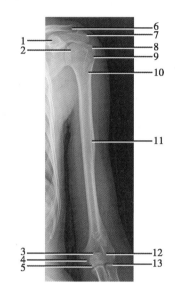

图 6-5　肱骨前后位 X 线解剖
1. 喙突　2. 肱骨头　3. 鹰嘴窝和冠突窝（重叠）
4. 内上髁　5. 肱骨滑车　6. 锁骨肩峰端
7. 肩峰　8. 解剖颈　9. 肱骨大结节
10. 外科颈　11. 三角肌粗隆　12. 外上髁
13. 肱骨小头

（四）肘关节

肘关节由肱桡、肱尺、桡尺近侧三组关节组成。屈肘侧位片上，肱尺关节间隙显示清楚，其上方为内外上髁重叠的阴影，而下方为尺骨关节面，其前为冠状突，后方为鹰嘴。在髁上向上行的致密线为髁上嵴，尺骨的冠状突部分与桡骨小头重叠。无论正位还是侧位，肱骨小头与桡骨小头总是相对的（图 6-6）。

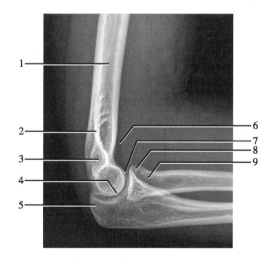

图 6-6　肘关节侧位 X 线解剖
1. 肱骨　2. 内上髁上嵴　3. 肱骨内上髁
4. 滑车　5. 尺骨鹰嘴　6. 肘前脂肪垫
7. 肱尺关节间隙　8. 桡骨头　9. 桡骨颈

（五）尺桡骨

桡骨头（head of radius）与肱骨小头构成肱桡关节（humeroradial joint），其头内侧与尺骨冠突外缘的桡切迹构成桡尺近侧关节，桡骨颈下方内侧为桡骨粗隆（radial tuberosity）影。桡骨骨干下端膨大，外侧尖突部分为桡骨茎突（styloid process of radius）。尺骨鹰嘴下方有大而凹陷的关节面为滑车切迹（incisura trochlearis），前下方小突起为冠突。尺骨末端为尺骨头（head of ulna），内侧为尺骨茎突（styloid process of ulna）（图 6-7、6-8）。

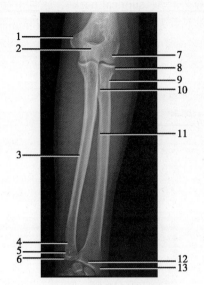

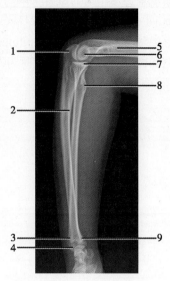

图 6-7　尺桡骨前后位 X 线解剖

1. 内上髁　2. 肱骨滑车　3. 尺骨　4. 尺骨颈
5. 尺骨头　6. 尺骨茎突　7. 外上髁
8. 桡骨头　9. 桡骨颈　10. 桡骨粗隆
11. 桡骨滋养血管　12. 桡骨腕关节面
13. 桡骨茎突

图 6-8　尺桡骨侧位 X 线片解剖

1. 尺骨鹰嘴　2. 尺骨滋养血管　3. 尺骨茎突
4. 桡骨茎突　5. 肱骨　6. 肱骨滑车　7. 桡骨头
8. 桡骨粗隆　9. 尺骨头

（六）腕关节

8 块腕骨排列成两排，边缘光滑，形成柔和的弧线，腕骨相互间形成关节。每一块腕骨与其他腕骨之间正常间隙约为 2mm（图 6-9、6-10）。

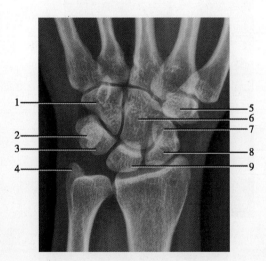

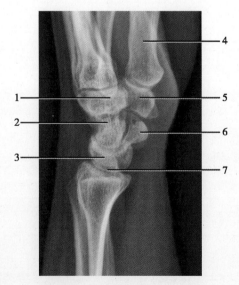

图 6-9　腕关节后前位 X 线解剖

1. 钩骨　2. 豆状骨　3. 三角骨　4. 尺骨茎突
5. 大多角骨　6. 头状骨　7. 小多角骨
8. 手舟骨　9. 月骨

图 6-10　腕关节侧位 X 线解剖

1. 小多角骨　2. 头状骨　3. 月骨
4. 第一掌骨　5. 大多角骨　6. 手舟骨
7. 桡骨茎突

（七）手

后前位X线片上（图6-11），近节指骨较长、较粗，基底为凹形关节面，而远端关节面为半球形。中节指骨基底为双凹关节面，而远端为头，又称滑车，为均匀性骨骺。第一至第三掌骨分别与大多角骨、小多角骨及头状骨对应，形成相应关节，第四、五掌骨共同与钩骨构成关节。

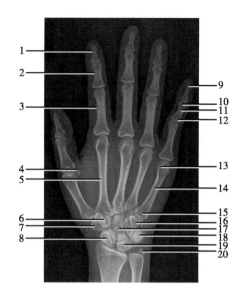

图6-11 手后前位X线解剖
1.远节指骨 2.中节指骨 3.近节指骨
4.籽骨 5.掌骨 6.小多角骨 7.大多角骨
8.手舟骨 9.远节指骨粗隆 10.中节指骨滑车
11.中节指骨干 12.中节指骨底 13.掌骨头
14.掌骨干 15.掌骨底 16.钩骨 17.头状骨
18.豆状骨 19.月骨 20.尺骨茎突

二、CT影像解剖

（一）肩关节

1.经肩峰的横断面 该断面经过肩峰、锁骨外侧段和肩胛骨上份（图6-12）。

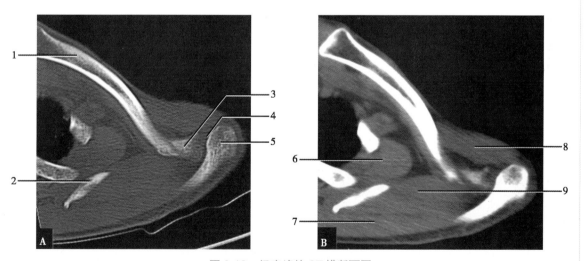

图6-12 经肩峰的CT横断面图
A.骨窗；B.软组织窗
1.锁骨 2.肩胛骨上角 3.锁骨肩峰端 4.肩锁关节
5.肩峰 6.前锯肌 7.斜方肌 8.三角肌 9.冈上肌

2.经肩关节下份的横断面 该断面经过肩关节下份，肩胛骨连成一体，斜行于层面中部；肩胛骨前外侧膨大处有凹陷的关节盂及关节唇，与肱骨头构成关节（图6-13）。

（二）臂部（肱骨）

经臂中份的横断面 该层面经三角肌粗隆下方（图6-14）。

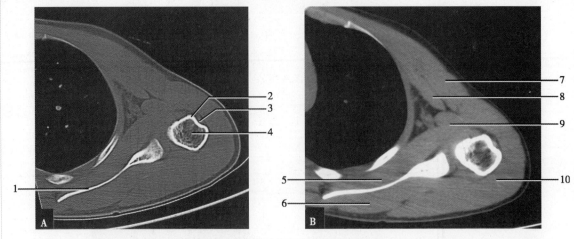

图6-13　经肩关节下份的CT横断面图

A. 骨窗；B. 软组织窗

1. 肩胛骨　2. 小结节嵴　3. 结节间沟　4. 肱骨　5. 肩胛下肌

6. 冈下肌　7. 胸大肌　8. 胸小肌　9. 喙肱肌　10. 三角肌

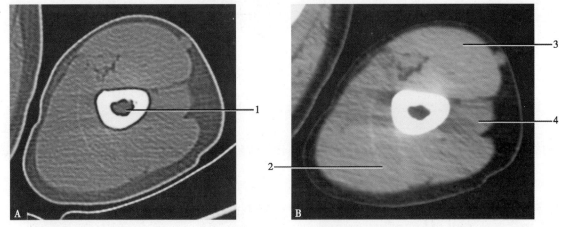

图6-14　经臂中份的CT横断面图

A. 骨窗；B. 软组织窗

1. 肱骨　2. 肱三头肌　3. 肱二头肌　4. 肱肌

（三）肘关节

1. 经肱尺关节的横断面　该断面经过尺骨鹰嘴、肱尺关节及肱骨内、外上髁（图6-15）。

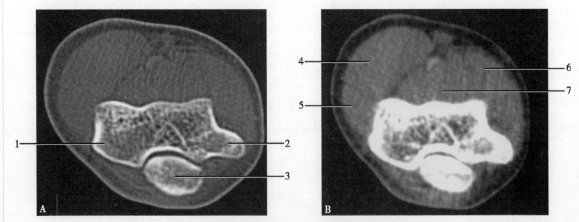

图6-15　经肱尺关节的CT横断面图

A. 骨窗；B. 软组织窗

1. 肱骨外上髁　2. 肱骨内上髁　3. 尺骨鹰嘴　4. 肱桡肌　5. 桡侧腕长、短伸肌　6. 旋前圆肌　7. 肱肌

2. 经桡尺近侧关节的横断面　该断面经过桡尺近侧关节平面（图6-16）。

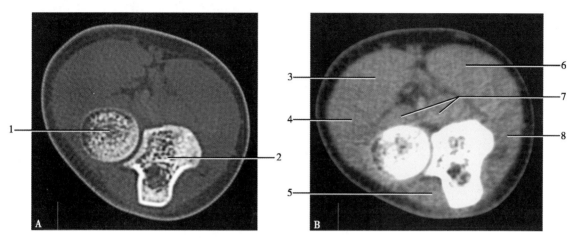

图6-16　经桡尺近侧关节的CT横断面图
A. 骨窗；B. 软组织窗
1.桡骨头　2.尺骨　3.肱桡肌　4.桡侧腕长、短伸肌　5.肘肌　6.旋前圆肌　7.肱肌　8.指浅屈肌

（四）前臂部（尺桡骨）

经桡、尺骨中份的横断面　前臂桡、尺骨平行排列，位于该断面的中部，两骨之间以前臂骨间膜相连。前臂的屈肌群位于桡、尺骨和前臂骨间膜的前方，由浅入深分为三层。浅层包括肱桡肌、桡侧腕屈肌等；中层为旋前圆肌及指浅屈肌；深层桡侧为拇长屈肌，尺侧为指伸屈肌。前臂骨间膜的后方为前臂伸肌群，包括桡侧腕长伸肌、桡侧腕短伸肌、拇长展肌等（图6-17）。

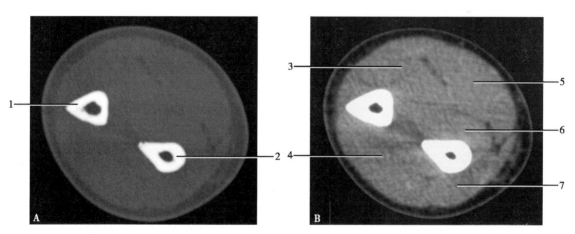

图6-17　经尺骨中份的CT横断面图
A. 骨窗；B. 软组织窗
1.尺骨　2.桡骨　3.指伸屈肌　4.拇长展肌　5.桡侧腕屈肌　6.拇长屈肌　7.桡侧腕长、短伸肌

（五）腕关节与手

1. 经近侧列腕骨间的横断面　该断面经过手舟骨、月骨、三角骨和豌豆骨。腕管位于腕横韧带及腕骨间掌侧韧带间，其内有正中神经及指屈肌腱通过（图6-18）。

2. 经远侧列腕骨的横断面　该断面由桡侧向尺侧依次为第一掌骨、大多角骨、小多角骨、头状骨及钩骨（图6-19）。

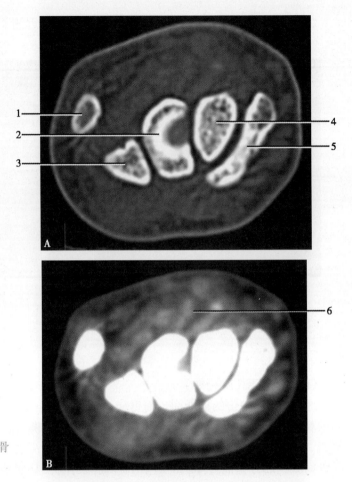

图 6-18　经近侧列腕骨的 CT 横断面图
A. 骨窗；B. 软组织窗
1. 豌豆骨　2. 月骨　3. 三角骨　4. 手舟骨
5. 桡骨茎突　6. 腕管

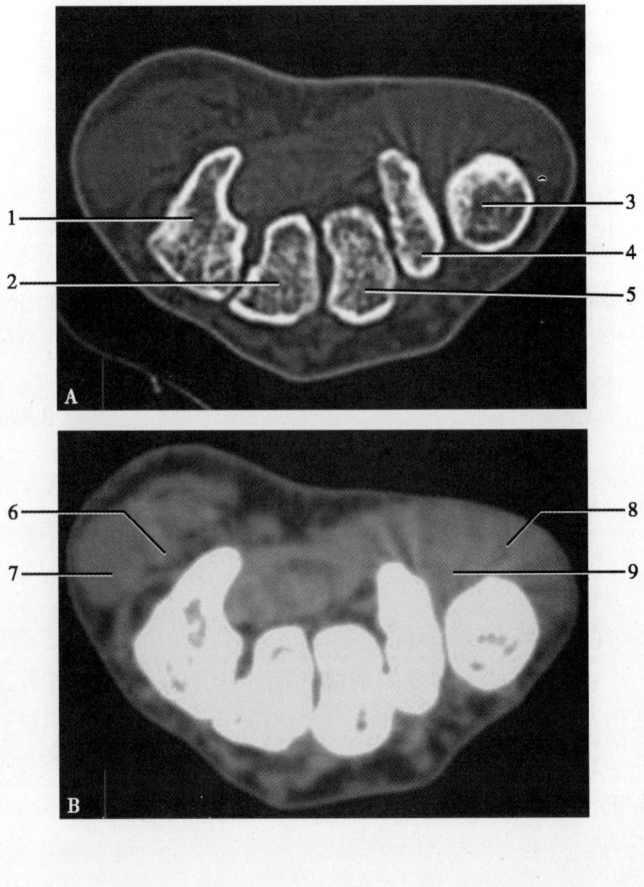

图 6-19　经远侧列腕骨的 CT 横断面图
A. 骨窗；B. 软组织窗
1. 钩骨　2. 头状骨　3. 第一掌骨
4. 大多角骨　5. 小多角骨　6. 小指短屈肌
7. 小指展肌　8. 拇短展肌　9. 拇对掌肌

三、MRI 影像解剖

（一）肩关节

1. 横断面

经肩关节上方的横断面：斜行走向的冈上肌呈中等信号。三角肌包绕于肩关节的前、后及外侧，肩关节前方与三角肌之间有肱二头肌长头腱（外侧）和肩胛下肌腱（内侧）。肩关节后方与三角肌之间有冈下肌及其肌腱。作为肌腱袖结构的肩胛下肌肌腱和冈下肌肌腱，在肩关节的前、后方与关节囊相愈合，使关节囊增厚。肩胛骨前方为肩胛下肌和冈上肌，后方有冈下肌。关节盂内侧伸向前方的突起为喙突，有喙锁韧带附着。冈上肌、冈下肌分别位于肩胛冈的两侧，小圆肌位于冈下肌的后外方，它起源于肩胛骨的腋缘，附着于大结节的下面。冈上肌、肩胛下肌、冈下肌及其下方的小圆肌（含肌腱），分别经过肩关节的前方、上方、后方，紧贴肩关节囊形成"肩袖"（图 6-20）。

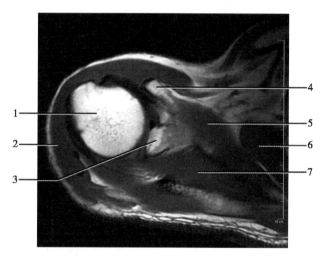

图 6-20　经肩关节上方的 MRI T_1WI 横断面图
1. 肱骨头　2. 三角肌　3. 关节盂　4. 喙突
5. 冈上肌　6. 前锯肌　7. 冈下肌

2. 冠状面

（1）经肩关节前方的冠状面：肱骨头居层面上份，锁骨位于层面的内上角处，两者之间可见喙突前份断面。肱骨头外侧有隆起的肱骨大结节，后者的内下方为结节间沟，内有肱二头肌长头腱，肱骨大结节外侧有纵形的三角肌；肱骨头上方可见喙肱韧带，喙肱韧带位于肱骨大结节与喙突之间并覆盖于肩关节外面，喙肱韧带上方、锁骨外侧有三角肌，与肱骨大结节外侧的三角肌相延续，从上方和外侧包绕肩关节；肱骨头内侧可见肩胛下肌及其肌腱，覆盖于肩胛囊外面；在肱骨头下方，由外侧向内侧依次可见三角肌、肱二头肌和喙肱肌。肩胛下肌纤维和肌腱组织汇合集中附着于小结节上（图 6-21）。

（2）经肩关节正中冠状面：此层面经肩胛骨的关节盂、肩峰、锁骨外侧份及肩锁关节（图 6-22）。

（3）经肩关节后方的冠状面：肱骨头明显变小，肱骨头与关节盂相对。肱骨外科颈基本消失，显露出其后方的小圆肌，附着于肱骨大结节的下部。三角肌位于肱骨大结节外侧。肱骨头上方的冈上肌向外侧延续为冈上肌腱；冈上肌的上方可见肩锁关节。肩关节内侧可见肩胛下肌，肩胛下肌下方为背阔肌（图 6-23）。

（二）肘关节

1. 经肱骨内、外上髁的横断面　层面经肘关节上份（图 6-24）。

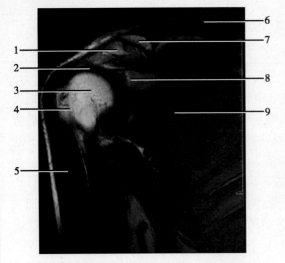

图 6-21　经肩关节前方的 MRI T₁WI 冠状面图

1.肩峰　2.肱二头肌长头肌腱　3.肱骨
4.结节间沟　5.三角肌　6.斜方肌　7.锁骨
8.关节盂　9.肩胛下肌

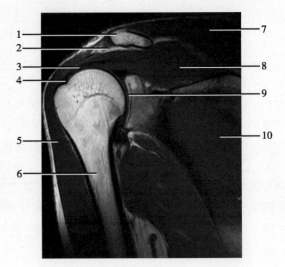

图 6-22　经肩关节中部的 MRI T₁WI 冠状面图

1.锁骨　2.肩峰　3.喙肱韧带　4.冈上肌腱
5.三角肌　6.肱骨　7.斜方肌　8.冈上肌
9.关节盂　10.冈下肌

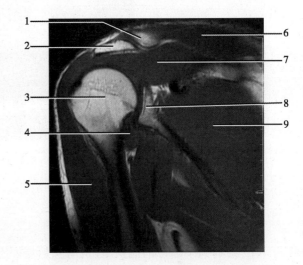

图 6-23　经肩关节后方的 MRI T₁WI 冠状面图

1.锁骨　2.肩峰　3.肱骨　4.肱三头肌长头肌腱
5.三角肌　6.斜方肌　7.冈上肌　8.关节盂
9.冈下肌

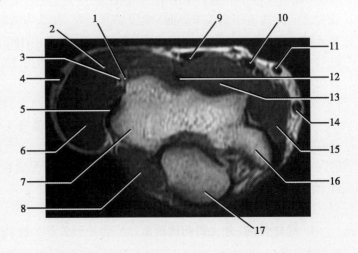

图 6-24　经肱骨内、外上髁的 MRI T₁WI 横
断面图

1.桡神经　2.肱桡肌　3.桡侧返动、静脉
4.头静脉　5.桡侧副韧带
6.桡侧腕长伸肌　7.肱骨外上髁
8.肘肌　9.肱二头肌腱　10.肱动、静脉
11.肘正中静脉　12.肱二头肌腱
13.肱肌　14.贵要静脉　15.旋前圆肌
16.肱骨内上髁　17.鹰嘴

2. 经桡骨颈的横断面 尺骨的桡切迹与桡骨头构成桡尺近侧关节。桡骨环状韧带环绕桡骨头周围，内侧有旋前圆肌，外侧有肱桡肌和桡侧腕长、短伸肌。肱肌与桡侧腕长、短伸肌之间有旋后肌。肘关节的后方主要为肘肌。尺骨的内侧由前向后依次为指浅屈肌、尺侧腕屈肌和指深屈肌，它们与尺骨之间有尺神经和尺侧返动、静脉等通行（图6-25）。

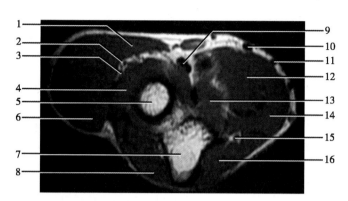

图 6-25 经桡骨颈平面的 MRI T₁WI 横断面图

1. 肱桡肌 2. 桡神经深浅支 3. 桡侧返动、静脉 4. 旋后肌
5. 桡骨颈 6. 指伸肌 7. 尺骨 8. 肘肌 9. 肱二头肌腱
10. 肘正中静脉 11. 贵要静脉 12. 旋前圆肌 13. 肱肌
14. 指浅屈肌 15. 尺侧返动、静脉 16. 指深屈肌

（三）腕关节

经腕管的横断面 手腕背侧面由桡侧至尺侧依次可见大多角骨、小多角骨、头状骨及钩骨，连成一凹向掌侧的弧形。大多角骨和钩骨之间前面由中部屈肌支持韧带与腕骨间掌侧韧带连接围成的空隙为腕管，腕管内有拇长屈肌腱、指浅屈肌腱、指深屈肌腱等九条肌腱，正中神经在诸腱的前方（图6-26）。

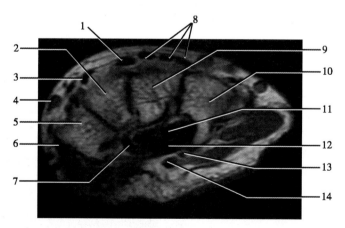

图 6-26 经腕管的 MRI T₁WI 横断面图

1. 桡侧腕短伸肌腱 2. 小多角骨 3. 桡侧腕长伸肌腱
4. 头静脉 5. 大多角骨 6. 拇长展肌腱 7. 拇长屈肌腱
8. 指伸肌腱 9. 头状骨 10. 钩骨 11. 指伸屈肌腱
12. 指浅屈肌腱 13. 尺神经 14. 尺动脉

（高万春）

第五节 下肢影像解剖

一、X线影像解剖

(一)髋关节(hip joint)

3～18岁髋臼边缘可不规则,但两侧对称,其余年龄段髋臼边缘光滑。股骨头与髋臼后缘部分重叠,股骨头凹为股骨头内侧凹陷性密度减低区。股骨头的骨小梁朝关节面向内放射;股骨颈骨小梁起自周围皮质,在颈内形成一系列穹窿或弓,最上者进入头内,与股骨头的骨小梁融合并予以支持。压力曲线止于股骨干内侧缘的骨皮质;张力曲线呈拱形向外下,止于外侧皮质,两线之间有系梁相连,中间有一骨质密度减低区,称为Ward氏三角。耻骨下缘与股骨颈的内侧缘的弧形线,称为沈通(Shenton)线,正常是连续的,对髋的旋转改变敏感,髋关节脱位和股骨颈骨折时此线可不连续(图6-27)。

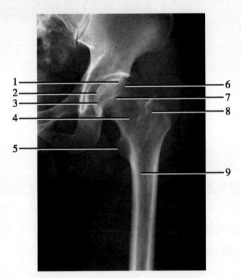

图6-27 髋关节X线正位
1.髋臼前缘 2.髋臼窝 3.股骨头凹
4.股骨颈 5.股骨小转子 6.髋臼后缘
7.股骨头 8.股骨大转子 9.股骨干

(二)膝关节(knee joint)

在正位片上,髌骨与股骨远端重叠,腓骨头与胫骨外侧髁部分重叠,股骨远端及胫骨近端骨小梁结构显示清晰,呈纵行高密度影;关节面光滑,关节间隙等宽,关节囊、半月板在X线片上不显示(图6-28)。

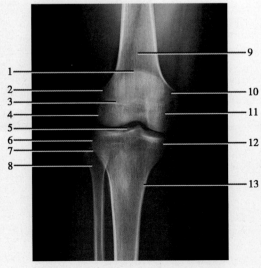

图6-28 膝关节X线正位
1.髌骨 2.股骨外上髁 3.骨骺线痕迹
4.股骨外侧髁 5.外侧髁间隆起
6.胫骨外侧髁 7.腓骨头 8.腓骨颈
9.股骨干 10.股骨内上髁 11.股骨内侧髁
12.胫骨内侧髁 13.胫骨干

（三）踝关节（ankle joint）

在正位片上，内、外踝显示清晰；关节腔呈倒置的 U 形，关节面光滑，呈高密度。在侧位片上，后踝、跟距关节可见；跟骨显示清晰，后部宽大，向下移行为跟骨结节，密度增高。跟骨压力骨小梁与张力骨小梁位置恒定，部分重叠，两组骨小梁之间形成三角形低密度区，称为跟骨中央三角（图 6-29、6-30）。

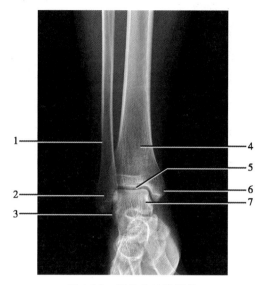

图 6-29 踝关节 X 线正位
1.腓骨 2.外踝 3.距骨结节 4.胫骨
5.踝关节间隙 6.内踝 7.距骨

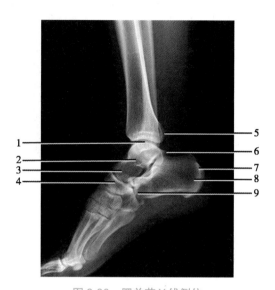

图 6-30 踝关节 X 线侧位
1.距骨滑车 2.距骨颈 3.距骨头 4.足舟骨
5.后踝 6.距骨后突 7.跟骨结节
8.跟骨中央三角 9.跟骰关节间隙

（四）足部

足骨在纵横方向都形成凸向上方的弓形，称为足弓。足弓可分为：内侧纵弓，最高点在距骨头；外侧纵弓，最高点在骰骨；横弓，最高点在中间楔骨。趾骨的第一趾有两节趾骨，第 2～5 趾均有三节趾骨。跗骨共 7 块，排列方式总结为："距"在上，"跟"在下，"跟"前"骰"，"距"前"舟"；一、二、三"楔"外伴"骰"，"骰骨"又在"舟"外头。距骨与跟骨之间有一不规则间隙称为跗骨窦。跟骨前内侧面有一突出部分用于支持距骨，称为载距突（图 6-31、6-32）。

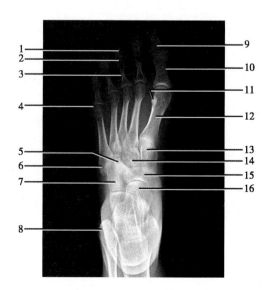

图 6-31 足 X 线正位
1.第三趾远节趾骨 2.第三趾中节趾骨
3.第三趾近节趾骨 4.跖趾关节间隙
5.外侧楔骨 6.第五跖骨基底部
7.骰骨 8.外踝 9.第一趾远节趾骨
10.第一趾近节趾骨 11.籽骨
12.第一跖骨体 13.内侧楔骨
14.中间楔骨 15.足舟骨 16.距骨

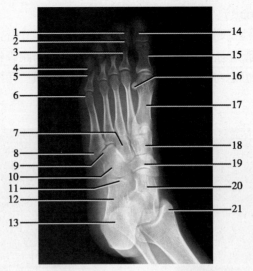

图6-32 足X线斜位

1. 第二趾远节趾骨　2. 第二趾中节趾骨　3. 第二趾近节趾骨
4. 远侧趾间关节间隙　5. 近侧趾间关节间隙　6. 跖趾关节间隙
7. 外侧楔骨　8. 第五跖骨基底部　9. 跗跖关节间隙　10. 骰骨
11. 跟骰关节间隙　12. 跟骨　13. 外踝　14. 第一趾远节趾骨
15. 第一趾近节趾骨　16. 籽骨　17. 第一跖骨　18. 中间楔骨
19. 足舟骨　20. 距骨　21. 内踝

二、CT 影像解剖

（一）髋关节（hip joint）

经股骨头上份的横断面　该层面位于股骨头凹上方，股骨头凹未见显示。髋臼主要由前部的耻骨和后部的坐骨构成，髋臼相对较大，股骨头偏小，髋臼从前、内、后三个方向包绕股骨头3/5（图6-33）。

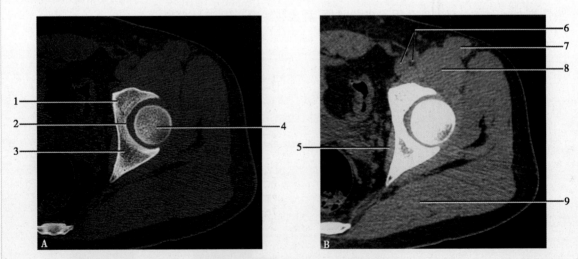

图6-33　经股骨头上份的CT横断面图
A. 骨窗；B. 软组织窗

1. 耻骨体　2. 髋臼　3. 坐骨体　4. 股骨头　5. 闭孔内肌　6. 股动、静脉　7. 缝匠肌　8. 髂腰肌　9. 臀大肌

（二）股部（femoral region）

经股骨上段的横断面　该层面经过股骨小转子下方层面，股骨断面略呈四边形。股骨前方肌肉分为深浅两层，浅层由外向内排列为阔筋膜张肌、股直肌及缝匠肌，深层由外向内分别为股外侧肌、股中间肌、股内侧肌及髂腰肌。股骨后内侧可见股方肌，其后方皮下为臀大肌（图 6-34）。

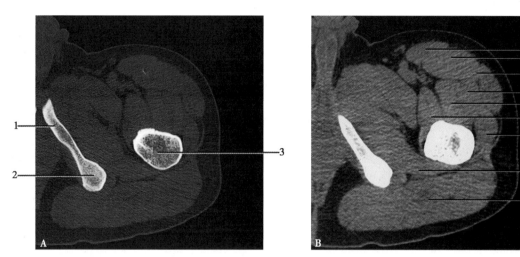

图 6-34　经股骨上份的 CT 横断面图

A. 骨窗；B. 软组织窗

1. 坐骨支　2. 坐骨结节　3. 股骨上段　4. 缝匠肌　5. 股直肌　6. 阔筋膜张肌
7. 股中间肌　8. 股内侧肌　9. 髂腰肌　10. 股外侧肌　11. 股方肌　12. 臀大肌

（三）膝关节（knee joint）

经髌骨尖层面横断面　股骨内外、侧髁居层面中央，内、外侧髁之间的凹陷为髁间窝下份。髌骨内、外侧为内、外侧支持带。前、后交叉韧带分别附着于髁间窝外面、内侧面。缝匠肌紧邻股骨内侧髁内后缘，股二头肌紧邻股骨外侧髁外后缘。层面最后方为半膜肌及肌腱和腓肠肌内、外侧头及肌腱，依次由内向外排列。缝匠肌内侧皮下见大隐静脉（图 6-35）。

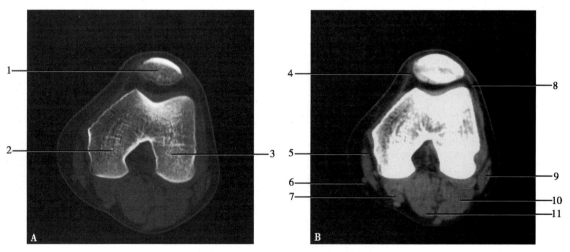

图 6-35　经髌尖的 CT 横断面图

A. 骨窗；B. 软组织窗

1. 髌骨　2. 股骨内侧髁　3. 股骨外侧髁　4. 髌内侧支持带　5. 缝匠肌　6. 大隐静脉　7. 半膜肌及肌腱
8. 髌外侧支持带　9. 股二头肌　10. 腓肠肌外侧头　11. 腓肠肌内侧头

（四）小腿（lower leg）

经小腿上份的横断面　胫骨粗大，位于层面中央，中心骨纹理呈放射状排列，骨皮质厚薄不均，腓骨位于外侧，胫腓骨之间形成上胫腓关节。层面前面见髌韧带，髌韧带与胫骨之间为髌下脂肪垫。层面后方为小腿后群肌（图6-36）。

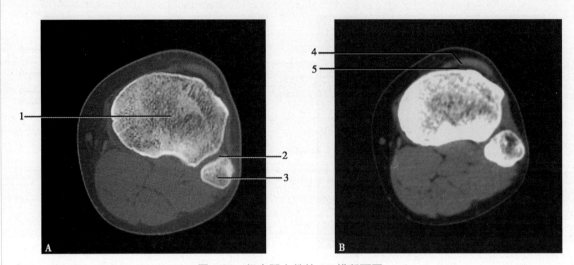

图6-36　经小腿上份的CT横断面图
A. 骨窗；B. 软组织窗
1. 胫骨　2. 上胫腓关节　3. 腓骨　4. 髌韧带　5. 髌下脂肪垫

（五）踝关节（ankle joint）

经后踝横断面　此层面距骨位居中央，与内、外踝一起构成踝关节，后踝位于距骨后方。踝管居踝关节的后内侧，内有肌腱、血管、神经等组织。层面最后方为粗大的跟腱（图6-37）。

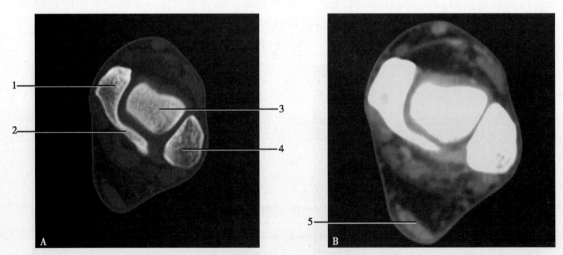

图6-37　经后踝的CT横断面图
A. 骨窗；B. 软组织窗
1. 内踝　2. 后踝　3. 距骨　4. 外踝　5. 跟腱

（六）足（foot）

经内侧楔骨前部层面的横断面（图6-38）。

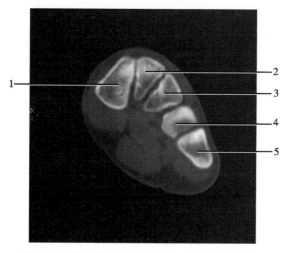

图 6-38　经内侧楔骨前部的 CT 横断面图（骨窗）
1. 内侧楔骨　2. 中间楔骨　3. 外侧楔骨　4. 骰骨　5. 第五跖骨

三、MRI 影像解剖

（一）髋关节（hip joint）

1. 横断面　经股骨头凹层面：髋关节位于层面中央，中线侧为髋臼，前部、后部分别由耻骨体、坐骨体构成，该层面可见髋臼前、后唇，髋臼从前、内、后包绕股骨头约 2/5。髋关节周围结构分为前、外侧、后三部分（图 6-39）。

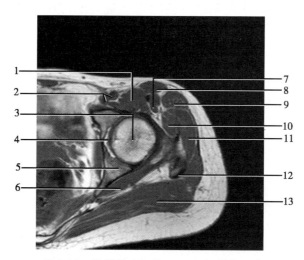

图 6-39　经股骨头凹的 MRI T_1WI 横断面图
1. 髂腰肌　2. 股动、静脉　3. 股骨头　4. 股骨头韧带　5. 髋臼
6. 上、下孖肌及闭孔内肌肌腱　7. 股直肌　8. 缝匠肌　9. 阔筋膜张肌
10. 股外侧肌　11. 臀中肌　12. 股骨大转子　13. 臀大肌

2. 冠状面

（1）经髂腰肌及髂外血管出盆腔层面：该层面骨性结构包括外上方的髂骨和内下方的耻骨上支。髂腰肌紧贴髂窝出盆腔，其外侧可见髂外动脉、静脉。股直肌显示粗大，位于中央，其肌腱附着于髂前下棘，其外侧为阔筋膜张肌。股直肌中线侧可见股内侧肌显示。耻骨上支外下方由外向内排列着耻骨肌、长收肌（图 6-40）。

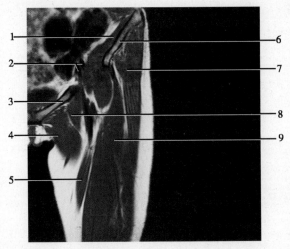

图 6-40　经髂腰肌及髂外血管出盆腔的 MRI T₁WI 冠状面图

1. 髂腰肌　2. 髂外动、静脉　3. 耻骨上支　4. 长收肌　5. 股内侧肌
6. 髂骨　7. 阔筋膜张肌　8. 耻骨肌　9. 股直肌

（2）经股骨颈层面：此层面髋臼及股骨头均较小，股骨头呈半圆形，股骨颈显示完整，大转子可见。髂骨外侧可见臀中肌、臀小肌，臀小肌较细。髋关节内下方可见闭孔，闭孔内、外侧分别有闭孔内肌、闭孔外肌附着。股骨内侧为粗大的大收肌，外侧为股外侧肌，大腿最内侧肌肉为股薄肌（图 6-41）。

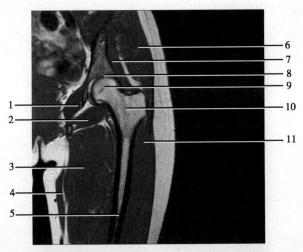

图 6-41　经股骨颈的 MRI T₁WI 冠状面图

1. 闭孔内肌　2. 闭孔外肌　3. 大收肌　4. 股薄肌　5. 股骨干　6. 臀中肌
7. 臀小肌　8. 髋臼　9. 股骨头　10. 股骨颈　11. 股外侧肌

（二）股部（femoral region）

经股部中份　该层面股骨位于中央，骨髓腔相对较小。骨周围被大腿肌环绕，位于肌浅层的是阔筋膜，其在后外侧、内侧及后部深入肌群之间连于股骨形成内、外侧和后肌间隔。各肌间隔与阔筋膜、股骨共同围成前、内侧和后骨筋膜鞘，容纳相应大腿肌。前骨筋膜鞘位于层面的前外侧，其内的股直肌、骨外侧肌和缝匠肌位于浅层，股中间肌和股内侧肌位于深层包绕股骨。内侧骨筋膜鞘位于层面的内侧，长收肌和大收肌由前向后排列，股薄肌位于内侧皮下。在缝匠肌的深部，长收肌、大收肌与股内侧肌之间为股三角尖或收肌管，其内的浅层有股动、静脉和隐神经，深层靠近股骨处有股深动、静脉。后骨筋膜鞘位于股外侧肌、大收肌的后面之间，内有

大腿后群肌内的半膜肌、半腱肌和股二头肌，后群肌与大收肌之间为股后肌间隙，其内有坐骨神经。在层面的浅筋膜内，前部有股部皮神经，内侧有大隐静脉，后部靠近中线处有股后皮神经（图6-42）。

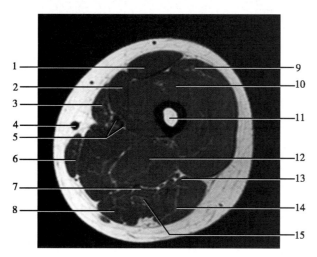

图 6-42　经股部中份的 MRI T₁WI 横断面图

1. 股直肌　2. 股内侧肌　3. 缝匠肌　4. 大隐静脉　5. 股动脉、静脉
6. 股薄肌　7. 股后肌间隔　8. 半膜肌　9. 股外侧肌　10. 股中间肌
11. 股骨干　12. 大收肌　13. 股外侧肌间隔　14. 股二头肌　15. 半腱肌

（三）膝关节（knee joint）

1. 横断面　经髌骨中份层面：层面经股骨内、外上髁上方约2cm，层面的前部为髌股关节，后部主要为腘窝。髌骨与股骨髌面构成髌股关节。髌骨的前面较平，与股四头肌腱紧密相贴。腘窝内有较多的脂肪组织，内有腘动、静脉和胫神经穿过（图6-43）。

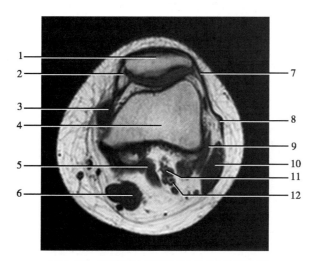

图 6-43　经髌骨中份的 MRI T₁WI 横断面图

1. 髌骨　2. 髌内侧支持带　3. 股内侧肌　4. 胫骨　5. 腓肠肌内侧头及肌腱
6. 半膜肌及肌腱　7. 髌外侧支持带　8. 髂胫束　9. 腓肠肌外侧头
10. 股二头肌　11. 腘动脉　12. 腘静脉

2. 冠状面　经髁间隆起层面：层面经股骨髁间窝前份和胫骨髁间隆起。胫骨的内、外侧髁之间为髁间窝，窝内可见前、后交叉韧带。内、外侧半月板呈楔形嵌入股、胫骨关节面之间。内侧半月板附于胫侧副韧带，外侧半月板与冠状韧带相连（图6-44）。

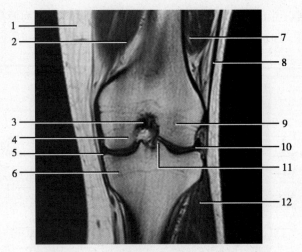

图 6-44　经髁间隆起的 MRI T₁WI 冠状面图

1. 皮下脂肪层　2. 股内侧肌　3. 后交叉韧带　4. 股骨内侧髁
5. 内侧半月板　6. 胫骨　7. 股外侧肌　8. 髂胫束　9. 股骨外侧髁
10. 外侧半月板　11. 胫骨髁间隆起　12. 胫骨前肌

3. 矢状面

（1）经外侧半月板层面：层面经外侧半月板、股骨和胫骨外侧髁。外侧半月板前、后角呈两个分开的尖端相对的三角形。关节的前方为髌外侧支持带，支持带与胫骨、股骨外侧髁及外侧半月板之间有翼状襞充填关节腔（图 6-45）。

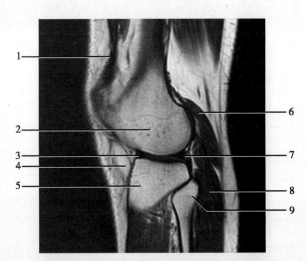

图 6-45　经外侧半月板的 MRI T₁WI 矢状面图

1. 股四头肌　2. 股骨外侧髁　3. 外侧半月板前角
4. 髌下脂肪垫　5. 胫骨　6. 腓肠肌外侧头
7. 外侧半月板后角　8. 跖肌　9 腓骨头

（2）经前交叉韧带层面：经过股骨髁间窝、胫骨髁间隆起和前交叉韧带。前交叉韧带起自髁间隆起前方内侧，斜向后上方外侧，呈扇形附着于股骨外侧髁内侧。髌骨向上连于股四头肌腱，下连髌韧带，后者附着于胫骨结节（图 6-46）。

（3）经后交叉韧带层面：层面经股骨、胫骨内侧髁外侧份和后交叉韧带。后交叉韧带呈凸面向后的弓形，两端分别附着于股骨、胫骨。层面后方见半膜肌、腓肠肌内侧头、腘肌（图 6-47）。

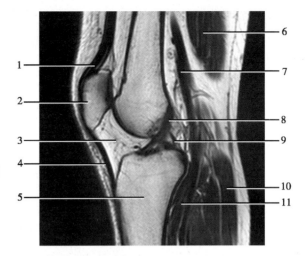

图 6-46 经前交叉韧带的 MRI T₁WI 矢状面图

1. 股四头肌腱 2. 髌骨 3. 髌下脂肪垫
4. 髌韧带 5. 胫骨 6. 半膜肌 7. 腘动脉
8. 前交叉韧带 9. 后交叉韧带
10. 腓肠肌内侧头 11. 腘肌

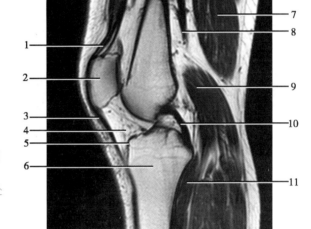

图 6-47 经后交叉韧带的 MRI T₁WI 矢状面图

1. 股四头肌腱 2. 髌骨 3. 髌韧带
4. 髌下脂肪垫 5. 内侧半月板前角中心附着处
6. 胫骨 7. 半膜肌 8. 腘动脉
9. 腓肠肌内侧头 10. 后交叉韧带 11. 腘肌

（四）小腿（lower leg）

经小腿中份 层面经胫骨粗隆与内踝之间的中点。前骨筋膜鞘内较大的胫骨前肌位于内侧，较小的趾长伸肌位于外侧，其深部可见踇长伸肌的起始端，肌与骨间膜之间有胫前血管和腓深神经。后骨筋膜鞘的结构可分为浅、深两层：浅层为小腿三头肌，占据大部分；深层较大的胫骨后肌位于中间，前面紧贴骨间膜，其内、外侧分别有趾长屈肌和踇长屈肌，各自附于胫、腓骨后面（图 6-48）。

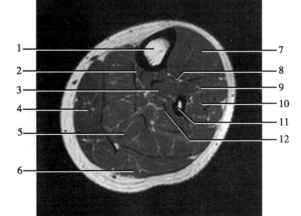

图 6-48 经小腿中份的 MRI T₁WI 横断面图

1. 胫骨 2. 趾长屈肌 3. 胫骨后肌
4. 腓肠肌内侧头 5. 比目鱼肌
6. 腓肠肌外侧头 7. 胫骨前肌 8. 胫前血管
9. 趾长伸肌 10. 腓骨长、短肌 11. 腓骨
12. 踇长屈肌

（五）踝足部

1. 经内踝上方横断面 该层面胫骨远端肥大，位于前内侧，腓骨下端位于其外下方，两骨之间形成胫腓远端关节。前骨筋膜鞘内的胫骨前肌腱、蹬长伸肌和趾长伸肌自内侧向外侧依次排列，胫前血管和腓深神经内移至胫骨前肌腱与蹬长伸肌之间，紧贴胫骨前面。后骨筋膜鞘深层的外侧可显示蹬长屈肌，内侧可显示胫骨后肌和趾长屈肌。胫后血管和胫神经位于跟腱与深层肌之间。外侧骨筋膜鞘后移，其内有腓骨短肌和腓骨长肌腱。大、小隐静脉分别位于内侧和后部的浅筋膜内（图6-49）。

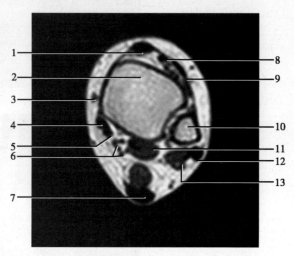

图6-49 经内踝上方的MRI T₁WI横断面图
1. 胫骨前肌腱 2. 胫骨 3. 大隐静脉 4. 胫骨后肌腱 5. 趾长屈肌腱
6. 胫后血管及胫神经 7. 跟腱 8. 蹬长伸肌腱 9. 趾长伸肌腱 10. 腓骨
11. 蹬长屈肌和肌腱 12. 腓骨长肌腱 13. 腓骨短肌及肌腱

2. 经内踝中份横断面 层面中央为粗大的距骨，与内、外踝形成踝关节。踝关节周围软组织结构显示：前方显示胫骨前肌腱、蹬长伸肌腱、趾长伸肌腱；内踝与距骨内侧份的后方为踝管，踝管是小腿后部与足底的通道，内有胫骨后肌腱、趾长屈肌腱、胫神经、胫后血管及蹬长屈肌通过；外侧见腓骨长、短肌腱。层面的最后方显示粗大的跟腱（图6-50）。

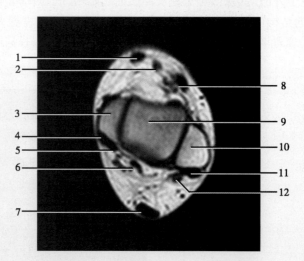

图6-50 经内踝中份的MRI T₁WI横断面图
1. 胫骨前肌腱 2. 蹬长伸肌腱 3. 内踝 4. 胫骨后肌腱
5. 趾长屈肌腱 6. 蹬长屈肌腱 7. 跟腱 8. 趾长伸肌腱
9. 距骨 10. 外踝 11. 腓骨长肌腱 12. 腓骨短肌

3. 经舟距关节横断面 舟距关节位于层面前部分,舟骨与距骨呈前后排列,舟骨呈新月形,距骨呈楔形。跟骨位于距骨后方,显示部分结构。足舟骨前内侧见胫骨前肌腱,后内侧见胫骨后肌腱、趾长屈肌腱。跟骨后外侧有腓骨长肌腱,浅筋膜内有腓肠神经和小隐静脉(图 6-51)。

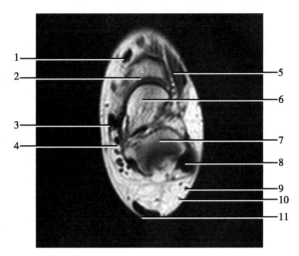

图 6-51 经舟距关节的 MRI T₁WI 横断面图
1. 胫骨前肌腱 2. 足舟骨 3. 胫骨后肌腱 4. 趾长屈肌腱
5. 趾短伸肌 6. 距骨 7. 跟骨 8. 腓骨长肌腱 9. 小隐静脉
10. 腓肠神经 11. 跟腱

4. 经跟骨横断面 此层面跟骨粗大,位于层面后部分,层面前部分显示内侧、中间、外侧楔骨,自内向外依次排列。层面最内侧见蹈展肌、趾短屈肌及肌腱、蹈长屈肌腱,足底方肌紧贴跟骨内侧;外侧显示趾短伸肌、腓骨长、短肌腱,由前向后排列(图 6-52)。

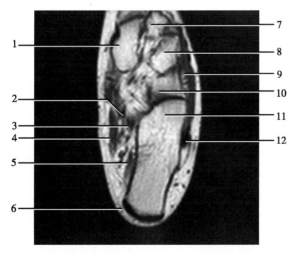

图 6-52 经跟骨的 MRI T₁WI 横断面图
1. 内侧楔骨 2. 趾短屈肌及肌腱 3. 蹈长屈肌腱 4. 蹈展肌
5. 足底方肌 6. 跟腱 7. 中间楔骨 8. 外侧楔骨 9. 趾短伸肌
10. 骰骨 11. 跟骨 12. 腓骨长、短肌腱

(高万春)

第六节　四肢血管影像解剖

（一）上肢动脉血管影像解剖

上肢的动脉血管主要来自锁骨下动脉（左锁骨下动脉直接起自主动脉弓，右锁骨下动脉起自无名动脉）。锁骨下动脉有三段，第一段从开始到前锯肌内缘，在这一段发出椎动脉，胸廓内动脉和甲状颈干，后者又发出四个分支，及甲状腺下动脉、颈横动脉、肩胛上动脉与颈升动脉；第二段为前锯肌后面一段，此段发出肋颈干，此干再分出最上肋间动脉与颈深动脉；第三段从前锯肌外缘到第一肋外缘，此段发出肩胛背动脉（图6-53）。然后延续为腋动脉、肱动脉。

腋动脉从第一肋外缘开始，顺次发出胸最上动脉、胸肩峰动脉、胸外侧动脉、肩胛下动脉、旋肱前动脉和旋肱后动脉（图6-54）。

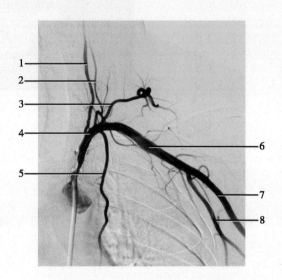

图 6-53　锁骨下动脉 DSA

1. 左椎动脉　2. 甲状颈　3. 肩胛上动脉
4. 左锁骨下动脉起始端　5. 胸廓内动脉
6. 锁骨下动脉干　7. 腋动脉　8. 肩胛下动脉

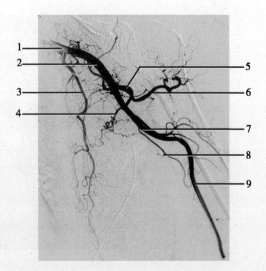

图 6-54　腋动脉 DSA

1. 锁骨下动脉　2. 胸背动脉　3. 腋动脉
4. 旋肱动脉　5. 肱动脉　6. 旋肱后动脉
7. 旋肱前动　8. 肱动脉　9. 肱深动脉

肱动脉是腋动脉的直接延续，在行进中分出肱深动脉、尺侧上副动脉、尺侧下副动脉以及3～4支肌支。桡动脉和尺动脉是肱动脉的终末支（图6-55）。

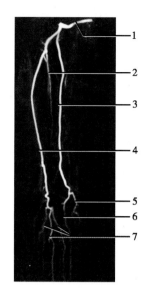

图 6-55　上肢 CE-MRA
1. 肱动脉　2. 骨间动脉　3. 桡动脉　4. 尺动脉
5. 拇主要动脉　6. 指掌侧动脉　7. 指掌侧总动脉

（二）上肢静脉血管影像解剖（图 6-56、6-57）

上肢静脉分深、浅两组，浅静脉主要包括前臂桡侧的头静脉、尺侧的贵要静脉、中央的正中静脉，深静脉从腋腔与同名动脉伴行，每条动脉均有两条平行的静脉。深浅静脉最终都汇入腋静脉（axillary vein）。

1. 上肢浅静脉　手指浅静脉在指背形成相互吻合的指背静脉网，至手背部汇合成手背静脉网，继续上行，在上肢逐渐汇合成头静脉、贵要静脉和肘正中静脉。

2. 上肢深静脉　上肢深静脉多为两条，与同名动脉伴行。深静脉之间以及深、浅静脉之间有广泛的吻合支。深静脉之间以及深、浅静脉之间有广泛的吻合支。两支肱静脉多在胸大肌下缘处汇合一条腋静脉。腋静脉位于腋动脉前内侧，跨过第一肋外侧缘续为锁骨下静脉。腋静脉收集上肢浅、深静脉的静脉血。

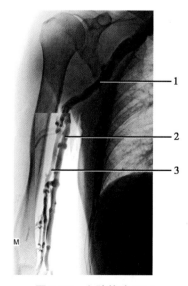

图 6-56　上肢静脉 DSA
1. 腋静脉　2. 贵要静脉　3. 肱静脉

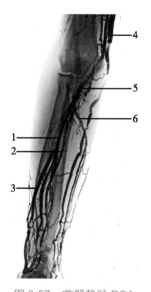

图 6-57　前臂静脉 DSA
1. 前臂正中静脉　2. 桡静脉　3. 头静脉
4. 贵要静脉　5. 肘正中静脉　6. 尺静脉

（三）下肢动脉血管影像解剖（图 6-58、6-59）

下肢动脉由髂外动脉延续而来，主干有股动脉、腘动脉、胫前动脉、胫后动脉和足背动脉。

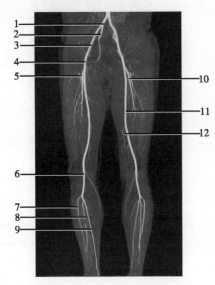

图 6-58　下肢动脉 CT 造影 MIP

1. 髂总动脉　2. 髂内动脉　3. 髂外动脉
4. 股动脉　5. 股深动脉　6. 腘动脉　7. 胫前动脉
8. 腓动脉　9. 胫后动脉　10. 旋股外侧动脉
11. 股浅动脉　12. 膝降动脉

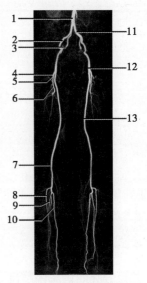

图 6-59　下肢动脉 CE-MRA

1. 腹主动脉　2. 髂外动脉　3. 髂内动脉
4. 股深动脉　5. 旋股外侧动脉
6. 旋股内侧动脉　7. 腘动脉　8. 胫前动脉
9. 腓动脉　10. 胫后动脉　11. 髂总动脉
12. 股动脉　13. 股浅动脉

（四）下肢静脉血管影像解剖（图 6-60、6-61）

下肢静脉可分为深组和浅组。在皮肤浅筋膜下可以看到浅组静脉。深组静脉与动脉伴行。两组静脉均可出现瓣膜，但是深组更多见。

1. 下肢浅静脉　主要包括大隐静脉和小隐静脉。

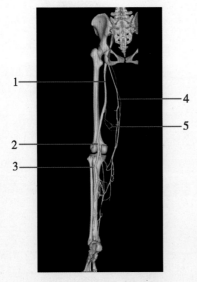

图 6-60　下肢静脉 CT 造影 VR

1. 股静脉　2. 腘静脉　3. 胫前静脉
4. 大隐静脉　5. 穿静脉

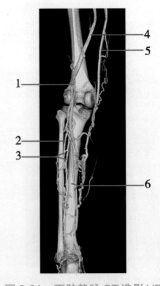

图 6-61　下肢静脉 CT 造影 VR

1. 腘静脉　2. 胫前静脉　3. 腓静脉
4. 股静脉　5. 大隐静脉　6. 胫后静脉

2. 下肢深静脉　与同名动脉伴行,在小腿以下的动脉有两条同名静脉伴行,胫前静脉和胫后静脉汇合成一条腘静脉(popliteal vein)。腘静脉穿收肌腱裂孔移行为股静脉(femoral vein)。股静脉伴股动脉上行,在腹股沟韧带水平移行为髂外静脉,这段有时称为股总静脉。股深静脉(deep femoral valves)位于股深动脉前方,接收肌肉静脉分支和穿支,与腘静脉(位于其下方)和臀下静脉吻合。

（高万春）

第七章

脊柱区

第一节 概 述

一、境界与分区

脊柱区（vertebral region）是脊柱及其后方和两侧的软组织所共同配布的区域。其上界为枕外隆凸和上项线，下至尾骨尖；两侧界自上而下为斜方肌前缘、三角肌后缘上份、腋后线、髂嵴后份、髂后上棘与尾骨尖的连线。脊柱区可分为颈段、胸段、腰段和骶尾段四部分。

二、标志性结构

1. 棘突（spinous process） 上部颈椎棘突较短且位于项韧带深面不易触及，其余椎骨棘突均可在后正中线上摸到。第 7 颈椎（隆椎）棘突较长，常为辨认椎骨序数的重要标志。

2. 骶管裂孔（sacral hiatus）**和骶角**（sacral cornu） 骶管裂孔位于第 5 骶椎背面，为骶管在骶正中嵴的下端敞开形成的骨性切迹，其外下角为骶角。骶角易于触及，是骶管麻醉进针的定位标志。

3. 尾骨（coccyx） 由 3～4 块退化的尾椎融合而成，位于骶骨的下方，肛门的后上方，其尖与耻骨联合上缘位于同一水平面上。

4. 髂嵴（iliac crest）**和髂后上棘**（posterior superior iliac spine） 髂嵴为髂骨翼的上缘，其后端的突起为髂后上棘。两侧髂嵴最高点的连线平对第 4 腰椎棘突；两侧髂后上棘的连线平对第 2 骶椎棘突以及终池和硬脊膜囊的下端。第 5 腰椎棘突与左、右髂后上棘以及尾骨尖的连线构成一个菱形区。当腰椎或骶、尾椎骨折或骨盆畸形时，菱形区会变形。菱形区上、下角连线的深部是骶正中嵴，其两侧隆嵴是骶外侧嵴，后者是经骶后孔行骶神经麻醉的定位标志。

5. 肩胛冈（spine of scapula） 是肩胛骨背面中上部水平突起的骨嵴，两侧肩胛冈内侧端的连线平对第 3 胸椎棘突。

6. 肩胛下角（inferior angle of scapula） 两侧肩胛下角的连线平对第 7 胸椎棘突。

7. 竖脊肌（erector spinae） 为棘突两侧纵行的肌隆起，其外侧缘与第 12 肋的交角为脊肋角。肾位于该角深部，是进行肾囊封闭的进针部位。

三、脊柱区结构的配布特点

脊柱区具有支持体重，承托头颅，保护脊髓和胸、腹及盆腔脏器，并提供三维生理活动等功能。脊柱区由浅入深有皮肤、浅筋膜、深筋膜、肌层、血管、神经等软组织和脊柱、椎管及其内容物等结构。

脊柱由椎骨通过软骨、关节及韧带连结而成，构成人体的中轴，是脊柱区的主体部分。1983年 Denis 提出脊柱胸、腰椎"三柱概念"，将胸、腰椎分成前、中、后三柱。前柱包括前纵韧带、椎体的前半，椎间盘的前部；中柱包括椎体的后半，椎间盘的后部、后纵韧带；后部包括椎弓、黄韧带、关节突关节和棘间韧带。1984 年 Ferguson 进一步完善 Denis 的三柱概念,将前柱定义为椎体和椎间盘的前 2/3 和前纵韧带;中柱为椎体和椎间盘的后 1/3 及后纵韧带;后柱包括关节突关节和关节囊,黄韧带和棘间韧带(图 7-1)。

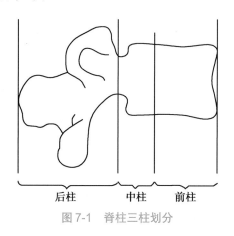

后柱　中柱　前柱

图 7-1　脊柱三柱划分

（龚　霞）

第二节　脊柱区影像表现特点

一、X 线表现特点

脊柱呈纵形柱状,由椎骨连结而成,椎体边缘的骨密质表现为致密细线影,椎体内有纵横排列的骨小梁影像。侧位 X 线片上,可见四个生理弯曲。椎间隙前后部并不等宽,随脊柱生理弯曲有一定的变化,同时也与年龄有关,50 岁以上的人,椎间隙要比青壮年窄一些。

二、CT 表现特点

1. 椎体在骨窗下显示为由薄层骨皮质包绕的海绵状松质骨结构。椎体中部层面即椎管的骨部,边缘由骨皮质形成的致密环,中心密度一般均匀。

2. 硬膜囊位居由椎体、椎弓根和椎弓板围成一个完整的骨环的椎管中央,呈低密度影,与周围结构有较好的对比。

3. 黄韧带位居关节突关节和椎板的内侧缘,后缘紧贴椎管内缘附着在椎弓板和关节突的内侧,前方与硬膜囊之间隔以低密度的脂肪组织,与肌肉密度相似呈等密度软组织影。

4. 神经根穿出呈漏斗状的侧隐窝,呈等密度软组织影。

5. 椎间盘由髓核与纤维环组成,其密度低于椎体,CT 值为 50～110Hu,表现为均匀的软组织密度影,但由于层厚和扫描位置的原因常见椎体终板影混入其中。

三、MRI 表现特点

1. 骨性脊柱　脊柱的椎体大部分为松质骨所组成,其内有骨髓基质。椎体 MRI 信号强度与骨髓内含脂肪的多少有关。与正常椎间盘和脑脊液的信号相比,椎体在 T_1WI 上呈较高信号,信号高于骨皮质而低于皮下脂肪;在 T_2WI 上呈中等或低信号,稍高于骨皮质。正常椎体内的信号比较均一,其内的骨小梁显示不明显。椎体边缘的骨皮质在 T_1WI 和 T_2WI 上均呈低信号。随着年龄的增长,骨髓内的脂肪也增多,在 T_1WI 上骨髓的信号增高;还可在骨髓中出现局灶区域的脂肪置换。椎板被突入其间的软骨层覆盖并且与椎间盘相互连接,通常在 T_1WI 和 T_2WI 上呈低信号。

椎体附件的皮质在 T_1WI 和 T_2WI 上均呈低信号,附件的松质骨在 T_1WI 上呈略高信号,在 T_2WI 上呈中等或低信号。关节软骨和关节内的液体,在 T_1WI 上呈低或中等信号,在 T_2WI 上软骨表现为低或中等信号,液体表现为高信号。

MRI 上可以显示椎间盘中央的髓核和其周围的纤维环状结构。在矢状面图像中,椎体前缘和后缘分别可见条状的前纵韧带和后纵韧带,在 T_1WI 和 T_2WI 上均呈低信号,一般不能与骨皮质及其他纤维组织完全加以区别。

2. 脊髓 脊髓表现为中等信号强度,周围脑脊液在 T_1WI 上为低信号强度,T_2WI 上为高信号强度。

3. 椎间盘 椎间盘在 T_1WI 上呈较低信号,分不清髓核与纤维环,T_2WI 上除周边 Sharpey 纤维呈低信号外,均呈高信号。随着年龄的增大、椎间盘含水量的减少,正常椎间盘在 T_2WI 上信号逐渐降低。在正常椎间盘的髓核、纤维环和 Sharpey 纤维间常可清楚地显示其移行部。在椎间盘退行性变者,常无明显的移行部可见。在 30 岁以上的人中,大部分在 T_2WI 矢状面图像上相当于椎间盘的中央可见到一呈水平走向的低信号,此为纤维组织所造成,属正常表现。椎间盘最外缘的 Sharpey 纤维层在 T_1WI 和 T_2WI 上均呈低信号,椎间盘的后缘以及与之相贴的后纵韧带在信号上不能与之区别。

(张雪君)

第三节 脊 柱 解 剖

一、脊 柱

成人的脊柱由 24 块椎骨、1 块骶骨和 1 块尾骨借椎间盘、椎间关节及韧带连接而成,构成脊柱区的主体,具有支持和运动身体的功能,同时参与椎管和胸、腹、盆腔的组成,保护脊髓和胸、腹、盆腔内的脏器。

(一)椎骨

幼年时为 32 或 33 块,分为颈椎 7 块,胸椎 12 块,腰椎 5 块,骶椎 5 块,尾椎 3~4 块,各椎骨相互分开。成年后,5 块骶椎融合成 1 块骶骨,3~4 块尾椎融合成 1 块尾骨。

1. 椎骨的一般形态 椎骨(vertebrae)由前面的椎体和后面的椎弓组成。椎体与椎弓共同围成椎孔(vertebral canal)。

椎体(vertebral body)是椎骨前方负重的部分,除第 1 颈椎(寰椎)无椎体外,其余椎骨的椎体呈短圆柱形。

椎弓(vertebral arch)是位于椎体后呈弓形的骨板。紧连椎体的缩窄部分称椎弓根(pedicle of vertebral arch),其上、下缘各有一切迹,分别称椎上、下切迹。相邻椎骨的椎上、下切迹共同围成椎间孔(intervertebral foramina),共 24 对。椎间孔内主要有脊神经根和血管、脂肪组织填充其间。因椎间孔有一定长度,故也称椎间管(intervertebral canal)。两侧椎弓根向后内扩展变宽,称椎弓板(lamina of vertebral arch)。椎弓板上发出 7 个突起,椎弓板伸向两侧的 1 对突起称为横突(transverse process);椎弓板后正中线上的 1 个突起称为棘突(spinous process),伸向后方或后下方;椎弓根和椎弓板连接处向上、下方各发出 1 对关节突(articular process),即上关节突和下关节突。椎弓峡部(pars interarticularis)为椎弓根与椎弓板移行部,位于上、下关节突之间,故又称关节突间部。

2. 各部椎骨的主要特征

(1)颈椎(cervical vertebral):第 1 颈椎(寰椎)没有椎体,第 2 颈椎(枢椎)体上有一齿突。第 3~7 颈椎体上面侧缘向上突起为椎体钩(uncus of vertebral body)。椎体钩与上位椎体下面侧方的斜坡样唇缘构成钩椎关节(uncovertebral joint),又称 Luschka 关节。钩椎关节的后外侧为颈神经根,外侧为椎动、静脉。第 1 颈椎无棘突,第 7 颈椎棘突长而不分叉。

(2)胸椎(thoracic vertebrae):椎体自上而下逐渐增大。相邻椎体侧面的上、下肋凹及其间的椎间盘与肋头构成肋头关节,但第 1、第 10～12 对肋的肋头与相应椎体的肋凹构成肋头关节。

(3)腰椎(lumbar vertebrae):椎体最大,横径大于矢径。腰椎的椎弓根短而宽大。棘突较短呈板状,水平伸向后方。横突长度从第 1 到第 3 腰椎逐渐增大,之后又逐渐缩短。

(4)骶骨(sacrum, sacral bone):由 5 节骶椎融合而成,有 4 对骶前孔,为骶神经前支穿出的部位,有 4 对骶后孔位于骶中间嵴和骶外侧嵴之间,有骶神经后支和血管穿过,另有脂肪填充。第 1～3 骶椎侧部与髂骨构成骶髂关节。

(5)尾骨(coccyx):由 3～4 节退化的尾椎融合而成。第 1 尾椎上部的横径明显大于骶骨尖,这是区分骶、尾骨的重要标志。

(二)椎骨的连结

构成脊柱的各椎骨借软骨、韧带和滑膜关节相连,可分为椎体间的连结和椎弓间的连结。

1. 椎体间的连结　椎体之间借椎间盘及前、后纵韧带相连。

(1)椎间盘(intervertebral disc):是连接相邻两个椎体的纤维软骨盘。除第 1、2 颈椎之间无椎间盘外,其他椎骨的椎体之间均有椎间盘,成人有 23 个椎间盘。椎间盘由髓核、纤维环、Sharpey 纤维和透明软骨终板组成(图 7-2)。髓核(nucleus pulposus)位于椎间盘中央偏后,由软骨基质和胶原纤维组成,出生时其含水量约 80%～90%,随年龄增长,髓核含水量逐渐减少,并逐渐由纤维软骨样物质所代替。纤维环(annulus fibrosus)是由围绕髓核呈同心环状排列的纤维软骨组成,其含水量较髓核的低。纤维环的后部相对较薄,故髓核易向后外侧和后方突出。Sharpey 纤维(Sharpey fiber)围绕在椎间盘的最外层,主要由胶原纤维组成,无软骨基质。透明软骨终板(hyaline cartilage end plates)紧贴于椎体上、下面,构成髓核的上、下界。

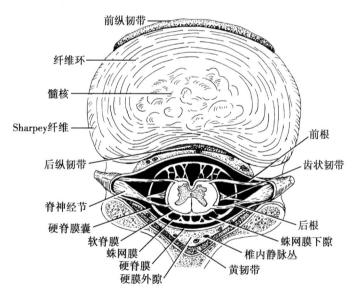

图 7-2、椎间盘及椎管内容物

(2)前纵韧带(anterior longitudinal ligament):上起自寰椎前结节和枕骨咽结节,经各椎骨及椎间盘的前方下行止于第 1 或第 2 骶椎椎体。其坚韧的纵行纤维束牢固地附着于椎体和椎间盘的前方(图 7-2)。

(3)后纵韧带(posterior longitudinal ligament):位于椎管内椎体的后部(图 7-2),上起自与枢椎并与覆盖枢椎椎体的覆膜相续,下经骶管与骶尾后深韧带相延续。

2. 椎弓间的连结　包括椎弓板、棘突、横突间的韧带连结和上、下关节突间的滑膜关节连结。

（1）韧带：黄韧带（ligamenta flava）由黄色的弹性纤维构成，连接相邻两椎弓板间的韧带。上端附着于上位椎弓板的下前面，下端附于下位椎弓板的上后面，外侧与关节突关节的关节囊融合（图7-2）。黄韧带的正常厚度为2~4mm，腰骶部可达3~5mm。棘间韧带（interspinal ligament）是连接相邻棘突的薄层纤维。棘上韧带（supraspinal ligament）是连接各棘突尖之间的纵行韧带，该韧带在颈部于矢状位扩展成三角形板状的弹性膜层，称为项韧带（ligamentum nuchae）。横突间韧带（intertransverse ligament）连接相邻横突。

（2）关节突关节：关节突关节（zygapophysial joint）由相邻椎骨的上、下关节突构成的滑膜关节。

二、椎管及内容物

（一）椎管

椎管（vertebral canal）由各椎骨的椎孔连结而成，上起自枕骨大孔，下经骶管终于骶管裂孔。椎管前壁由椎体、椎间盘和后纵韧带构成，后壁是椎弓板及黄韧带，后外侧壁为关节突关节，两侧壁为椎弓根和椎间孔。椎管内有脊髓及其被膜、脊神经根、血管和脂肪组织等结构。

椎管可分为中央椎管和侧椎管两部分。中央椎管主要是硬脊膜囊所占据的部位，侧椎管为神经根的通道。侧隐窝位于侧椎管内，是椎管的狭窄部位。腰骶段椎骨的侧隐窝较明显，尤其在第5腰椎和第1骶椎之间最明显，内有腰神经根经过。侧隐窝正常矢径为3~5mm，若小于3mm可视为狭窄。

腰神经根从离开硬脊膜囊至椎间管外口需要经过较长的一条骨性纤维通道，称为腰神经通道（channel of lumbar nerve）（图7-3）。此通道分为神经根管和椎间管两段。第一段为神经根管，位于椎管的两侧，从腰神经根的硬脊膜囊穿出至椎间管内口。这一段较短，但有几处较狭窄：①盘黄间隙，位于椎间盘与黄韧带之间；②上关节突旁沟，为上关节突内侧缘的浅沟；③侧隐窝；④椎弓根下沟，位于椎弓根下缘与椎间盘之间。第二段为椎间管，腰椎间管和腰骶椎间管的前壁为椎体和椎间盘，后壁为上关节突和黄韧带，上、下壁分别为相邻椎骨的椎弓根。腰神经根自内上向外下斜行穿过椎间管。

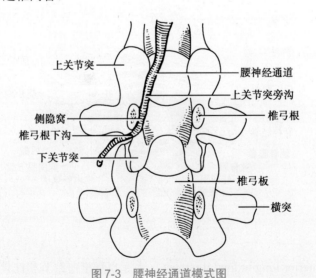

图7-3　腰神经通道模式图

（二）脊髓

脊髓（spinal cord）位于硬脊膜囊内，其各段的外形、横断面内灰质的形态和灰、白质的比例不同。脊髓圆锥于第1腰椎体下缘（小儿平第3腰椎）续为无神经组织的终丝。

脊髓节段与同序数的椎骨多不对应。一般来说，上段颈髓（$C_{1\sim4}$）与同序数椎骨同高；下段颈髓（$C_{5\sim8}$）和上段胸髓（$T_{1\sim4}$）较同序数椎骨高一个椎体；中段胸髓（$T_{5\sim8}$）较同序数椎骨高 2 个椎体；下段胸髓（$T_{9\sim12}$）较同序数椎骨高 3 个椎体；腰髓（$L_{1\sim5}$）平对第 10、11 胸椎；骶、尾髓（$S_{1\sim5}$、Co）平对第 12 胸椎和第 1 腰椎。

（三）脊髓的被膜及被膜间隙

脊髓外有三层被膜包被，由内向外分别为软脊膜、脊髓蛛网膜和硬脊膜（图 7-2）。软脊膜（spinal pia mater）紧贴于脊髓表面，在脊髓下端移行为终丝（filum terminale），向下止于尾骨的背面，两侧形成齿状韧带，向外附着于硬脊膜。脊髓蛛网膜（spinal arachnoid mater）为半透明薄膜，紧贴于硬脊膜内面，与软脊膜之间为蛛网膜下隙，其内充满脑脊液。蛛网膜下隙（subarachnoid space）自脊髓下端至第 2 骶椎水平扩大为终池（terminal cistern），内有马尾（caudae quina）和终丝。硬脊膜（spinal dura mater）由致密结缔组织构成，位于椎管内包裹着脊髓，形成长筒状的硬脊膜囊（spinal dural sac），上端附着于枕骨大孔，下端以盲端终于第 2 骶椎。硬脊膜与椎骨壁之间为硬膜外隙（epidural space），内有椎内静脉丛、脂肪、淋巴管，有脊神经根及伴行的根动、静脉。腰部的硬膜外脂肪较多，主要分布于硬脊膜囊的前外侧和后方。

三、脊 柱 静 脉

脊柱静脉（veins of vertebral column）由脊髓静脉、椎内、外静脉丛及连接其间的椎体静脉和椎间静脉组成。因缺乏静脉瓣，故来自盆部或腹部的感染、寄生虫或肿瘤细胞也可经此途径直接侵入颅内或其他远处器官（图 7-4）。

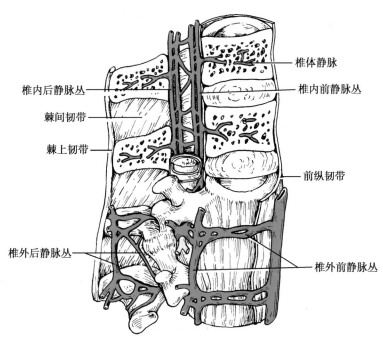

椎体静脉

椎内前静脉丛

椎内后静脉丛

棘间韧带

棘上韧带

前纵韧带

椎外后静脉丛

椎外前静脉丛

图 7-4　脊柱静脉

（一）椎外静脉丛

椎外静脉丛（external vertebral venous plexus）位于椎体外面，收集椎骨及其附近结构的静脉血，它与椎内静脉丛、椎体静脉、椎间静脉相交通。椎外静脉丛以横突为界分前、后两部分，其颈部静脉丛及骶前静脉丛较发达。

（二）椎内静脉丛

椎内静脉丛（internal vertebral venous plexus）位于硬膜外隙，上端在枕骨大孔处形成密集的静脉网与椎静脉、基底静脉、枕窦、乙状窦、枕髁导静脉和舌下神经管静脉丛相连；在椎间孔及骶前孔处与相应的椎间静脉相交通；下端在骶管裂孔处沟通椎外静脉丛。该静脉丛主要接受椎骨和脊髓回流的静脉血，按其部位分为前、后两部，两者相互吻合。

（三）椎体静脉

椎体静脉（basivertebral vein）是位于椎体骨松质内呈放射状的静脉血管，管径较粗大，影像学上称之为椎静脉管。椎静脉管的识别特征为：具有清晰的骨壁、缺乏在多个连续层面上的延伸、无移位和主要位于椎体中份层面等。

（四）椎间静脉

椎间静脉（intervertebral vein）与脊神经根伴行通过椎间孔，引流脊髓和椎管内、外静脉丛的静脉，在颈部注入椎静脉，在胸部注入奇静脉和半奇静脉，在腰部注入腰静脉，在骶部注入骶外侧静脉。

（五）脊髓静脉

脊髓静脉（spinal vein）分布于软脊膜，由许多弯曲的静脉互相连接成丛。在脊髓前正中裂和后正中沟内有脊髓前、后正中纵静脉，在脊髓前、后外侧沟内有脊髓前、后外侧纵静脉，分别位于脊神经前、后根的后方。脊髓静脉通常将血液引流至椎内静脉丛，然后至椎间静脉。在颅骨附近，脊髓静脉汇合成2条或3条小静脉再汇入椎静脉。

四、椎旁软组织

椎旁的软组织主要位于脊柱的后方和两侧，由浅入深有皮肤、浅筋膜、深筋膜、肌层及血管神经等软组织。

脊柱区的动脉主要为节段性动脉。脊柱区颈段的血供主要来自颈外动脉和锁骨下动脉的分支，主要有枕动脉、肩胛背动脉、颈浅动脉、椎动脉和胸背动脉；胸段的动脉来自肋间后动脉、胸背动脉和肩胛背动脉；腰段的动脉来自肋下动脉和腰动脉；骶尾段的动脉来自臀上、下动脉。

脊柱区的神经来自副神经、胸背神经、肩胛背神经和31对脊神经的后支。副神经支配斜方肌；胸背神经支配背阔肌；肩胛背神经支配肩胛提肌和菱形肌。脊神经的后支经椎间孔绕上关节突外侧向后行，分为后内侧支和后外侧支，呈节段性分布于脊柱各段的皮肤和深层肌。

（龚　霞）

第四节　脊柱区影像解剖

一、X线影像解剖

（一）颈椎

第1、2颈椎因与下颌骨重叠，故常拍摄张口位片来显示颈椎的枢椎齿突与寰椎两侧块对应关系（图7-5）。

（二）胸椎

胸椎正位片，胸骨与胸椎重叠，两侧肋椎关节对称，位于相应椎体两侧上部。左侧椎旁可见一线样致密影，为胸椎旁线影，它是矢状层面的纵隔胸膜前后方向的投影。第12胸椎两侧肋骨表现为较短致密影，常为胸腰椎定位标志（图7-6）。

（三）腰椎

腰椎从第1至第5腰椎椎弓根间距逐渐增宽。同一椎体的上下关节突之间为椎弓峡部（图7-7）。

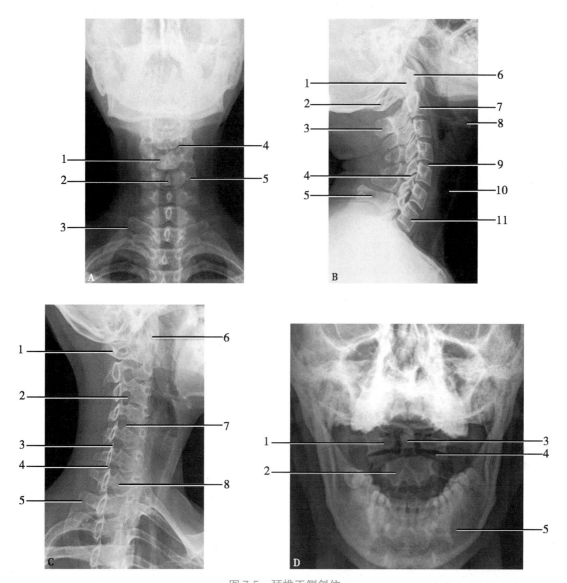

图 7-5 颈椎正侧斜位

A. 颈椎正位：1. 第 4 颈椎椎体　2. 第 5 颈椎棘突　3. 肋横突关节　4. 钩椎关节　5. 第 5 颈椎左侧横突
B. 颈椎侧位：1. 枢椎齿突　2. 寰椎后弓　3. 枢椎棘突　4. 关节突关节　5. 第 7 颈椎棘突　6. 寰椎前弓
7. 枢椎椎体　8. 舌骨　9. 第 4/5 颈椎椎间隙　10. 气管　11. 第 7 颈椎椎体
C. 颈椎斜位：1. 寰椎后弓　2. 椎间孔　3. 第 6 颈椎上关节突　4. 第 6 颈椎下关节突　5. 肋横突关节
6. 寰椎前弓　7. 钩椎关节　8. 第 7 颈椎椎体
D. 寰枢关节正位（开口位）：1. 寰椎侧块　2. 枢椎椎体　3. 枢椎齿突　4. 寰枢关节　5. 下颌体

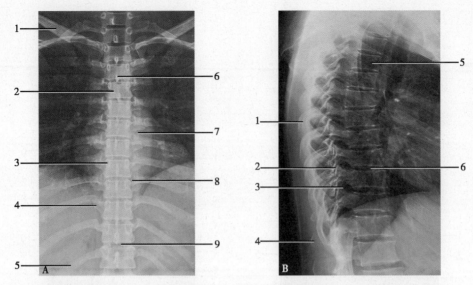

图 7-6　胸椎正侧位

A. 胸椎正位：1. 右锁骨　2. 第 4 胸椎椎体　3. 第 8 胸椎椎弓根　4. 第 10 胸椎右侧横突

5. 右第 12 肋骨　6. 第 3 胸椎棘突　7. 胸椎旁线　8. 肋头关节　9. 第 11/12 胸椎椎间隙

B. 胸椎侧位：1. 第 7 肋骨后部　2. 关节突关节　3. 椎间孔　4. 第 12 胸椎棘突

5. 第 4 胸椎椎体　6. 第 9/10 胸椎椎间隙

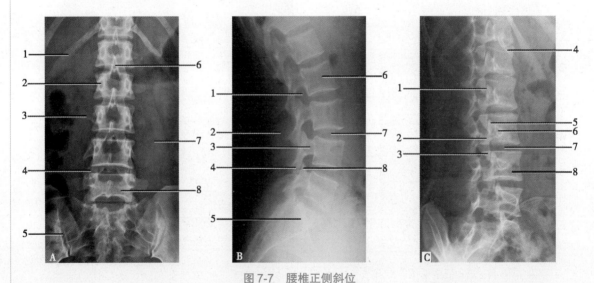

图 7-7　腰椎正侧斜位

A. 腰椎正位：1. 右第 12 肋骨　2. 第 2 腰椎椎弓根　3. 第 3 腰椎右侧横突　4. 关节突关节　5. 骶髂关节

6. 第 1 腰椎棘突　7. 腰大肌　8. 第 5 腰椎椎体

B. 腰椎侧位：1. 椎间孔　2. 第 3 腰椎棘突　3. 椎弓根　4. 下关节突　5. 第 1 骶椎椎体　6. 第 2 腰椎椎体

7. 第 3/4 腰椎椎间隙　8. 上关节突

C. 腰椎斜位：1. 关节突关节　2. 椎弓峡部　3. 下关节突　4. 第 12 肋骨　5. 上关节突　6. 椎弓根

7. 第 3/4 腰椎椎间隙　8. 第 4 腰椎椎体

（四）骶椎和尾椎

5 个骶椎融合成一块骶骨，故无间隙，前缘光滑连续。尾椎与骶椎间借线样低密度影相连接，尾椎近节最大，其余各节逐渐变小（图 7-8）。

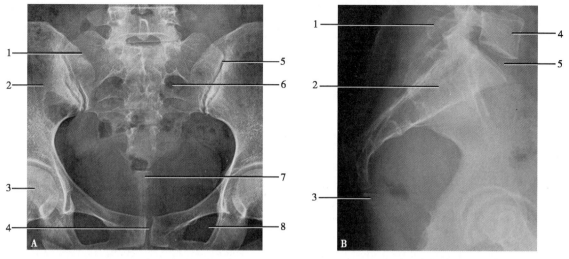

图 7-8　骶尾椎正侧位

A. 骶尾椎正位：1. 骶骨　2. 髂骨　3. 股骨头　4. 耻骨联合　5. 骶髂关节　6. 骶孔　7. 尾骨　8. 闭孔

B. 骶尾椎侧位：1. 第 5 腰椎棘突　2. 骶骨　3. 尾骨　4. 第 5 腰椎椎体　5. 腰骶椎椎间隙

二、CT 影像解剖

脊柱 CT 扫描常规为横断面，但可在此基础上行矢状、冠状等多平面重建及 CT 三维重建。

（一）横断面

1. 椎骨 椎骨的不同层面，其结构的显示有所差异，当层面经过椎弓根时，可显示椎管由椎体、椎弓根、椎弓板、棘突基底部构成的完整性骨环，各段椎管的形态和大小存在差异。当层面通过椎体下部或椎间盘时，可显示椎体或椎间盘、椎间孔、椎弓板及棘突等，而椎体、椎间盘与后方的椎弓分离，故椎管骨环显示不完整。

由于各段椎骨在解剖形态上有所不同，因此在 CT 横断面上也具有不同的特点。

（1）颈椎：除第 1、第 2 颈椎外，其他颈椎的椎骨均由椎体、椎弓、棘突及上下关节突构成（图 7-9～7-11）。

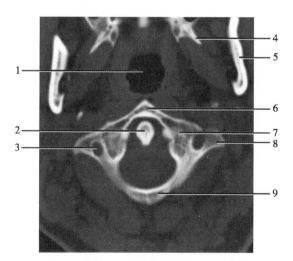

图 7-9　经寰枢关节的横断面图（CT 骨窗）

1. 鼻咽腔　2. 枢椎齿突　3. 横突孔
4. 翼突外侧板　5. 下颌支　6. 寰椎前弓
7. 寰椎侧块　8. 寰椎左侧横突　9. 寰椎后弓

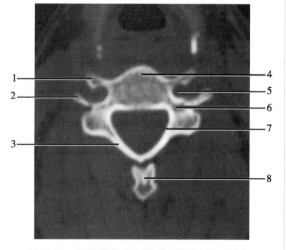

图 7-10　经颈椎椎弓根的横断面图（CT 骨窗）

1. 横突前结节　2. 横突后结节　3. 椎弓板
4. 颈椎椎体　5. 横突孔　6. 椎弓根　7. 椎孔
8. 棘突

（2）胸椎：椎体从上至下逐渐增大，上段胸椎与颈椎相似，下段胸椎与腰椎相近。胸椎椎体后外缘有一对肋凹与肋骨头形成肋头关节（图7-12）。

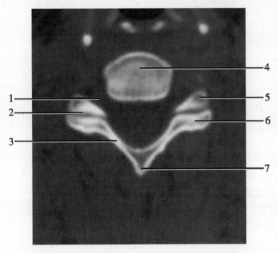

图7-11　经颈椎椎体下部的横断面图（CT骨窗）
1.椎间孔　2.关节突关节　3.椎弓板　4.颈椎椎体
5.上关节突　6.下关节突　7.棘突

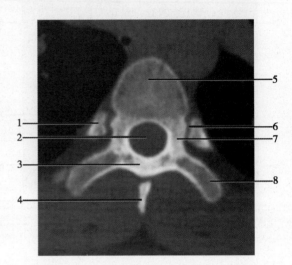

图7-12　经胸椎椎弓根的横断面图（CT骨窗）
1.肋头　2.椎孔　3.椎弓板　4.棘突　5.胸椎椎体
6.肋头关节　7.椎弓根　8.横突

（3）腰椎：在横断面上，腰椎椎管形态自上而下有所不同（图7-13、7-14）。

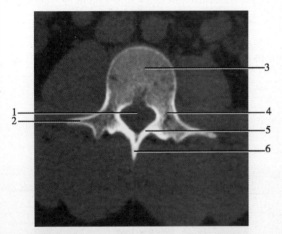

图7-13　经腰椎椎弓根的横断面图（CT骨窗）
1.椎孔　2.横突　3.腰椎椎体　4.椎弓根
5.椎弓板　6.棘突

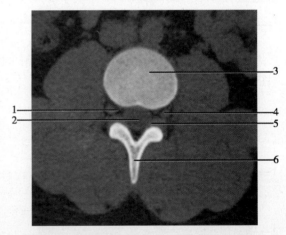

图7-14　经腰椎椎体下部的横断面图（CT骨窗）
1.椎间孔　2.硬脊膜囊　3.腰椎椎体　4.腰神经根
5.黄韧带　6.棘突

（4）骶椎：骶管（sacral canal）位于骶椎中线后方，与骶前、后孔相通。骶前孔居骶管前外侧，其内可见圆形神经根鞘影，骶后孔较小，位于骶管后外侧，第3～4骶椎水平的骶孔不易显示（图7-15）。

（5）尾椎：4节尾椎可融合成一块尾骨，在横断面上，其形态自上而下由卵圆形逐渐变为圆形。

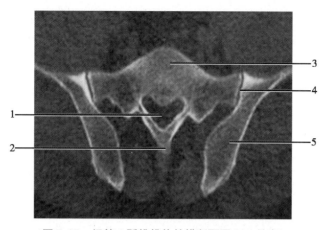

图 7-15　经第 1 骶椎椎体的横断面图（CT 骨窗）
1. 骶管　2. 骶正中嵴　3. 第 1 骶椎椎体　4. 骶髂关节　5 髂骨

2. 椎间盘　呈等密度，低于椎体，周缘密度高于中央，但有时髓核和纤维环难也以区分（图 7-16～7-18），肋骨头是显示胸椎椎间盘层面的重要标志（图 7-17）。

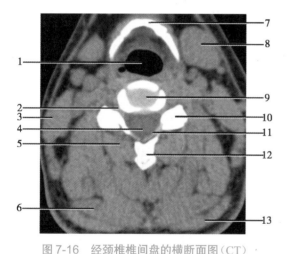

图 7-16　经颈椎椎间盘的横断面图（CT）
1. 咽腔　2. 椎间孔　3. 胸锁乳突肌　4. 颈髓
5. 多裂肌　6. 夹肌　7. 舌骨　8. 下颌下腺
9. 颈椎椎间盘　10. 关节突关节　11. 黄韧带
12. 棘突　13. 斜方肌

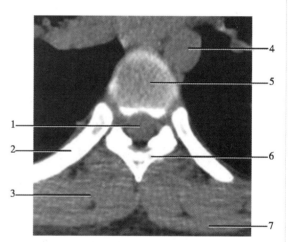

图 7-17　经胸椎椎间盘的横断面图（CT）
1. 胸髓　2. 肋骨　3. 竖脊肌　4. 胸主动脉
5. 胸椎椎间盘　6. 椎弓板　7. 斜方肌

3. 关节突关节　由上节椎体的下关节突与下节椎体的上关节突构成，正常关节突关节的间隙为 2～4mm，包括其间的关节软骨和关节腔。

4. 韧带　脊柱的韧带主要有前纵韧带、后纵韧带、黄韧带、棘上韧带、棘间韧带和横突间韧带。大部分韧带多为胶原纤维组织，前纵韧带和后纵韧带在 CT 上一般难于辨别，除非出现钙化，与肌肉 CT 值相似。

5. 椎管及其内容物　各段椎管在横断面上的形态和大小不完全相同。软组织窗硬脊膜囊居椎管中央，在 CT 图像上呈软组织密度，在骨性椎管和硬脊膜之间为硬膜外隙，其内主要含硬膜外脂肪、静脉、营养动脉、脊神经及少量结缔组织。脊髓位于椎管的硬膜囊内，呈较为均匀的等密度。颈髓，在横断面上呈卵圆形，位于蛛网膜下隙的中央。胸髓则呈圆形。在腰膨大段后，脊髓变细并形成脊髓圆锥。高分辨率 CT 显示脊髓圆锥及其周围呈点状的马尾神经。

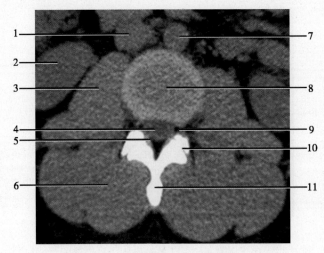

图 7-18　经腰椎椎间盘的横断面图（CT）

1. 下腔静脉　2. 右肾　3. 腰大肌　4. 硬脊膜囊　5. 黄韧带　6. 竖脊肌
7. 腹主动脉　8. 腰椎椎间盘　9. 椎间孔　10. 关节突关节　11. 棘突

（二）矢状面

脊柱 CT 矢状面重建可观察脊柱的连续性、评估脊柱各椎骨排列是否稳定，且可在不同矢状面上显示脊柱解剖结构的配布特点及变化规律。

1. 颈椎　枢椎齿突与寰椎前结节之间间隙的宽度改变，是判断寰枢关节半脱位与否的重要指标之一（图 7-19）。

2. 胸椎　胸椎椎体自上而下前后径也逐渐增大，胸椎椎间隙较窄。

3. 腰椎　腰椎椎体呈长方形或方形，腰椎椎间隙较颈胸椎宽（图 7-20）。

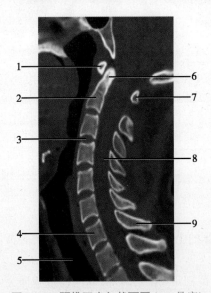

图 7-19　颈椎正中矢状面图（CT 骨窗）

1. 寰椎前弓　2. 枢椎椎体　3. 第 3/4 颈椎椎间隙
4. 第 7 颈椎椎体　5. 气管　6. 枢椎齿突
7. 寰椎后弓　8. 椎管　9. 第 7 颈椎棘突

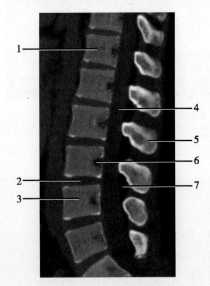

图 7-20　腰椎正中矢状面图（CT 骨窗）

1. 第 12 胸椎椎体　2. 第 3/4 腰椎椎间隙
3. 第 4 腰椎椎体　4. 椎管　5. 第 2 腰椎棘突
6. 椎体静脉　7. 硬膜外隙

4. 骶、尾椎　骶椎椎体前后径从上而下逐渐缩短。通过第 1 骶椎上缘的直线与水平线夹角称腰骶角。尾骨向骨盆内方向自然弯曲。若尾骨呈钩状，称钩状尾骨，为先天变异。骶尾骨矢状重建有助于观察细微骨折及其轻度移位（图 7-21）。

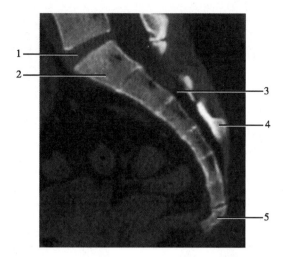

图 7-21 骶、尾骨正中矢状面图（CT 骨窗）
1. 腰骶椎椎间隙 2. 第 1 骶椎椎体
3. 骶管 4. 骶正中嵴 5. 尾骨

三、MRI 影像解剖

MRI 可直接行横断面、矢状面及冠状面等多方位成像，但以矢状面和横断面显示脊柱较好，且常用。

（一）横断面

1. 经寰枢关节层面 寰椎前弓较短，其前面正中处有一粗糙的隆起，称为前结节，其后面正中有齿突凹，与后方的枢椎齿状突形成关节。寰椎后弓较长，其后面正中处亦有一粗糙的隆起，称为后结节。寰椎前弓与枢椎齿突之间可见寰齿关节前间隙。齿突居中，齿突外侧缘与寰椎两个侧块内缘间的距离大致相等。颈内动、静脉位于横突前外侧，舌咽神经（glossopharyngeal nerve）、迷走神经（vagus nerve）、副神经（accessory nerve）和舌下神经（hypoglossal nerve）位于颈内动、静脉内后方，横突前内侧有头长肌（longus scapitis）和颈长肌（longus colli）（图 7-22）。

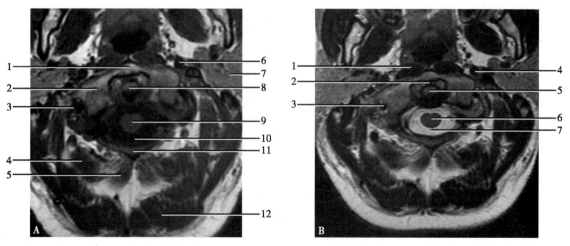

图 7-22 经寰枢关节的横断面图（MRI）
A. T_1WI；B. T_2WI
A. 经寰枢关节层面（MRI，T_1WI）：1. 寰椎前弓 2. 寰椎侧块 3. 椎动脉 4. 头后大直肌 5. 头后小直肌
6. 颈内动脉 7. 腮腺 8. 枢椎齿突 9. 颈髓 10. 硬脊膜囊 11. 寰椎后弓 12. 头半棘肌
B. 经寰枢关节层面（MRI，T_2WI）：1. 头长肌和颈长肌 2. 寰齿关节前间隙 3. 椎动脉 4. 颈内动脉
5. 枢椎齿突 6. 颈髓 7. 硬脊膜囊

2. 经颈椎椎弓根层面 该层面显示椎管为完整骨性结构环（图7-23）。

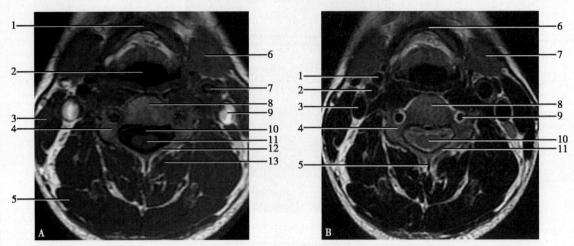

图 7-23　经颈椎椎弓根的横断面图（MRI）

A. T₁WI；B. T₂WI

A. 经颈椎椎弓根层面（MRI，T₁WI）：1. 舌骨　2. 咽腔　3. 胸锁乳突肌　4. 椎弓根　5. 头夹肌　6. 下颌下腺
7. 颈总动脉　8. 椎体　9. 颈内静脉　10. 硬脊膜囊　11. 颈髓　12. 椎弓板　13. 多裂肌

B. 经颈椎椎弓根层面（MRI，T₂WI）：1. 颈外动脉　2. 颈内动脉　3. 颈内静脉　4. 椎弓根　5. 棘突　6. 舌骨
7. 下颌下腺　8. 椎体　9. 椎动脉　10. 颈髓　11. 椎弓板

3. 经颈椎椎体下部层面 该层面显示椎管为不完整的骨性结构环，其断开处为颈椎椎间孔的上部（图7-24）。

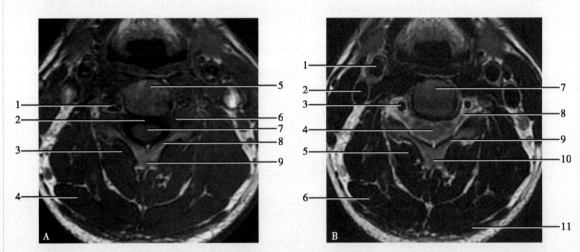

图 7-24　经颈椎椎体下部层面的横断面图（MRI）

A. T₁WI；B. T₂WI

A. 经颈椎椎体下部层面（MRI，T₁WI）：1. 椎动脉　2. 硬脊膜囊　3. 多裂肌　4. 头夹肌　5. 椎体　6. 椎间孔
7. 颈髓　8. 椎弓板　9. 棘突

B. 经颈椎椎体下部层面（MRI，T₂WI）：1. 颈总动脉　2. 颈内静脉　3. 椎动脉　4. 颈髓　5. 多裂肌　6. 头夹肌
7. 椎体　8. 椎间孔　9. 椎弓板　10. 棘突　11. 斜方肌

4. 经颈椎椎间盘层面 该层面显示椎管前壁为椎间盘后缘和后纵韧带，后壁为椎弓板和黄韧带。第3～7颈椎椎体上面侧缘各有一向上突起的椎体钩，与上节椎体下面外侧缘相接形成钩椎关节。钩椎关节后外侧缘及其上下椎体缘构成椎间孔前壁，颈神经根紧邻钩椎关节；椎体后方为脊髓和椎内前静脉丛，外侧有椎动脉、静脉和交感神经丛（图7-25）。

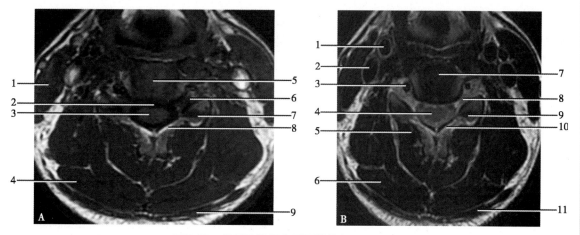

图 7-25　经颈椎椎间盘层面的横断面图（MRI）

A. T₁WI；B. T₂WI

A. 经颈椎椎间盘层面（MRI，T₁WI）：1. 胸锁乳突肌　2. 硬脊膜囊　3. 颈髓　4. 头夹肌　5. 椎间盘
6. 椎间孔　7. 关节突关节　8. 椎弓板　9. 斜方肌
B. 经颈椎椎间盘层面（MRI，T₂WI）：1. 颈总动脉　2. 颈内静脉　3. 椎动脉　4. 颈髓　5. 多裂肌
6. 头夹肌　7. 椎间盘　8. 椎间孔　9. 关节突关节　10. 椎弓板　11. 斜方肌

5. 经胸椎椎弓根层面　该层面显示胸髓横断面近似圆形，胸髓周围蛛网膜下隙充满脑脊液，硬脊膜囊显示得较为清晰，但不如腰部明显。椎弓根短而窄，两侧椎弓根向后内扩展形成椎弓板，于中线处汇合，椎弓两侧各发出一横突。椎旁肌主要位于棘突和横突后方，分为浅、中、深三层，浅层由浅至深为斜方肌和背阔肌（latissimus dorsi），以及位于斜方肌深面的菱形肌和肩胛提肌；中层为上、下后锯肌；深层为竖脊肌（erector spinae）、横突棘肌和棘突间肌（图 7-26）。

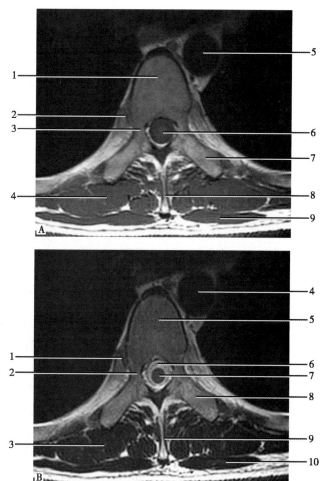

图 7-26　经胸椎椎弓根层面的横断面图（MRI）

A. T₁WI；B. T₂WI

A. 经胸椎椎弓根层面（MRI，T₁WI）：
1. 椎体　2. 肋头关节　3. 椎弓根
4. 竖脊肌　5. 胸主动脉　6. 胸髓
7. 横突　8. 棘突　9. 斜方肌
B. 经胸椎椎弓根层面（MRI，T₂WI）：
1. 肋头关节　2. 椎弓根　3. 竖脊肌
4. 胸主动脉　5. 椎体　6. 硬脊膜囊
7. 胸髓　8. 横突　9. 棘突　10. 斜方肌

6. 经胸椎椎间盘层面 该层面的椎管亦为不完整的骨性结构环，前界为椎间盘和后纵韧带，后界为椎弓板、关节突关节（上关节突为主）和黄韧带，其断开处为胸椎间孔下部（图7-27）。

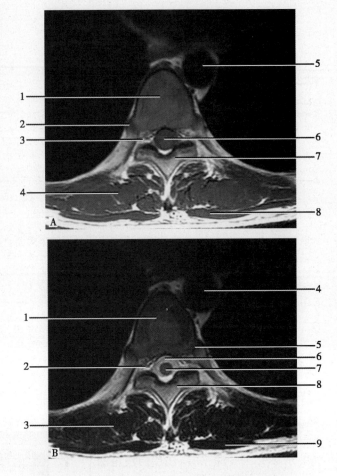

图7-27 经胸椎椎间盘层面的横断面图（MRI）

A. T₁WI；B. T₂WI

A. 经胸椎椎间盘层面（MRI，T₁WI）：

1. 椎间盘　2. 肋头关节　3. 椎间孔

4. 竖脊肌　5. 胸主动脉　6. 胸髓

7. 椎弓板　8. 斜方肌

B. 经胸椎椎间盘层面（MRI，T₂WI）：

1. 椎间盘　2. 椎间孔　3. 竖脊肌

4. 胸主动脉　5. 肋头关节　6. 硬脊膜囊

7. 胸髓　8. 椎弓板　9. 斜方肌

7. 经腰椎椎弓根层面 该层面显示椎管为完整骨性结构环，腰、骶、尾脊神经根在硬脊膜囊中围绕着脊髓圆锥和终丝的周围分布。腰椎的侧隐窝有腰椎相应节段的脊神经根通过，其前后径正常值为3～5mm（图7-28）。

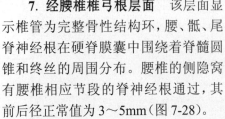

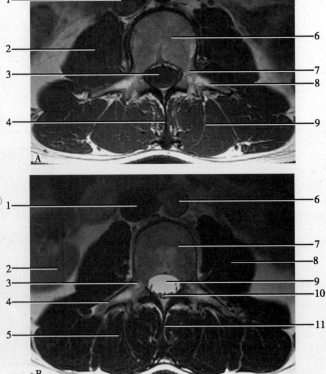

图7-28 经腰椎椎弓根层面的横断面图（MRI）

A. T₁WI；B. T₂WI

A. 经腰椎椎弓根层面（MRI，T₁WI）：

1. 下腔静脉　2. 腰大肌　3. 硬脊膜囊

4. 棘突　5. 腹主动脉　6. 椎体

7. 椎弓根　8. 横突　9. 竖脊肌

B. 经腰椎椎弓根层面（MRI，T₂WI）：

1. 下腔静脉　2. 右肾　3. 椎弓根

4. 横突　5. 竖脊肌　6. 腹主动脉

7. 椎体　8. 腰大肌　9. 硬脊膜囊

10. 马尾　11. 棘突

8. 经腰椎椎体下部层面 该层面显示椎间孔朝向外侧，其前方为椎体后缘，后方为下关节突，其内有腰神经根、腰动脉脊髓支和椎间静脉上支通过（图7-29）。

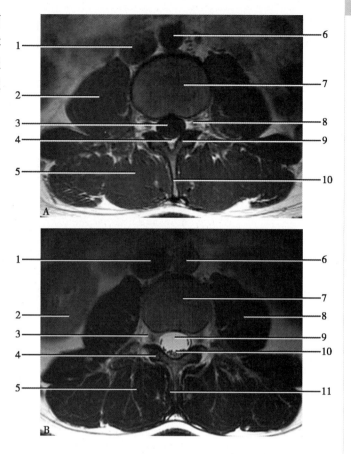

图7-29 经腰椎椎体下部层面的横断面图
（MRI）
A. T_1WI；B. T_2WI

A. 经腰椎椎体下部层面（MRI，T_1WI）：
1. 下腔静脉 2. 腰大肌 3. 硬脊膜囊
4. 硬膜外隙 5. 竖脊肌 6. 腹主动脉
7. 椎体 8. 椎间孔 9. 椎弓板
10. 棘突

B. 经腰椎椎体下部层面（MRI，T_2WI）：
1. 下腔静脉 2. 右肾 3. 椎间孔
4. 椎弓板 5 竖脊肌 6. 腹主动脉
7. 椎体 8. 腰大肌 9. 硬脊膜囊
10. 马尾 11. 棘突

9. 经腰椎椎间盘层面 该层面的椎管亦为不完整的骨性环，前界为椎间盘和后纵韧带，后界为椎弓板、关节突关节和黄韧带，其断开处为腰椎间孔下部（图7-30）。

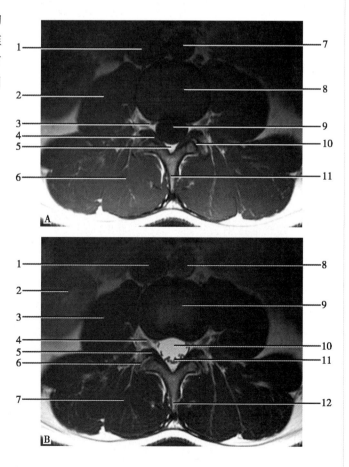

图7-30 经腰椎椎间盘层面的横断面图
（MRI）
A. T_1WI；B. T_2WI

A. 经腰椎椎间盘层面（MRI，T_1WI）：
1. 下腔静脉 2. 腰大肌 3. 椎间孔
4. 黄韧带 5. 硬膜外隙 6. 竖脊肌
7. 腹主动脉 8. 椎间盘 9. 硬脊膜囊
10. 关节突关节 11. 棘突

B. 经腰椎椎间盘层面（MRI，T_2WI）：
1. 下腔静脉 2. 右肾 3. 腰大肌
4. 椎间孔 5. 黄韧带 6. 关节突关节
7. 竖脊肌 8. 腹主动脉 9. 椎间盘
10. 硬脊膜囊 11. 马尾 12. 棘突

10. 骶椎 由 5 个骶椎融合成一块骶骨,骶骨底前缘的突出部分为骶骨的岬(promontory)。硬脊膜囊紧靠骶管后壁,内有马尾。骶管两侧为侧隐窝,内有骶神经根通过。其硬膜外隙中的脂肪组织较丰富。骶翼和髂骨翼前方有腰大肌(psoas major)和髂肌(iliacus),两肌之间有股神经(femoral nerve),腰大肌内侧有髂外动脉(external iliac artery)、静脉和输尿管,髂内动脉(internal iliac artery)和静脉、闭孔神经(obturator nerve)及腰骶干(lumbosacral trunk)(图 7-31)。

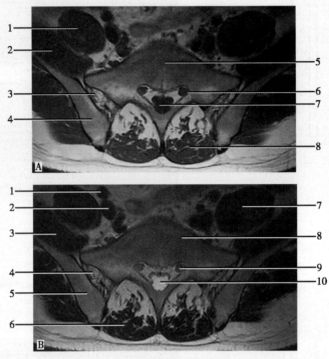

图 7-31　经第 1 骶椎椎体的横断面图(MRI)
A. T₁WI; B. T₂WI

A. 经第 1 骶椎椎体层面(MRI,T₁WI):1. 腰大肌　2. 髂肌　3. 骶髂关节　4. 髂骨
5. 第 1 骶椎椎体　6. 第 1 骶神经　7. 骶管　8. 竖脊肌
B. 经第 1 骶椎椎体层面(MRI,T₂WI):1. 髂总动脉　2 髂总静脉　3. 髂肌　4. 骶髂关节
5. 髂骨　6. 竖脊肌　7. 腰大肌　8. 第 1 骶椎椎体　9. 第 1 骶神经　10. 骶管

(二)矢状面

1. 经颈椎正中矢状面 颈椎生理曲度最凸处位于第 4、5 颈椎之间。枢椎自椎体向上伸出一指状的突起,为齿突。颈膨大(cervical enlargement)位于约颈椎第 5~6 椎体节段的脊髓(图 7-32)。

2. 经颈椎旁正中的矢状面 该层面上部可见寰椎侧块的上关节凹和下关节面分别与枕骨髁和枢椎上关节面形成寰枕关节(atlantooccipital joint)和寰枢外侧关节。颈椎横突孔内可见纵向走行的椎动脉。椎间孔内有颈神经、血管和脂肪组织等结构,颈神经通常位于椎间孔下部。横突和椎体前方有头长肌和颈长肌,关节突后方有横突棘肌、头半棘肌和夹肌(图 7-33)。

3. 经胸椎正中的矢状层面 胸椎椎间盘较颈、腰椎椎间盘薄,自上而下逐渐增厚,且椎间盘的后部均较前部厚。前、后纵韧带位于椎体和椎间盘的前、后方。脊髓在第 12 胸椎处形成腰骶膨大(lumbosacral enlargement),然后迅速缩小为脊髓圆锥(图 7-34)。

4. 经胸椎旁正中的矢状层面 该层面脊柱前部为椎体和椎间盘,中部为椎间孔和椎弓根,后部为关节突、椎弓峡和椎旁肌(图 7-35)。

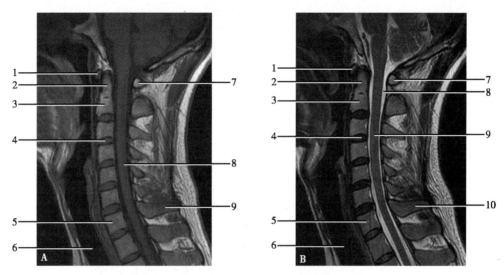

图 7-32　经颈椎正中的矢状面图（MRI）

A. T₁WI；B. T₂WI

A. 经颈椎正中的矢状层面（MRI，T₁WI）：1. 寰椎前弓　2. 枢椎齿突　3. 枢椎椎体　4. 第 3、4 颈椎间椎间盘

5. 第 7 颈椎椎体　6. 气管　7. 寰椎后弓　8. 颈髓　9. 第 7 颈椎棘突

B. 经颈椎正中的矢状层面（MRI，T₂WI）：1. 寰椎前弓　2. 枢椎齿突　3. 枢椎椎体　4. 第 3、4 颈椎间椎间盘

5. 第 7 颈椎椎体　6. 气管　7. 寰椎后弓　8. 硬脊膜囊　9. 颈髓　10. 第 7 颈椎棘突

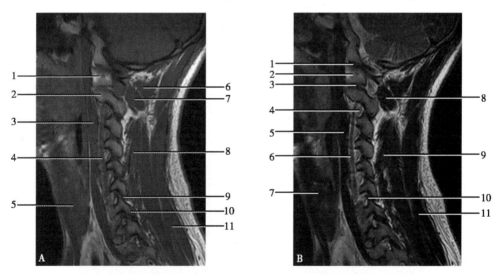

图 7-33　经颈椎旁正中的矢状面图（MRI）

A. T₁WI；B. T₂WI

A. 经颈椎旁正中的矢状层面（MRI，T₁WI）：1. 寰椎侧块　2. 枢椎　3. 头长肌和颈长肌　4. 椎动脉

5. 甲状腺　6. 头后大直肌　7. 头下斜肌　8. 多裂肌　9. 关节突关节　10. 下关节突　11. 头半棘肌

B. 经颈椎旁正中的矢状层面（MRI，T₂WI）：1. 寰枕关节　2. 寰椎侧块　3. 寰枢关节　4. 第 3 颈神经

5. 头长肌和颈长肌　6. 椎动脉　7. 甲状腺　8. 头下斜肌　9. 多裂肌　10. 关节突关节　11. 头半棘肌

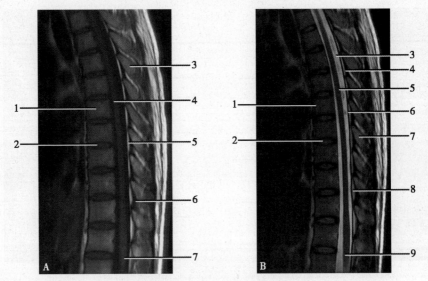

图 7-34　经胸椎正中的矢状面图（MRI）

A. T₁WI；B. T₂WI

A. 经胸椎正中的矢状层面（MRI，T₁WI）：1. 第 7 胸椎椎体　2. 第 8、9 胸椎间椎间盘　3. 第 5 胸椎棘突
4. 胸髓　5. 硬膜外隙　6. 黄韧带　7. 脊髓圆锥

B. 经胸椎正中的矢状层面（MRI，T₂WI）：1. 第 7 胸椎椎体　2. 第 8、9 胸椎间椎间盘　3. 硬脊膜囊
4. 黄韧带　5. 胸髓　6. 硬脊膜　7. 第 8 胸椎棘突　8. 硬膜外隙　9. 脊髓圆锥

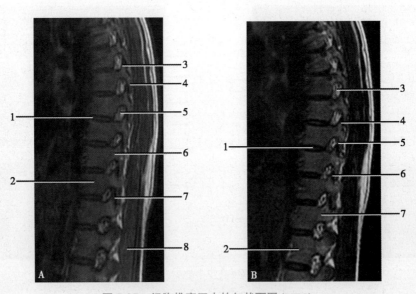

图 7-35　经胸椎旁正中的矢状面图（MRI）

A. T₁WI；B. T₂WI

A. 经胸椎旁正中的矢状层面（MRI，T₁WI）：1. 第 7、8 胸椎椎间盘　2. 第 10 胸椎椎体　3. 上关节突
4. 下关节突　5. 椎间孔　6. 椎弓根　7. 关节突关节　8. 竖脊肌

B. 经胸椎旁正中的矢状层面（MRI，T₂WI）：1. 第 8、9 胸椎间椎间盘　2. 第 12 胸椎椎体　3. 椎间孔
4. 上关节突　5. 下关节突　6. 关节突关节　7. 椎弓根

5. 经腰椎正中的矢状层面 腰 5/ 骶 1 椎间盘高度较低，腰椎椎间盘后部比前部薄，脊髓圆锥在成年人一般平第 1 腰椎椎体下缘水平，自此以下至第 2～3 骶椎，硬脊膜囊内主要为马尾和终丝等结构（图 7-36）。

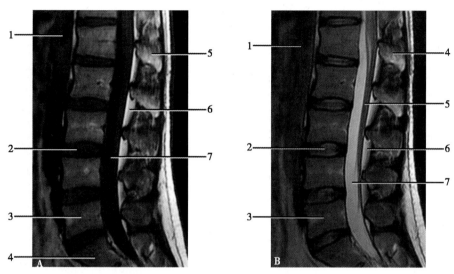

图 7-36 经腰椎正中的矢状面图（MRI）

A. T$_1$WI；B. T$_2$WI

A. 经腰椎正中的矢状层面（MRI，T$_1$WI）：1. 腹主动脉　2. 第 3、4 腰椎间椎间盘　3. 第 5 腰椎椎体
4. 第 1 骶椎椎体　5. 第 1 腰椎棘突　6. 硬膜外隙　7. 硬脊膜囊
B. 经腰椎正中的矢状层面（MRI，T$_2$WI）：1. 腹主动脉　2. 第 3、4 腰椎间椎间盘　3. 第 5 腰椎椎体
4. 第 1 腰椎棘突　5. 马尾　6. 硬膜外隙　7. 硬脊膜囊

（赵江民）

第五节　脊柱区血管影像解剖

一、脊柱区动脉

项区的动脉主要来自枕动脉、肩胛背动脉、颈浅动脉和椎动脉。胸背区主要来自肋间后动脉、肩胛背动脉和胸背动脉。腰区主要来自腰动脉。骶、尾部主要来自臀上动脉和臀下动脉。脊髓动脉（图 7-37）主要有两个来源，即椎动脉（图 7-38）和节段性动脉，节段性包括颈升动脉（图 7-39）、肋间后动脉（图 7-40）和腰动脉（图 7-41）等，椎动脉发出的脊髓前动脉（arteria spinalis anterior）和脊髓后动脉（posterior spinal artery）在下行过程中，不断得到节段性动脉分支的补充。各动脉均有相应静脉伴行，静脉管径较粗大。

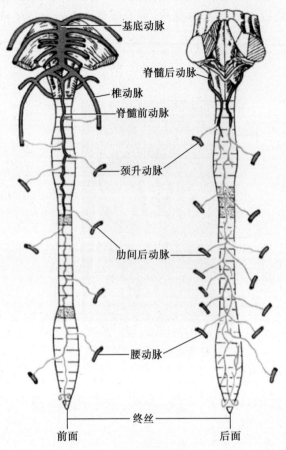

基底动脉

脊髓后动脉

椎动脉

脊髓前动脉

颈升动脉

肋间后动脉

腰动脉

终丝

前面　　　　　　　后面

图 7-37　脊髓动脉

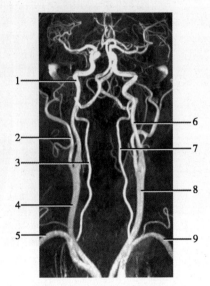

图 7-38　椎动脉（MRA）

1. 右颈内动脉　2. 右颈外动脉　3. 右椎动脉
4. 右颈总动脉　5. 右锁骨下动　6. 左颈内动脉
7. 左椎动脉　8. 左颈总动脉　9. 左锁骨下动脉

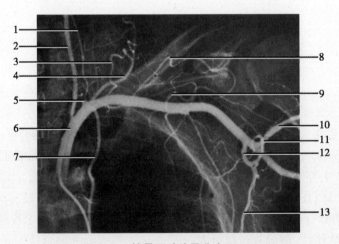

图 7-39　锁骨下动脉及分支（DSA）

1. 颈升动脉　2. 椎动脉　3. 颈深动脉　4. 颈浅动脉　5. 甲状颈干
6. 左锁骨下动脉　7. 胸廓内动脉　8. 颈横动脉　9. 肩胛上动脉
10. 旋肱前、后动脉　11. 旋肩胛动脉　12. 肩胛下动脉　13. 胸背动脉

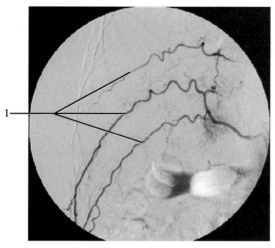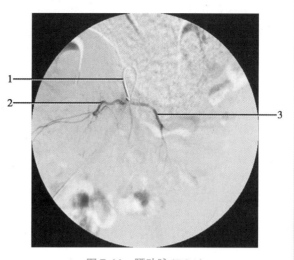

图 7-40 肋间后动脉（DSA）　　　　　　　　图 7-41 腰动脉（DSA）
1. 肋间后动脉　　　　　　　　　　　　　1. 造影导管　2. 右腰动脉　3. 左腰动脉

二、脊柱区静脉

在 CT 平扫图像上，椎内静脉丛前部可显影，常每侧一对，但常出现在下腰和骶段，其密度近椎间盘，勿认为椎间盘突出，必要时可做静脉增强扫描，静脉丛有强化表现，椎间盘则无增强反应。椎内静脉丛是否显影取决于静脉的粗细、周围脂肪的多少以及 CT 的分辨率。

椎体静脉位于椎体的骨松质内，放射学上称为椎静脉管。在高分辨率 CT 扫描中，在椎体的中份常可见到椎静脉管，尤其在腰椎，它可表现为一个长裂或树状或 Y 形低密度影（图 7-42）。这些形状的低密度影，易被误诊为骨折、骨质疏松或其他异常。

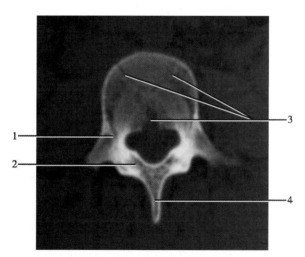

图 7-42 经腰椎椎静脉管的横断层面（CT 骨窗）
1. 椎弓根　2. 椎弓板　3. 椎静脉管　4. 棘突

在 MRI 上，椎内静脉丛前部是恒定存在的结构，特别在第 2 颈椎水平。在横断面上，它表现为硬膜外隙前外侧部的呈高信号的 2 对纵行管道；在矢状面上，椎内静脉丛表现为椎体后方呈节段性的纵行高信号带。这种高信号说明在椎内静脉丛纵行的静脉中血流缓慢或停滞。

（赵江民）

推荐阅读

[1] 李萌,余建明. 医学影像技术学 X 线摄影技术卷. 北京：人民卫生出版社,2011.

[2] 王鸣鹏. 医学影像技术学 CT 检查技术卷. 北京：人民卫生出版社,2012.

[3] 章伟敏. 医学影像技术学 MR 检查技术卷. 北京：人民卫生出版社,2014.

[4] 潘恩源,陈丽英. 儿科影像诊断学. 北京：人民卫生出版社,2007.

[5] 白人驹,张雪林. 医学影像诊断学. 3 版. 北京：人民卫生出版社,2010.

[6] 白人驹,徐克. 医学影像学. 7 版. 北京：人民卫生出版社,2013.

[7] 余建明. 医学影像技术学. 北京：科学出版社,2004,62.

[8] 王振宇,徐文坚. 人体断面与影像解剖学. 3 版. 北京：人民卫生出版社,2012.

[9] 张绍祥,张雅芳. 局部解剖学. 3 版. 北京：人民卫生出版社,2015.

[10] 王海杰. 临床应用解剖学. 北京：人民卫生出版社,2015.

[11] 刘树伟,李瑞锡. 局部解剖学. 8 版. 北京：人民卫生出版社,2013.

[12] 刘树伟. 断层解剖学. 2 版. 北京：高等教育出版社,2011.

[13] 柏树令,应大君. 系统解剖学. 8 版. 北京：人民卫生出版社,2013.

[14] 杜心如,徐永清. 临床解剖学：脊柱与四肢分册. 2 版. 北京：人民卫生出版社,2014.

[15] 周启良,李玉飞,吴长初. 系统解剖学. 西安：世界图书出版西安有限公司,2013.

[16] (美)尤弗莱克尔(Uflacker, R.);陶晓峰等译. 血管解剖学图谱：血管造影方法. 2 版. 天津：天津科技翻译出版公司,2009.

[17] 任华,赵云. 医学影像解剖学. 北京：科学出版社,2010：43-50.

[18] 胡春洪,彭卫斌,李敏. 脊柱四肢影像图解. 苏州：苏州大学出版社,2007.

[19] 胡春洪. 医学影像解剖学. 北京：人民军医出版社,2015.

[20] 刘树伟. 人体断层解剖学. 北京：高等教育出版社,2006.

[21] 江浩. 骨与关节 MRI. 上海：上海科学技术出版社,2011.

[22] 司衍成. 正常 X 线解剖学. 北京：中国医药科技出版社,1998.

[23] 程敬亮. 肌肉骨骼系统磁共振成像. 郑州：郑州大学出版社,2004.

[24] 李光千. 局部解剖学. 北京：科学出版社,2003.

[25] 刘军. 影像断面解剖学. 西安：陕西人民教育出版社,1993.

[26] 姜树学. 人体断面解剖学. 2 版. 北京：人民卫生出版社,2005.

[27] 吴德昌. 人体断层解剖学(横断断层). 2 版. 北京：科学出版社,1988.

[28] 白人驹,张雪林. 医学影像诊断学. 3 版. 北京：人民卫生出版社,2010.

[29] 刘秀平,赵江民. 医学影像解剖学. 北京：人民卫生出版社,2014.

[30] 柏树令. 系统解剖学. 2 版. 北京：人民卫生出版社,2010.

[31] 王怀经,张绍祥. 局部解剖学. 2 版. 北京：人民卫生出版社,2010.

[32] 付升旗. 人体断层解剖学. 2 版. 西安：世界图书出版公司,2013.

[33] 阮先会,张照喜. 医学影像解剖学. 北京：人民卫生出版社,2013.

[34] 刘丰春. 人体 X 线解剖学. 北京：军事医学科学出版社,2008.

[35] 刘树伟. 人体断层解剖学. 北京：高等教育出版社,2006.

[36] 张雪林. 医学影像学. 北京：人民卫生出版社，2004.

[37] 陈孝平. 外科学. 北京：人民卫生出版社，2010.

[38] 彭裕文. 局部解剖学. 7 版. 北京：人民卫生出版社，2008.

[39] Standring S. Gray's Anatomy. 40th edition. New York: Churchill Livingstone，2008.